INHALTSVERZEICHNIS

Nichts ist wirklich von tiefem Wert,
was nicht menschlich deutlich
über unser kleines Ich hinausgeht,
unsere Freunde und den Kosmos
mit Menschlichkeit erfassend.

VORWORT UND ZIEL DES BUCHES

»HILFEN FÜR BEZIEHUNG, BERUF UND ALLTAG«
möchte wertvolle Erkenntnisse der angewandten Psychologie in Form von kleinen Lebens-Hilfen einer breiten Öffentlichkeit anbieten und nahebringen. Ohne mit Theorie überladen zu werden, wollen die einzelnen aufsatzartigen Artikel auf potentiell hilfreiche Einstellungen und Verhaltensweisen hinweisen, die das Miteinanderleben und Miteinanderarbeiten täglich erleichtern.

Die Themen der Artikel wurden unter zwei Aspekten ausgewählt:

1. Themen, die ein allgemeinpsychologisches und allgemein menschliches Interesse verdienen und
2. Themen, die aufgrund der momentan vorherrschenden gesellschaftlichen Situation erwähnenswert erscheinen.

Die in diesem Buch aufbereiteten psychologischen und menschlichen Hilfen sind, wie man leicht ausprobieren kann, nicht so ohne weiteres als Gewohnheit in das Leben einzubauen. Das soll jedoch nicht entmutigen, ganz im Gegenteil. Wer geduldig an seiner Wesensbildung arbeitet, wird letztendlich die dadurch bedingten Erleichterungen und Zufriedenheiten als Wirkungen spürbar ernten. Es ist nicht anders, als wenn man ein Instrument lernt. Man wird dieses nicht in ein paar Tagen meisterhaft spielen, aber in Monaten und Jahren wird durch kontinuierliches Üben nicht nur Fortschritt, sondern erstaunliche Virtuosität entstehen.
Psychologie im Sinne von Menschenkunde sollte in der heutigen Zeit eine Selbstverständlichkeit sein. Dem ist aber nicht so. Wir lernen in allen möglichen Fachbereichen schwierige und interessante Inhalte. Wir lernen über jede Schraube und jedes Bit unendlich viel. Lernen wir über den Menschen Wesentliches? Ich meine, wir sollten uns nicht nur in technischen Belangen schulen, wir sollten uns heute als Ausgleich zum Technischen verstärkt auch in menschlichen Belangen schulen. Die Fülle des Wissens, wie es sich der einzelne Mensch leichter machen kann und wie Menschen befriedigend miteinander leben können, steht nicht einmal am Anfang einer sinnvollen Nutzung und Verbreitung in Schulen und Universitäten, durch welche diese Inhalte dem Einzelnen, der Familie, der Gemeinschaft, der Gesellschaft und Menschheit nahegebracht werden

könnten. Die wirklichen, nicht die scheinbaren Befriedigungsmöglichkeiten sollten in den Mittelpunkt unserer Betrachtung, in den Mittelpunkt menschlicher Kultur gerückt werden.
Im Folgenden wird sichtbar, wie wenig das längst bestehende und umfassende Wissen genutzt wird:
An den Universitäten Österreichs gibt es bis heute keinen Lehrstuhl für angewandte Psychologie, sprich Psychotherapie. Die erfolgreiche Verdrängung dieses Fachgebietes, beginnend mit Sigmund FREUD, ist ein gesellschaftlich sehr interessantes Phänomen. Man kann ja nicht sagen, daß Menschen an Psychotherapie nicht interessiert sind, im Gegenteil, sie sind sogar sehr daran interessiert. Fragt mich zum Beispiel jemand nach meinem Beruf, und ich sage: »Ich bin Psychotherapeut«, dann kommt fast immer ein langer Katalog von brennenden Fragen zum Vorschein.
Die gerade erfolgte Anerkennung der Psychotherapie durch ein Psychotherapiegesetz in Österreich und in Deutschland ist - so gesehen - ein beachtlicher Akt und ein Zeichen dafür, daß die Seele und nicht nur das Materielle wieder ein Stück zu ihrem Recht kommt. Andererseits ist die dadurch bedingte und jetzt schon abzulesende Verschulung und Verbürokratisierung der Psychotherapie für ihr Wesen eine äußerst undienliche Erscheinung.
»HILFEN FÜR BEZIEHUNG, BERUF UND ALLTAG«
möchte Menschen zu Menschen bringen, möchte Menschen Menschen schmackhaft machen. Die technische Revolution, die für uns Menschen so hilfreich war, hat eine Überbetonung der Dingwelt nach sich gezogen. Ich glaube, daß die Zunahme des Interesses am Menschlichen als Ausgleich heute sehr wichtig ist, damit wahre Lebensqualität in unseren Beziehungen, in Betrieben und in unserer Gesellschaft entsteht. Die Dimensionen des Seelischen sind *genauso* phantastisch und faszinierend wie die des technisch Möglichen. Den meisten Menschen bleiben die inneren Dimensionen des Lebens zum größten Teil ein Leben lang verborgen.
Ich möchte mit diesen Aussagen bewußt und kräftig anreizen, diese Reise nach innen zu beginnen oder ermutigen, sie fortzusetzen.
Schärfer formuliert Günther ANDERS in seinem Lesebuch die kulturelle Jetzt-Situation. Er konstatiert, aufmerksam machend, eine »zunehmende Antiquiertheit der Menschenwelt«. Daß die Menschenwelt scheinbar so antiquiert erscheint, führt er eben darauf zurück, daß diese Welt fast ausschließlich dingorientiert ausgerichtet ist (S 20). Das öffentliche und persönliche Interesse bezieht sich vorwiegend auf Dinge und nicht auf Menschen; der größte Teil des Lebens wird mit der »Beziehung zu Dingen« verbracht. Viele Menschen haben zu ihrem Auto, dem Fernseher, dem Boot, dem Haus, dem Hobby viel stärkere Beziehungen als zu ihren Partnern, Gatten, ihren Kindern, Kollegen und Freunden. Aus diesem Blickwinkel erscheint das Interesse an der Menschenwelt plötzlich als Antiquität. Antiqui-

täten sind ja bekanntlich sehr wertvoll, sobald sie als solche erkannt sind. Dieses Buch möchte von den Dingen wieder zum Menschen führen.
In den Werten und Einstellungen, die in den folgenden Kapiteln zum Vorschein kommen, zeigt sich die Gestalt eines Menschenbildes. Dieses Menschenbild beinhaltet den hohen Wert jeder Lebensform, die Liebe zum Menschen und den Wert des Miteinanders. Diese durchscheinende Gestalt eines Menschenbildes ist ausgerichtet auf Zufriedenheit, Glück, Lebensfreude, Sinn, Menschenwürde, Achtung, auf ein erfüllendes, weil *miteinander* erfüllt gelebtes Leben.
»HILFEN FÜR BEZIEHUNG, BERUF UND ALLTAG«
will Perspektiven schaffen, um Alltagssituationen aus einem anderen Blickwinkel zu sehen und dadurch zu neuen Anstößen und Impulsen zu gelangen. Dieser Wechsel von Blickwinkeln ist hilfreich, weil man aus seinem üblichen Denk- und Einstellungssystem ein klein wenig herauskommt und dadurch neue Möglichkeiten erkennt und dazugewinnt.
Man muß dieses Buch nicht von vorne bis hinten lesen. Man kann es auch hin und wieder hernehmen und das eine oder andere im Moment interessierende Kapitel herausgreifen und zur persönlichen Hilfe und Anregung aufschlagen.
»HILFEN FÜR BEZIEHUNG; BERUF UND ALLTAG«
ist wesentlich mitgeprägt durch die Strukturtheorie und Charakterkunde der Bioenergetik nach Waldefried PECHTL, Alexander LOWEN und Wilhelm REICH.

Zuletzt möchte ich gerne Waldefried PECHTL, meinen lieben Freund und alten Mentor, erwähnen und ihm danken. Das »Arbeiten mit kleinen Lebenshilfen«, das die Basis des vorliegenden Buches bildet, stammt als Grundidee von ihm. Und wie immer entfaltet ein starker Keim Wurzel, Stamm, Verästelung, Blattwerk, Blüten und Früchte, eigenes Sein. Ich hoffe, daß dieses Buch so etwas Lebendiges sein möge.

ALLGEMEINE LEBENS-HILFEN

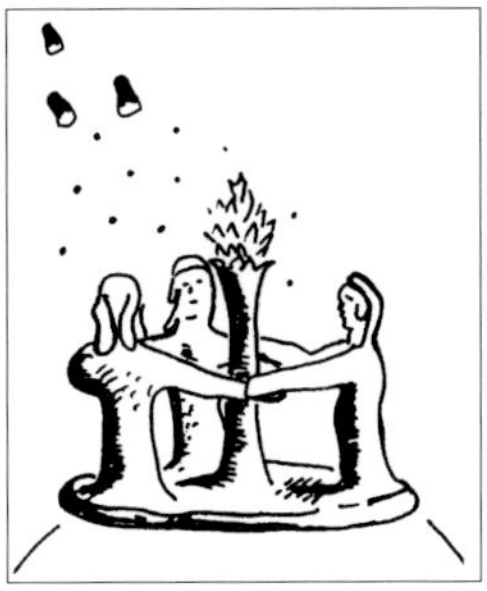

1. RAUM SCHAFFEN FÜR SEINE PERSÖNLICHKEITSBILDUNG

Es ist leicht ein Lehrer,
aber schwer ein Schüler zu werden.
Hazrat Inayat Khan

THESEN

- Fachliche Ausbildung und menschliche Bildung, Persönlichkeitsbildung, sollten einander das Gleichgewicht halten.
- Die Umsetzung des Fachlichen ist häufig vollständig von den jeweiligen menschlichen Möglichkeiten abhängig.
- Jede Art der Persönlichkeitsbildung wird mit der Zeit in Form von Lebenssinn und Befriedigung spürbar werden.

Neben der fachlichen Schulung, die unsere Zeit überbetont, sollte man seiner persönlichen Entwicklung unbedingt einen festen Platz im Leben einräumen. Sehr oft sieht man hochentwickelte fachliche Kräfte, die aber im Persönlichen, kraß gesagt, zurückgeblieben sind. Sobald man aus dem fachlichen Bereich heraus ins Persönliche geht, wird deutlich, daß die Entwicklung der menschlichen und sozialen Möglichkeiten nachhinkt. Mit einem Mal werden plötzlich unreife Anteile sichtbar, die zuerst durch das Vorherrschen fachlicher Kompetenzbereiche nicht sichtbar waren. Ein alter lateinischer Spruch lautet »non scholae, sed vitae discimus« (»Nicht für die Schule, sondern für das Leben lernen wir« oder »Nicht die Bürokratie und Bravheit, sondern die Buntheit des Lebens lebe hoch«). Die Weisheit dieses Ausspruchs gilt noch immer.
Dieses parallele Entwickeln der persönlichen und sozialen menschlichen Möglichkeiten - auch wenn es nur in einem kleinen Rahmen stetig mitläuft - bringt durch die Jahre hindurch viele Erleichterungen und viele Möglichkeiten auch im Bereich der fachlichen Tätigkeit. Für die Umsetzung der fachlichen Inhalte ist das Vorhandensein der persönlichen und sozialen Möglichkeiten letztlich entscheidend. Viel Leid, aufhaltende Konflikte in Familien und Betrieben lassen sich mildern oder sogar vermeiden, wenn hier die persönlichen Möglichkeiten im Menschlichen und menschlich Sozialen in Zukunft mehr genutzt werden.

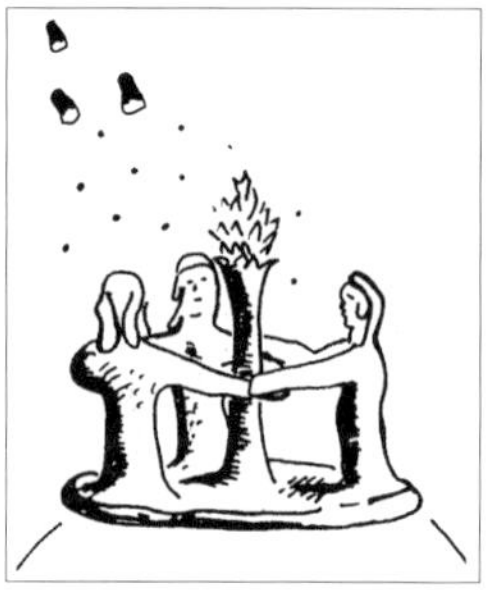

2. KRÄFTEBILDUNG DURCH BEWEGUNG UND BEWUSSTES ATMEN

THESEN

- ✸ Ein genügend Maß an Bewegung und Atmung ist ein optimaler Ausgangspunkt für jede Art von Tätigkeit. Regelmäßige Bewegung und Atmung helfen, den Stoffwechsel in Schwung zu halten, die Zellen zu erfrischen und jung zu erhalten.
- ✸ Ausdauerbewegung und bewußte ausdauernde Atmung bilden spürbar neue Kräfte.
- ✸ Bewußte Ausdauerbewegung, Atemzug für Atemzug, stellt einen zweiten Schritt der Kräftebildung dar. In Bewegung bewußt zu atmen, bewegt. Hier öffnet sich das Tor nach innen, zum Reich der Intensität.

Sinnvolle Bewegung beginnt,
wo Leistung endet: Freude.

Die einfachste und effektivste Hilfe im Alltag stellt die regelmäßige, körperliche, atmungsaktive (aerobe) Ausdauer-Bewegung dar. Diese kann man in jeder beliebigen Form ausüben: Man kann laufen, schwimmen, radfahren, langlaufen, zügig auf den Berg gehen, aber auch flotte Gymnastik, Ballspiele und andere Bewegungsformen sind von hohem Wert.
Jede Art der Bewegung, die einem Freude macht, die einen atmen und schwitzen läßt, ist als Grundlage - vor allem für sitzwütige Städter - von hohem Wert.
Ich persönlich ziehe das Dauerlaufen in der Natur vor.

Hilfen für die Bewegung können sein:

- während der Bewegung in stetiger mitteltiefer Atmung zu bleiben, ohne sich auszupumpen;
- die Art der Bewegung so zu gestalten, daß sie aufbauend und regenerierend und nicht auspumpend, übermäßig leistend und abbauend, degenerierend wirkt;
- sich so zu bewegen, daß es einem Spaß und Freude macht (Bewegung in Richtung Wohlbefinden);
- sich nachher erfrischt und beschenkt zu fühlen;
- die Ausdauerbewegung ganz regelmäßig und an bestimmten Tagen, zu bestimmten Zeiten zu machen, (fixe Zeitstrukturen helfen).

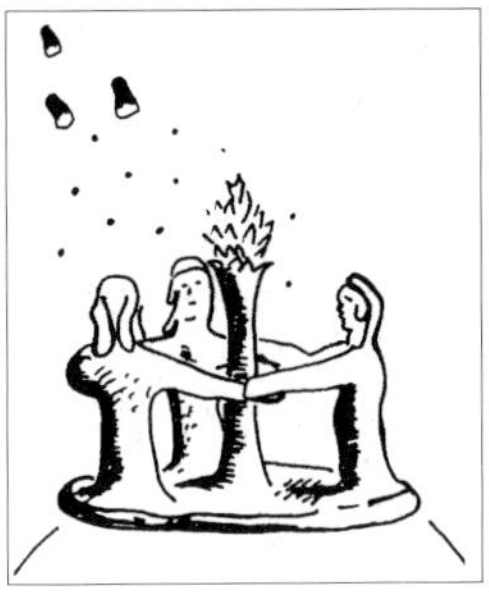

Das regelmäßige In-Bewegung-Sein beinhaltet verschiedenste Vorzüge:
Der Körper wird gereinigt und mit Sauerstoff aufgeladen. Wenn jemand in Bewegung ist, sieht man es meistens schon an der Spannung und Farbe seiner Haut. Man bringt sich durch die Ausdauerbewegung in eine optimale Position und Lage für alle weiteren Tätigkeiten des Alltags. Die Konzentrationskraft wird gestärkt, Ausdauer, Wachheit und Konstanz erweitert. Die Abwehrkräfte gegen verschiedene Krankheitserreger erhöhen sich. Die Freude an der Bewegung sollte das Leistungsmäßige unbedingt überwiegen.
Während der Ausdauerbewegung beginnt sich die Wahrnehmung zu öffnen. Oft tauchen während der regelmäßigen Atmung aus dem Nichts wichtige Erkenntnisse und scheinbar kleine, aber wesentliche Einsichten auf. Mir selbst drängen sich oft Buchtitel oder ganze Konzepte mit einem Mal auf, ohne daß ich etwas dazu tue. Im Gegenteil, ich versuche, während des Laufens nicht zu arbeiten, sondern die Bewegung sehr bewußt, Schritt für Schritt und Atemzug für Atemzug zu genießen.
Viele Probleme lösen sich während der Bewegung von selbst. Nach einem sinnvoll durchgeführten Lauf bin ich dankbar für dieses Leben. Nach einem schönen Lauf, leben dieser kleine Wasserfall, jene wunderbare Eiche, jener Geruch des Waldes, jene Silhouetten, die aus dem Nebel, bunter werdend, auftauchen, in mir fort. Ich bin ein Stück zu dieser Gegend geworden, die mein Auge beschenkt hat. Wenn man sich stimmig bewegt, möchte man sich wieder bewegen. Man freut sich schon auf das nächste Mal.

3. VERANTWORTUNG FÜR JEDE ART VON »NAHRUNG« ÜBERNEHMEN

THESEN

✸ Jede Art von Ernährung
physische,
seelische,
geistige,
spirituelle,
wirkt sich auf Dauer bedeutsam aus; mehr noch als die physische, die seelische und die geistige.

✸ Besonders die geistige und visuelle Nahrung ist in der heutigen medialen Überflutung und Qualitätslosigkeit einer Fülle von Filmen, Texten und Inhalten sehr bedeutsam.

✸ Radikale Ernährungsstile in jeder Form sind häufig unangebracht. Gewisse Richtlinien und das Beachten sinnvoller Tendenzen optimiert meistens die Wirkungen.

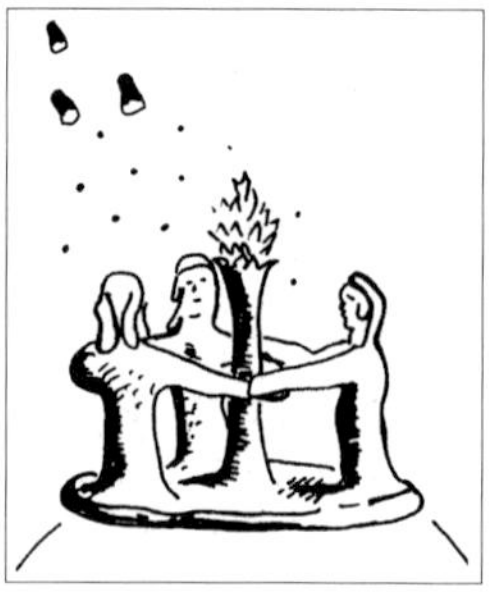

4. SICH FÜR EIN GUTES LEBEN ENTSCHEIDEN

THESEN

- ✱ Die Tore zum guten Leben, zum »Guten Leben« öffnen sich, wenn man sich dafür eindeutig entscheidet.
- ✱ Dem Schicksalhaften sind Gestaltungsmöglichkeit und übende Geduld durch den freien Willen an die Seite gestellt.

Eine Sufi-Weisheit sagt:
»So du dich nicht mit guten Taten beschäftigst,
beschäftigst du dich mit schlechten.«
Steff Steffán

»HILFEN FÜR BEZIEHUNG, BERUF UND ALLTAG« ist für Menschen geschrieben, die ein gutes Leben führen wollen, die die Menschlichkeit in sich und in der Welt voranbringen wollen. Ein »gutes« Leben bedeutet letztlich ein befriedigendes Leben, Glück.
Viele Menschen leben einfach so dahin. Sie leben in gewissem Sinn das Leben ihrer Eltern, Großeltern und Altvorderen unreflektiert weiter. Es ist bedeutsam, immer wieder innerlich anzuhalten und seine Gefühle, Gedanken, Urteile und Handlungsweisen zu reflektieren. Es ist bedeutsam, anzuhalten und die Handlungsweisen, Grundgefühle, Gedanken und Urteile unserer Eltern, Partner, Lehrer genau zu reflektieren und dann bewußt zu entscheiden, was *wir* davon beibehalten wollen und was wir anders machen wollen. Es ist bedeutsam, die Lebensgeschichte beleuchtend durchzuarbeiten, um sie dann ganz und endgültig ablegen, von uns werfen, weggeben zu können, letztlich um das Tor des Sinnvollen zu durchschreiten: Jetzt.
Wir sollten uns ganz klarmachen, daß wir uns selbst als Menschen immens gestalten können, daß wir ungeheure, ja ungeahnte Möglichkeiten haben, wenn wir bereit sind, bewußt zu leben, an uns selbst ausdauernd zu arbeiten und bereit sind, ein gutes Leben zu führen. Ich glaube daran, daß etwas in uns ist, das gut sein will. Ich glaube, daß viele Menschen diesen Kern des Guten in ihrer Kindheit sehr bewußt gespürt haben. Dann jedoch sind oft Dinge vorgefallen, die zu Entscheidungen geführt haben, diesen sehr feinen, sehr verwundbaren und schönen innersten Teil unserer selbst zu schützen und vor Beschädigung zu bewahren. Dadurch ist jedoch auch dieser Teil des Guten abgeriegelt und eingefangen worden und langsam in Vergessenheit geraten.
Als Voraussetzung, um diesen kraftvollen Teil wieder zu aktivieren, ist es oft notwendig, irgendwann im Leben bewußt, klar und eindeutig zu entscheiden, ein gutes Leben führen zu wollen, - und nichts anderes als dies.

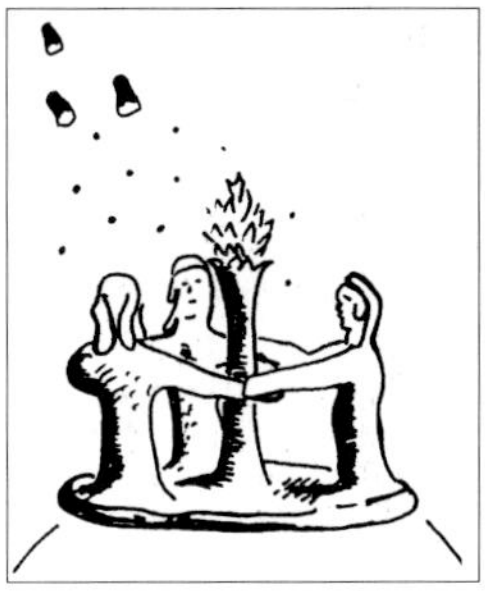

Wir haben ein Schicksal, und wir haben einen freien Willen; nicht das eine oder andere, sondern beides.
Manche Menschen haben von Geburt an ein so schweres Schicksal aufgebürdet, daß die Bewegungs- und Gestaltungsmöglichkeiten schier zu verschwinden drohen. Von solch schweren Schicksalen ist aber nur eine sehr kleine Gruppe von Menschen betroffen. Umso mehr sind diese auf die Hilfe der Gesellschaft und unser dauerndes menschliches Verständnis angewiesen. Das Leben scheint dafür da zu sein, lernend immer mehr vom Guten, Wahren und Schönen zu erkennen, und dabei Schritt für Schritt Kummer und Sorgen abzuwerfen.
Es geht darum, die Zeit zu nutzen und an sich zu arbeiten. Jede Minute ist kostbar, jeder Augenblick ist eine neue Chance zur Entwicklung, Veränderung, Erneuerung, zu einem anderen, befriedigenderen, befriedigenden Leben. Wir müssen uns klarmachen, daß die größten Möglichkeiten in uns selbst liegen. Die meisten Menschen nutzen oft aus Unwissen nur einen Bruchteil der Möglichkeiten, die in ihnen liegen. Kleine Dinge in sich zu erarbeiten - wie zum Beispiel nicht gleich aufzubrausen oder nicht alles über sich ergehen zu lassen und sich sinnvoll durchzusetzen - sind sehr wichtig. Alle diese kleinen Dinge häufen sich über die Jahre zu immensen Hilfen und Möglichkeiten und schaffen in der Folge ungeahnte Perspektiven und Raum für tiefe Erfahrungen. Ich bin überzeugt davon, daß fast jeder, wenn er tief in sich geht, diese alte Sehnsucht nach dem Guten empfinden oder unter dem Schutt der Geschichte entdecken kann. Wenn man ein gutes Leben führen möchte, ist es günstig, als allererstes zu beginnen, mit und in sich selbst gut zu leben, sich selbst gut zu behandeln (stimmige Selbstliebe). Wir sprechen oft innerlich den ganzen Tag mit uns selbst »Sei doch nicht so blöd! Was tust Du denn da schon wieder! Stell Dich nicht so dumm an!« und so weiter. Mit solchen Aussagen uns selbst gegenüber, wird der in uns von jeher bestehende glückliche Teil niedergehalten. Es geht darum, daß wir den inneren Dialog mit uns selbst so führen, daß wir uns nicht beschädigen, daß wir uns selbst erziehen, mit uns liebevoll zu sprechen und umzugehen. Es ist menschlich verständlich, daß manche mit sich sehr scharf und manche weniger hart mit sich sprechen. Wir haben alle eine unterschiedliche Geschichte, sind in unterschiedlichste Verhältnisse hineingeboren worden und bringen somit sehr unterschiedliche Voraussetzungen mit. Darum sollten wir uns selbst nicht verurteilen, wenn wir entdecken, daß wir zu uns selbst hart sind oder gegen uns selbst beschädigend vorgehen. Daß wir es bemerken und hoffentlich annehmen, ist genug. Daß wir uns für das Dasein des eigenen Schattens verurteilen, ist überflüssig. Die Lebenskunst liegt darin, so viel Kraft zu entwickeln, lieblose und beschädigende Tendenzen zu entdecken, anzunehmen und mit der Zeit - durch Einsatz von viel Geduld - zu verändern. Deshalb ist die Regel »bemerken statt verurteilen« wichtig.

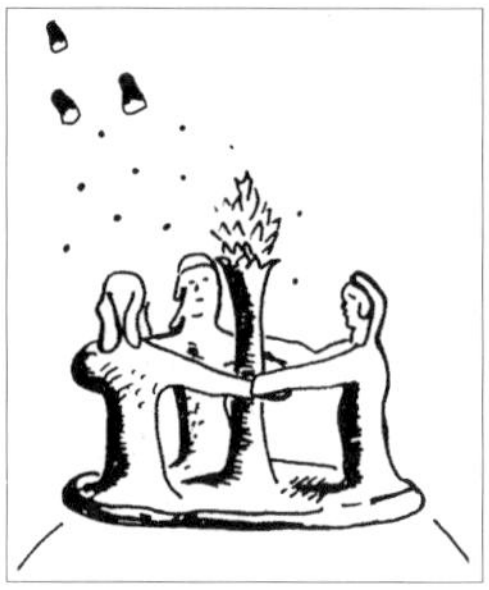

Wenn wir uns selbst wirklich gut behandeln, wird mit Sicherheit fast von selbst daraus folgen, daß wir die anderen Menschen und Wesen gut behandeln, unabhängig, ob sie es verdient haben oder nicht. Beide Bereiche hängen unmittelbar zusammen: Behandelt jemand andere Menschen gut, behandelt er auch sich selbst gut und umgekehrt.

Auf jeden Fall sollte man nie vergessen, daß dem Schicksalhaften die Gestaltungsmöglichkeiten und die übende Geduld durch den freien Willen an die Seite gestellt sind:

FATIMA, DIE SPINNERIN UND DAS ZELT

Fatima war die wunderbare Tochter eines erfolgreichen Spinners. Er nahm sie auf seine Inselreisen mit, damit sie irgendwo einem jungen hübschen Mann begegnen würde, den sie dann heiraten könnte. Eines Tages jedoch erlitten sie Schiffbruch. Der Vater war tot, und sie wurde bewußtlos und mittellos an den Strand von Alexandria geschwemmt.

Nur dunkel konnte sie sich an ihr glückliches, früheres Leben erinnern. Tuchwirker nahmen sie auf, obwohl sie arm waren. Sie lehrten Fatima ihr Handwerk. Sie war glücklich mit ihnen, aber eine Bande von Sklavenhändlern fing sie am Strand ein und verschleppte Fatima. Sie weinte bitter, beweinte ihr Los und ihr Schicksal. Ein aufrechter Zimmermann suchte auf dem Sklavenmarkt eine Hilfskraft. Als er die unglückliche und mutlose Fatima sah, entschloß er sich, sie zu kaufen und sie mit nach Hause zu nehmen. Zu Hause angekommen, erfuhr er, daß er eine ganze Schiffsladung durch Seeräuber verloren hatte. Er, seine Frau und Fatima mußten nun alleine die Schiffsmasten herstellen. Fatima arbeitete aus Dankbarkeit so hart und so gut sie nur konnte. Eines Tages lud er Fatima ein, eine Ladung Schiffsmasten nach Java zu begleiten. Sie reiste ab, aber als das Schiff die Küste Chinas entlangfuhr, wurde es Opfer eines Taifuns. Und wieder geschah es, daß sie auf den Strand eines fremden Landes geworfen wurde. Wieder einmal weinte sie bittere Tränen. »Warum«, so rief sie, »warum ist es so, daß mir alles, was ich anfange, zum Unglück ausschlägt? Warum muß mir so viel Leid widerfahren?« Aber es gab keine Antwort.

In China jedoch gab es eine alte Legende, nach der eines Tages ein Fremdling in Gestalt einer Frau auftauchen würde, der imstande sein würde, ein Zelt für den Kaiser zu machen. Niemand in China konnte ein Zelt bis dahin bauen. Der Sitte nach schickten die jeweiligen Kaiser von China einmal im Jahr Herolde in alle Dörfer des Landes, um nach einer Frau aus der Fremde Ausschau zu halten. Gerade zu der Zeit, als Fatima strandete, war dies gerade wieder der Fall. Die Leute sprachen sie an und brachten sie an den Hof des Kaisers.

Als Fatima so vor ihm stand, fragte er sie: »Werte Frau, kannst Du ein Zelt herstellen?«

Fatima überlegte. Dann sagte sie: »Ich denke schon«.
Sie bat um Seile, aber es gab keine. Da erinnerte sie sich an ihre Zeit als Spinnerin, sammelte Flachs und drehte kunstvolle Seile.
Sie bat um kräftiges Tuch, aber in ganz China gab es keines von der Art, wie sie es brauchte. Da erinnerte sie sich der Kenntnisse, die sie bei den armen Webern in Alexandria erworben hatte, und stellte festes Zelttuch her.
Sie brauchte Zeltpfosten, aber in China gab es keine. So dachte Fatima an das, was sie bei ihrem gutherzigen Zimmermann gelernt hatte, und machte kräftige Zeltpflöcke.
Als sie auch damit fertig war, strengte sie ihren Verstand an, um sich auf alle Zelte zu besinnen, die sie auf ihren Reisen gesehen hatte: Und sieh da, sie baute ein wunderbares Zelt!
Als dieses Wunder dem Kaiser von China gezeigt wurde, lächelte er, sah Fatima an und erbot, ihr einen Wunsch zu erfüllen; sie möge ihn nur aussprechen. Sie wünschte sich, in China zu bleiben, heiratete einen hübschen Prinzen und war im Kreise ihrer Kinder glücklich bis ans Ende ihrer Tage.
Gerade durch die vielen Unbillen und Abenteuer erkannte Fatima, daß sich alles, ja all das, was ihr als unangenehme Erfahrung erschienen war, als wesentlicher Teil dessen herausstellte, wodurch schließlich ihr Glück begründet wurde. (aus SHAH Idries <c> S 102; gekürzte Fassung).

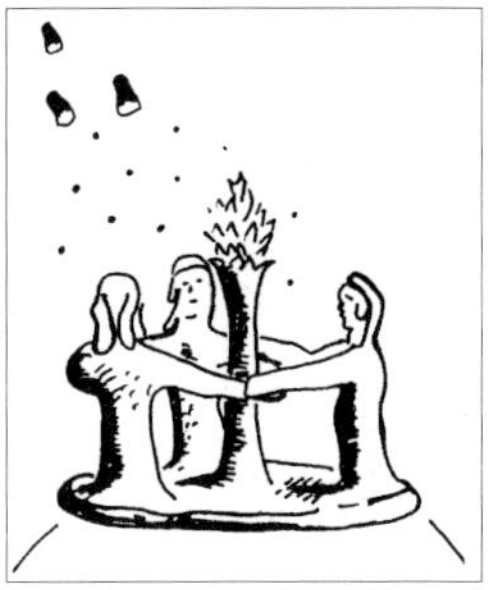

5. DAS KRAFTVOLLE GRUNDPRINZIP: BEMERKEN STATT VERURTEILEN

THESEN

- Dies ist einer der Schlüssel im Leben zum Glück: »Bemerken statt verurteilen«.
- Wer wirklich versteht, was der Unterschied zwischen bemerken und verurteilen ist, besitzt viele Schlüssel und Wege zu menschlich Erfüllendem.
- Genaue Situationsbeschreibungen sind in jeder Situation hilfreich.
- Der böse Blick ist die Folge von schlechten, weil andere verurteilenden Gedanken. Der wohlwollende Blick ist die Folge von ...

Wahrnehmen statt verurteilen.
Annehmend beschreiben statt kritisieren.
Sein lassend hinsehen können, statt bekritteln und herunterreißen.

Wahrnehmen: Das, was da ist, für wahr nehmen zu können, sein lassen zu können, ohne verurteilen zu müssen. Das ist eine Kunst für sich.

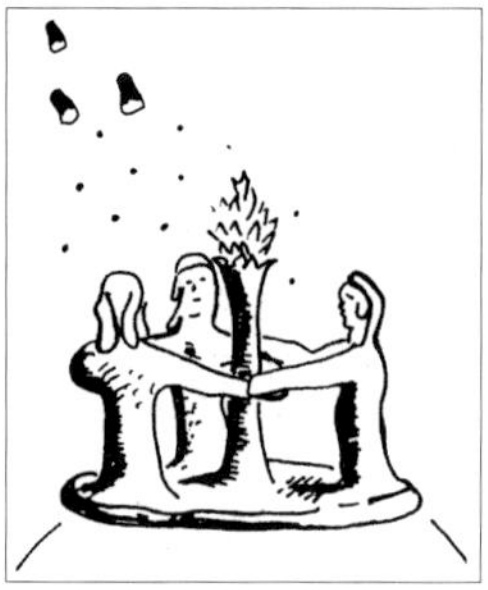

Das, was da ist, wirklich sehen, statt irrtümlicherweise seine alten Vor-Urteile immer wieder von neuem dazwischen zu schieben und anzusehen.

So selbstverständlich, wie es auch aussieht, so schnell vergessen Menschen die Kraft der Wahrnehmung.
Meistens wird, ohne genau hinzuschauen, irgendetwas angenommen. Viele handeln aufgrund von Annahmen. Annahmen jedoch sind Vorstellungen und Bilder aus alten Erfahrungen und nicht das, was jetzt sinnlich wahrnehmbar da ist. Genaue Beobachtungen verhindern Vorurteile. Die Schwierigkeit bei diesem Thema besteht darin, daß Vorurteile meistens unbewußt sind. Man glaubt zu beobachten und merkt nicht, daß man im Moment nur Vorurteile anwendet.
Beobachten Sie sich selbst, probieren Sie es aus, finden Sie heraus, wie Sie es machen!
Eine freie Wahrnehmung besitzt jemand, der

- erstens bereit ist, die menschliche Neigung zu Vorurteilen anzuerkennen,
- zweitens seine ganz persönlichen Vorurteile kennt und
- drittens täglich aufs neue innerlich bereit ist, von diesen Vor-Urteilen Abstand zu nehmen.

»Bemerken (wahr-nehmen) statt verurteilen« ist eine der wichtigsten Lebenshilfen, die aber ohne direkte Demonstration sehr schwer zu veranschaulichen ist.

Es gibt einen berühmten japanischen Film, in dem ein Mord in einem Wäldchen geschieht. Fünf verschiedene Menschen sind zufällig und voneinander unabhängig in der Nähe des Tatortes und »sehen«, was dort vorfällt. Es kommt zum Prozeß. Im Verlauf desselben stellt sich jedoch heraus, daß jeder der fünf sogenannten Zeugen einen völlig anderen Hergang der Tatsituation »gesehen und beobachtet« hat. Jeder hat den Hergang aufgrund seiner Vor-Urteile »gesehen«, aber nicht wirklich frei beschreibend wahrgenommen.
»Vor-URTEILE«, die sehr häufig unbewußt sind, führen zur Einschränkung der freien Sicht, zur Einschränkung der »Wahr-Nehmung«.
Vorurteile haben

(a) meistens nicht nur einen verwechselnden Charakter - eine alte Situation wird mit dieser völlig neuen verwechselt (Täuschung) - sie werden
(b) meistens auch verurteilend gedacht oder geäußert. Vor-Urteile sind fixe alte Vorstellungen, die den sich ständig neu entfaltenden Situationen aufgedrückt und nicht gerecht werden.

Viele Menschen sprechen zum Beispiel »Sandlern« jeden menschlichen Zugang von vorneherein ab. Eine liebe Freundin erzählte mir, daß sie zu Allerheiligen eine alte Sandlerin am Rinnstein sitzen sah. Sie selbst fuhr gerade mit dem Auto vorbei und überlegte, welchen

Grabschmuck sie ihrem Vater zu Allerheiligen aufs Grab legen sollte. In dem Moment, als sie die in der nassen Kälte auf dem Randstein sitzende Sandlerin sah, wurde ihr klar, daß sie, statt ihrem toten Vater diesen Schmuck aufs Grab zu legen, lieber dieser Frau Geld geben sollte. Sie holte das Geld von zu Hause und ging zu jener Frau am Rinnstein. Vorsichtig setzte sie sich neben sie auf den Rinnstein, gefaßt darauf, daß die Sandlerin sie vielleicht beschimpfen würde (Vorurteilsneigung). Doch nichts dergleichen geschah. Unsere Freundin sprach ein paar Sätze zur Sandlerin und fragte sie dann, ob sie ihr etwas schenken dürfe. Die Sandlerin bejahte. Da hielt sie ihr hundert Schillinge hin, und die Sandlerin blickte sie an und sagte, das sei viel zu viel. Doch unsere Freundin bestand darauf, daß sie das Geld nehmen sollte. Die Sandlerin bedankte sich und ein schönes Lächeln erschien unter der Pudelmütze auf ihrem Gesicht.

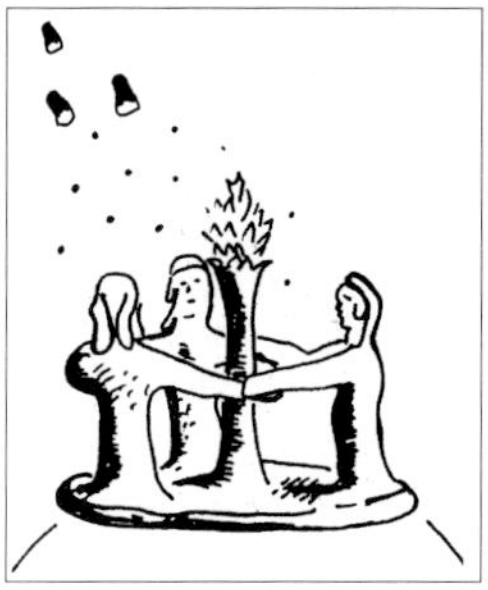

Um nicht kritisieren zu müssen, um nicht verurteilen zu müssen, um nicht bekritteln zu müssen, braucht es als Voraussetzung viel Verständnis, Toleranz und ein Maß an Großzügigkeit; des weiteren ein sicheres und ausgebreitetes Wissen um die eigenen menschlichen Schwächen und Begrenztheiten, um den ewigen Kampf von Gut und Böse in einem selbst, in anderen Menschen und in der Welt.
Wie schnell geschieht es, daß wir einen Menschen ansehen und innerlich schon etwas an ihm auszusetzen haben. Ich nehme mich selbst von dieser Gefahr nicht aus. Es ist nur allzu verständlich, allzu menschlich. Dennoch: Diesen Bereich im Menschen - nämlich die lassende, annehmende, beschreibende Wahrnehmung - zu stärken und auszuweiten, ist das wesentliche Ziel aller guten Psychotherapien. Gute Therapien werden ständig das moralisch Harte, das beinhart Verachtende, das entwertend Kritisierende in ein verständnisvoll Annehmendes zu verwandeln trachten.
Sehr harte moralische Aussagen sind oft ein Zeichen dafür, daß der Betreffende seine eigenen Fehler und Schwächen noch nicht oder überhaupt nicht kennt und noch weniger zu sehen und anzunehmen bereit ist. Wer seine eigenen menschlich verständlichen Unzulänglichkeiten kennt und angenommen hat, kann Milde walten lassen, kann mit seinen Mitmenschen Verständnis haben.
Auf der anderen Seite braucht es jedoch auch Entschlossenheit, ein entschlossenes Auftreten gegen bestimmte Erscheinungen. Jedoch: kraftvolle und begrenzende Entschlossenheit und verurteilende, entwertende Härte und Strenge sind voneinander ganz verschieden. Etwas von dieser Entschlossenheit zeigt sich am Ende in der folgenden Geschichte:

DIE KRITIK DER MENSCHEN
Einmal gingen Nasrudin und sein Sohn miteinander auf Reise. Nasrudin zog es vor, seinen Sohn auf dem Esel reiten zu lassen. Unterwegs trafen sie einige Leute, die sagten: »Seht Euch den

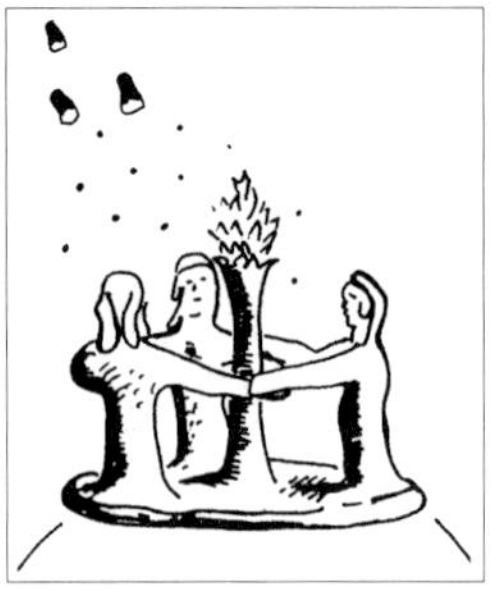

gesunden, jungen Burschen an! Das ist die heutige Jugend. Sie haben keinen Respekt vor dem Alter. Er reitet den Esel und läßt seinen armen, alten Vater gehen.«
Daraufhin war der junge Mann sehr beschämt und bestand darauf, daß Nasrudin auf dem Esel reiten sollte. Der Hodja bestieg also den Esel, und der Junge ging an seiner Seite. Wieder begegneten ihnen einige Leute, und wieder empörten sie sich: »Nun seht Euch doch einmal das an: der arme, kleine Junge muß laufen, während der Vater auf dem Esel reiten muß!«
Nun setzten sich beide auf den Esel, Vater und Sohn, und zogen Schritt für Schritt durch die Hitze der Landschaft. Als die nächsten Reisenden des Weges kamen, hörte Nasrudin sie sagen: »Das müssen Leute sein! Dieser Mann hat kein Erbarmen mit diesem armen, kleinen Esel und schindet ihn in der Hitze einfach rücksichtslos zu Tode.«
Nachdem die Leute vorbei waren, sagte Nasrudin zu seinem Sohn: »Das beste ist, wir gehen beide. So kann sich niemand beschweren.«
So gingen beide nebeneinander her, den Esel neben sich führend. Alsbald kamen einige Leute des Wegs und flüsterten: »Seht Euch doch einmal diese Narren an! Beide gehen zu Fuß in dieser brennenden Hitze, und keiner reitet den Esel!«
Nun reichte es Nasrudin aber endgültig. Er packte den Esel und warf ihn in den nahen Fluß. (»202 Witze von Nasreddin Hodja«)

Es mag zwar hart anmuten, daß Nasrudin seinen Esel in den Fluß wirft. Im übertragenen Sinne beseitigt er jedoch entschlossen und restlos den Grund für all diese verurteilenden Aussagen, die aus einem anderen Blickwinkel ja auch in ihm selbst liegen. Solange er noch auf die Aussagen und Vorurteile der Vorbeikommenden reagieren muß, ist er selbst noch nicht frei von mindernder Kritik und herabwürdigender Verurteilung.
In dieser Geschichte wird gezeigt, wie Menschen, ohne die Situation der Vorbeikommenden zu kennen, ununterbrochen bedenkenlos urteilen und verurteilen.

Jemand sagte einmal:
Würdest Du die ganze Geschichte jenes Menschen kennen,
Du könntest ihn nicht mehr verurteilen.

6. TOLERANZ ALS ERSTER SCHRITT ZUM MITEINANDER

THESEN

- Wahre Toleranz ist wissende Toleranz.
- Toleranz ist nicht unwissende Gutmütigkeit, sondern wissende Güte; gebaut auf dem Boden von Lebensweisheit und Kraft.

* Toleranz ist einer jener wichtigen Faktoren für das Gelingen befriedigenden Zusammenlebens.
* Auf dem Boden der Toleranz kann man den anderen als ganz eigenen Menschen lieben, mögen und existieren lassen.
* Toleranz und Solidarität mit allen menschlichen Wesen sind die Eckpfeiler jeder Form von lebendiger Gemeinschaft.
* Wirkliche Toleranz ist wunderbar. Sie ist eine Eigenschaft, die ermöglicht, ein menschlich gutes Miteinander herzustellen und ein Leben lang zu erhalten.
* Wirkliche Toleranz ist eine Eigenschaft, die sich aus vielen Fähigkeiten zusammensetzt:

  Bereitschaft zum Verständnis; Nachsicht; Respekt vor den Unterschieden; Freude an der Mannigfaltigkeit, Fülle und Vielfalt der Menschen und Erscheinungen; Lieben des von einem Unterschiedlichen; Weitsicht; Nachsicht; Weitherzigkeit; Großzügigkeit; Barmherzigkeit...

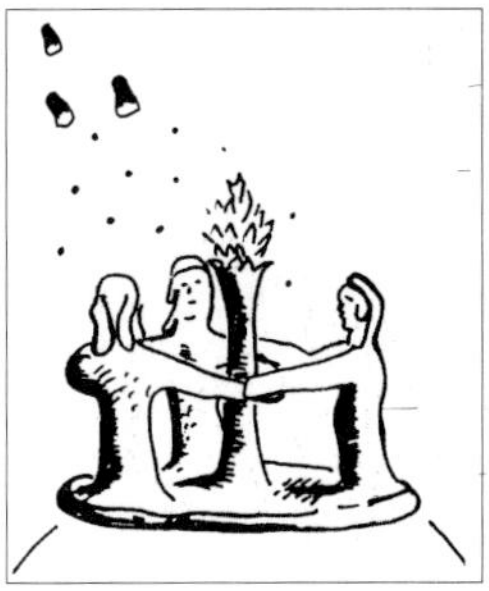

Toleranz ist eine jener sozialen Eigenschaften, die das Zusammenleben leicht machen und das Leben lebenswert erscheinen lassen, wo sie einem durch andere zuteil wird. Sie beinhaltet Verständnis und Nachsicht; das heißt, sie ist in der Gewißheit des Wissens verwurzelt, daß die meisten Menschen nicht absichtlich und vorsätzlich anderen Leid zufügen. Menschen, die zur Toleranz fähig sind, wissen aber auch, daß sich in jeder Familie, in jeder Organisation und Gesellschaft ein bestimmter Anteil von Menschen auf der Seite der Unterdrückung befinden und zu unmenschlichen Taten bei entsprechender Lage fähig ist.
Toleranz ist eine wesentliche Voraussetzung zum Frieden. Toleranz ist sinnvolle Nachgiebigkeit und prinzipielle Bereitschaft zu Vergebung und Aussöhnung. Der persönliche und der soziale Frieden wird wesentlich durch den ausgleichenden »Faktor« Toleranz ermöglicht. Toleranz definiert sich durch eine prinzipiell wohlwollende Einstellung und Haltung jedem Mitmenschen gegenüber, gleich welcher Schicht, welcher Nation, welcher Rasse und welchem Erdteil er angehört. Toleranz beinhaltet ein kraftvolles Wissen, daß die persönlichen und sozialen Chancen jedes Menschen von Geburt an unterschiedliche sind: Niemand hat sich diese seine Eltern aussuchen können und muß doch mit dieser Situation leben.
Toleranz stellt eine Bereitschaft dar, den unsichtbaren und oft bedeutsamen Hintergrund von Handlungsweisen mitzuberücksichtigen: Wir wissen sehr oft nicht, was in den anderen Menschen vor sich geht. Wir wissen nicht, aufgrund welcher Ereignisse, Geschichten, Tatsachen und Hintergründe jemand jetzt so und nicht anders handelt. Es ist menschlich verständlich, daß wir, von den

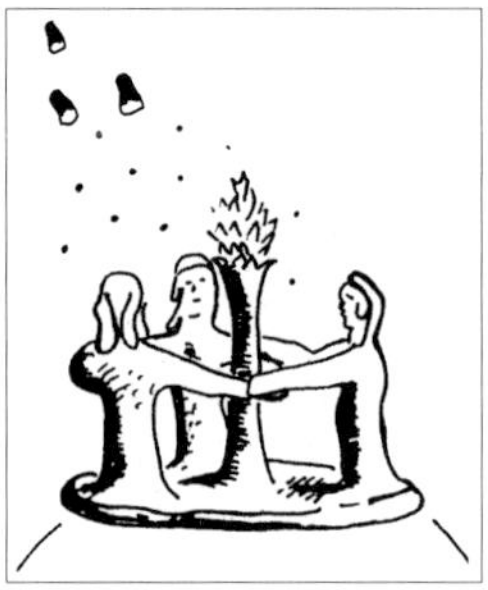

sichtbaren Handlungsweisen unserer Mitmenschen ausgehend, Situationen einschätzen und zu verstehen suchen, aber es ist nicht gerecht, nicht stimmig und nicht günstig, dies zu tun.
Toleranz benötigt ein bewußtes Ja, Lasten, die ganz natürlich aus Fehlern und Schwächen unserer Mitmenschen entstehen, bewußt tragen zu wollen.

EIN ANGEBOT EINER AUFGABENSTELLUNG:
Machen Sie sich ein Jahr lang innerlich selbst klar, wenn Sie die Handlungsweisen anderer im Moment nicht verstehen, daß sie nicht wissen, was in den anderen im Moment wirklich vor sich geht.

7. DER RECHTE RHYTHMUS: GELASSENHEIT

Befindet man sich im rechten Rhythmus,
haben andere den Eindruck,
man bewege sich völlig normal;
nur wenn man den Rhythmus verfehlt,
wirkt man entweder schnell oder langsam.
Miyamoto Musashi

THESEN

- Ein Geheimnis des Kräftigseins liegt im rechten Rhythmus.
- Jeder Mensch hat seinen eigenen, ihm wohltuenden Rhythmus.
- Innere Antreiber, Stressoren, die uns weismachen, daß jeder gleich funktioniert, sollten ausfindig gemacht und geduldig korrigiert werden.
- Ein zu hohes Tempo, der Verlust des rechten Tempos, geht auf Kosten der menschlichen Innenwelten und verschließt die Türen zu menschlich tiefen Emotionen, zu Befriedigung schaffenden Erfahrungs- und Erlebniswelten, zum Kraftvollen.
- Das kreativste und produktivste Tempo ist das der Gelassenheit.
- Da die Menschen im allgemeinen zu schnell dran sind, ist Verzögerung ein starkes Mittel zu einem intensiveren Leben.
- Weiters sollte man überall, wo dies möglich ist, sofort auf den rechten Rhythmus einschwenken.

Dies ist ein sehr wichtiger und für viele sehr heikler Punkt. Viele Menschen sind heute in ihrem Berufsalltag durch Maschinen jeglicher Art dazu verurteilt, ihr eigenes Tempo und den ihnen gut tuenden Rhythmus aufzugeben und sich in diesen sehr vitalen Bereichen fremdbestimmen zu lassen. Normierung zum Ziele der sogenannten

Produktivität ist ein äußerst ungerechter Zug unserer bestehenden Wirtschafts- und Gesellschaftsordnung.
Wir sollten uns eben nicht von der Technik, von Geräten, Maschinen und Computern jeglicher Art unser eigenes Tempo - so weit dies natürlich überhaupt möglich ist - und unseren eigenen Rhythmus nehmen lassen. Tempo und Rhythmus sind genauso individuell wie die Handschrift.
Wir lassen uns durch blinkende Verkehrsampeln jagen. Wir fahren Geschwindigkeiten mit dem Auto, die uns ganz und gar nicht gut tun und werden dieses Nicht-gut-Tuende auch spüren, wenn wir tüchtig genug sind, bewußt auf unser Inneres zu hören.
Es bleiben nicht nur Nerven, Gelassenheit und Ausgeglichenheit auf der Strecke; es bleibt vor allem unsere Menschlichkeit in Form des emotionalen Reichtums auf der Strecke. Ein kleines Beispiel verdeutlicht dies: Fährt man mit 200 Stundenkilometern auf einer Straße durch eine wunderschöne Landschaft, liegt der Streß sehr hoch, die Landschaft verschwindet aus dem Erleben fast völlig; fährt man dieselbe Straße mit 80 Stundenkilometern, so sieht, erlebt, fühlt man diesen Landstrich, empfindet und erfährt seine urtümliche Eigenart; geht man in diese Landschaft gemächlich zu Fuß und setzt sich irgendwo hin, betrachtet die Landschaft, riecht die Pflanzen...
Maschinen brauchen keine Gefühle, sie funktionieren und helfen uns. Wir sollten Maschinen nicht vermenschlichen und schon gar nicht als Ersatz für menschliche Kontakte einsetzen.
In der psychotherapeutischen Praxis nehmen tiefe Störungen, die sich durch Kontakt- und Gefühllosigkeit zeigen, immer mehr zu. Kinder werden abgegeben, weil die Eltern arbeiten, sprich industriell funktionieren. Aber wer kann seine Kinder abgeben, wenn er in sich lebendig ist, wenn er fühlt, was er ihnen damit antut? Da läuft im Gesellschaftlichen einiges grundlegend schief. Hunderte Erklärungen und Ausreden stehen parat, aber an der eindeutigen Tendenz dieser menschenfremden Einstellungen ändert sich durch Erklärungen nichts.
Eine Kernaussage besteht darin: Das hohe Tempo schafft Streß, aber tötet den wirklichen Reichtum unserer Gefühlswelt.
Und nochmals: Wenn man das Tempo steigert, drängt man innen die Gefühls- und Phantasiewelt immer mehr zurück. Man erlebt dann höchstens Streß und Nervenkitzel, sinnlosen Leistungsdruck und ein hirniges Völlegefühl, aber keine sinnstiftenden und uns mit unseren Freunden, Partnern und Mitmenschen verbindenden Gefühle und Erlebniswelten.
Ein wesentlicher Schlüssel zur Gefühls- und Beziehungswelt besteht im rechten Tempo. Wenn man einen Menschen als kontaktfähig und gesellig ansieht, sagt man von ihm, daß er gemütlich sei. Der Hinweis auf seine Gemütlichkeit, ist der Hinweis darauf, daß er ein Tempo geht, bei dem andere leicht mitkommen und gerne mitgehen.

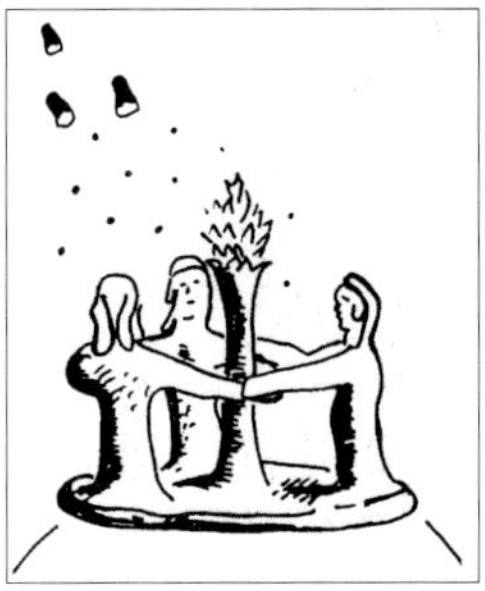

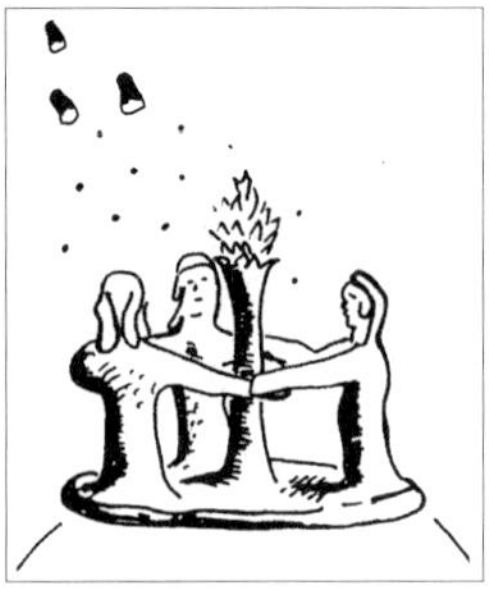

Wenn man alles schnell zu tun versucht,
gerät man aus dem Takt. So heißt es auch:
»Wer hastet, kommt ins Stolpern«.
Natürlich ist es ebenfalls nicht gut, zu langsam zu sein.
Wirklich geübte Leute wirken in allem gelassen
und kommen nie aus dem Takt.

Miyamoto Musashi

8. WOVON MAN NICHT GENUG HABEN KANN: GEDULD

THESEN

✷ Geduld ist wichtiger als Talent.

✷ Wer langmütig geduldig ist, führt sein Kamel sogar durchs Nadelöhr.

Eine Sufi-Weisheit sagt:
»Geduld ist die Hälfte des Weges.«

Steff Steffán

Geduld ist eine sehr, sehr große Kraftquelle.
Viele Menschen haben große Talente. Diese Talente können jedoch als Samen nicht aufgehen, weil ein wesentlicher Faktor abgeht: Geduld, Ausdauer, Beständigkeit.

Ich bin weit über ein Jahrzehnt Mitglied in einem Club für Karate-Do (Do = der Weg der leeren Hände). In diesen Jahren habe ich viele Hunderte von Menschen kommen und gehen gesehen. Die meisten sind voller Enthusiamus gekommen, mit sprühender Begeisterung, mit lebendigen inneren Bildern. Bei einigen hat man sofort gesehen, was für Talent sie mitbringen, welch wunderschöne Bewegungen ihnen möglich sind, welche Kraft und Geschicklichkeit in ihnen steckt, welche technischen Möglichkeiten und welches Bewegungsvermögen. Andere waren durchschnittlich begabt, unauffällig, ohne besondere Talente ausgestattet. Zu meiner Überraschung war der Verlauf oft anders als vermutet. Die Talentierten wurden gefördert, unser Lehrer kümmerte sich ganz besonders um sie und ließ ihnen viel Zuwendung und Anerkennung zukommen. Doch letztendlich waren sie meistens eines Tages verschwunden und kamen häufig nie wieder. Auf der anderen Seite waren da also die Normalbegabten, die lange unauffällig übten, mitmachten. Und wiederholt waren es genau diese, die durch Geduld und Ausdauer nach Jahren zu hervorragenden Karatekas herangewachsen waren. Nach Jahren waren Bewegungs- und Ausdrucksformen zu sehen, wo ich selbst ungemein überrascht und erstaunt war, daß eine solche Entwicklung

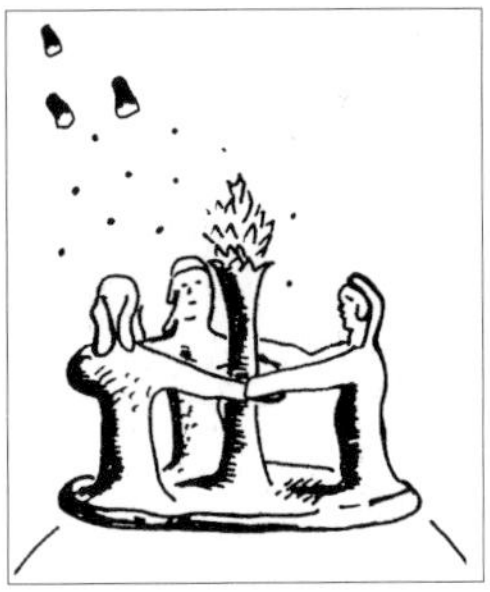

durch geduldiges Üben möglich gewesen war. Nun, ich habe meine Lektion durch diese Geschichte und durch diese Beobachtungen gelernt: Geduld und Fleiß sind viel wichtiger als übermäßiges Talent.

Geduld umfaßt viele Eigenschaften von hoher Qualität. Einige davon sind:
Beständigkeit; Ausdauer; Gelassenheit; Fleiß; dauernde Tatkraft; ein bewußtes oder inneres Wissen, daß erst durch oftmalige Wiederholungen desselben, sich eine andere Art von Wissen entfaltet; Zuversicht; Respekt vor dem nächsten kleinen Schritt; Bewältigung des Übermütigen, des Überschießenden und Gierigen in sich; ein tiefer Glaube, daß sich durch die Zeit, die Kraft des Guten durchsetzen wird; ein erfahrenes Wissen, welche Zeit Prozesse benötigen, um sich zu entfalten; Bewältigung von Zweifeln, Rückschlägen...
Nachfolgend werden zwei Geschichten zu diesem äußerst wichtigen Thema »Geduld« dargestellt. Die erste Geschichte bewegt sich auf der offensichtlichen Ebene mehr im Bereich des Alltäglichen. Es wird gezeigt, daß Fleiß und Geduld zu Herausragendem führen.
Die zweite Geschichte handelt ebenfalls vom Wert der Geduld hinsichtlich der Entwicklung subtiler seelischer Bereiche. Auch hier ist es dieselbe Eigenschaft, die zum Ziel führt.

ES FÄLLT KEIN MEISTER VOM HIMMEL
Ein Zauberkünstler führte am Hof des Sultans seine Kunst vor und begeisterte seine Zuschauer. Der Sultan selbst war außer sich vor Bewunderung: »Gott stehe mir bei, welch ein Wunder, welch ein Genie!«
Sein Wesir gab zu bedenken: »Hoheit, kein Meister fällt vom Himmel. Die Kunst des Zauberers ist die Folge seines Fleißes und seiner Übungen. «
Der Sultan runzelte die Stirn. Der Widerspruch seines Wesirs hatte ihm die Freude an den Zauberkunststücken verdorben.
»Du undankbarer Mensch! Wie kannst Du behaupten, daß solche Fertigkeiten durch Übungen kommen? Es ist wie ich sage: Entweder man hat das Talent oder nicht«. Abschätzend blickte er seinen Wesir an und rief: »Du hast es jedenfalls nicht, ab mit Dir in den Kerker. Dort kannst Du über meine Worte nachdenken. Damit Du nicht so einsam bist und Du Deinesgleichen um Dich hast, bekommst Du ein Kalb als Kerkergenossen.«
Vom ersten Tag seiner Kerkerzeit an übte der Wesir, das Kalb hochzuheben, und er trug es jeden Tag über die Treppen seines Kerkerturmes. Die Monate vergingen. Aus dem Kalb wurde ein mächtiger Stier und mit jedem Tag der Übung wuchsen die Kräfte des Wesirs. Eines Tages erinnerte sich der Sultan an seinen Gefangenen. Er ließ ihn zu sich holen. Bei seinem Anblick aber überwältigte ihn das Staunen: »Gott, stehe mir bei, welch ein Wunder, welch ein

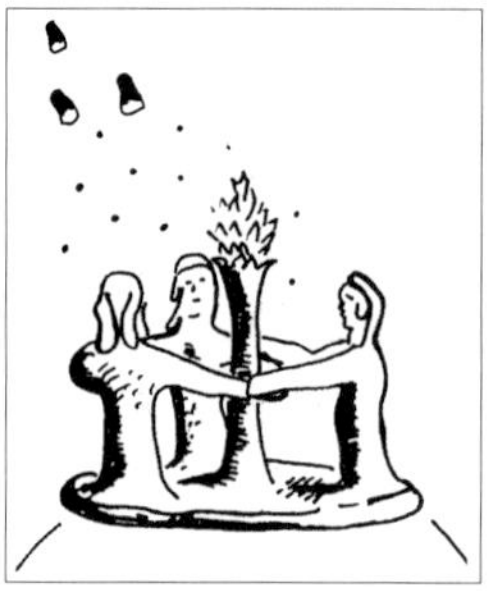

Genie!« Der Wesir, der den Stier mit ausgestreckten Armen trug, antwortete mit den gleichen Worten wie damals: »Hoheit, kein Meister fällt vom Himmel. Dieses Tier hattest Du mir in Deiner Gnade mitgegeben. Meine Kraft ist die Folge meines Fleißes und meiner Übung.« (aus PESESCHKIAN Nossrat <a> S 117.)

Die zweite Geschichte handelt ebenfalls vom Wert der Geduld hinsichtlich der Entwicklung von subtilen seelischen Bereichen. Auch hier ist es dieselbe Eigenschaft, die zum Ziel führt.

DER LEUCHTENDE FADEN
Ein Mann hatte einst seinen leuchtenden Faden verloren. Er wußte nicht wo, aber er spürte in sich die innere Gewißheit, daß er ihn wiederfinden mußte. Ungeduldig suchte er überall nach jenem leuchtenden Faden.
»Habt ihr einen leuchtenden Faden gefunden?« fragte er in allen Windrichtungen. Aber die Menschen verneinten und dachten bei sich, er habe mehr als nur diesen verloren. Eines Tages stellte er einem Teppichknüpfer dieselbe Frage. Dieser lächelte und lud ihn statt einer Antwort ruhig ein, eine Zeit bei ihm zu bleiben. Unablässig drang der Mann jedoch mit seiner Frage in ihn: »Hast du einen leuchtenden Faden gefunden, den ich verloren habe. Bitte sag es mir!« Der Teppichknüpfer antwortete mild: »Gedulde Dich noch ein wenig mit der Antwort. Ich werde es Dir dereinst sagen.«
So vergingen viele Jahre. Der Mann trat immer wieder, unermüdlich drängend, an den Teppichknüpfer mit seiner Frage heran. Dieser aber gab ihm immer wieder dieselbe Antwort: Geduld zu haben. Irgendetwas im Verhalten des Teppichknüpfers war so überzeugend und beruhigend, daß er trotz seiner inneren Zweifel und Bedrängnis nicht anders konnte, als ihm Glauben zu schenken.
So lernte der Mann die Kunst des Teppichknüpfens. Und er lernte viele klangvolle Lieder, die alle, die am Knüpfen der Teppiche mitarbeiteten, in das Farbenfrohe und die Unendlichkeit der Muster mithineinverwoben. Es war ein gutes Leben. Die Lieder sangen in seinem Inneren. Und nach und nach vergaß der Mann seine drängende Frage.
Eines Nachts jedoch träumte ihm plötzlich folgendes: Er sah im Traum, daß Klang und Licht dasselbe waren. Er sah sich selbst beim Teppichweben und sah, wie er Traumfaden um Traumfaden im Licht der Klänge verwob. Und da sah er sich selbst an und sah, wie wunderbar er lächelte (DIETRICH Reinhold).

Geduld, Frieden, Glück, Seligkeit sind nahe Verwandte.
Antriebslosigkeit und Geduld muß man gut unterscheiden. Geduld ist zwar äußerlich ruhig und sanft, innerlich jedoch stark und kraftvoll. Antriebslosigkeit ist äußerlich auch ruhig, aber innerlich kraftlos.

Die alten Gewohnheiten sollte man nicht auf einmal aus dem Fenster werfen, sondern wie einen netten Gast bis zur Haustüre geleiten.

(Orientalische Weisheit)

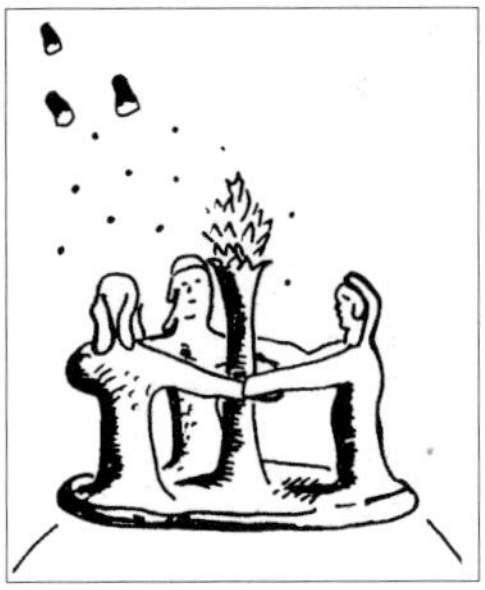

9. DIE ZEIT IM NU STRUKTURIEREN: »JETZT!«

THESEN

- Ein Zauberwort im Leben heißt immer wieder »Jetzt«, bewußtes Alltagsleben, Wachheit, Achtsamkeit.
- Es ist nur ein kleines Wort. Wer seine Bedeutung versteht, wer ihm Leben einhaucht, der weiß um seine Kraft und unglaubliche Wirkung.
- Erstaunlicherweise sind Achtsamkeit und Erleuchtung dasselbe.

Zeitvertreib als Erholungsphase,
sinnloser Zeitvertreib,
der kostbare Moment,
im »Nu« verliebten wir uns,
den Tag mit Betriebsamkeit ausfüllen,
sinnvolles Tun,
die Zeit totschlagen,
jeden Augenblick bewußt leben,
in den Tag hineinleben,
den Sinn mit Terminen erdrosseln,
trotz der Zeitstrukturierung im Jetzt leben...

Mit einem Gedicht läßt sich in Kürze mehr über »Nu« und »Zeit« sagen als durch noch so schlauen Text. Die Zeit ist ein Gespenst: Analysiert man sie, entschlüpft sie einem dauernd in frühphysikalische Flachheit; besingt man sie, löst sie sich wie der gordische Knoten im Ewigen.

DIE ZEIT IM NU

Bei diesem Anblick
bleibt die Zeit steh'n.
Zeitlos, atemlos.
Diese Apfelblüte!
im Nu Glückseligkeit.
Wo ich sie erblicke,
unzählige Jahrtausende stehen still.
Freude sagt aus,
was dieser Anblick des Frühlings
ewig in sich birgt.

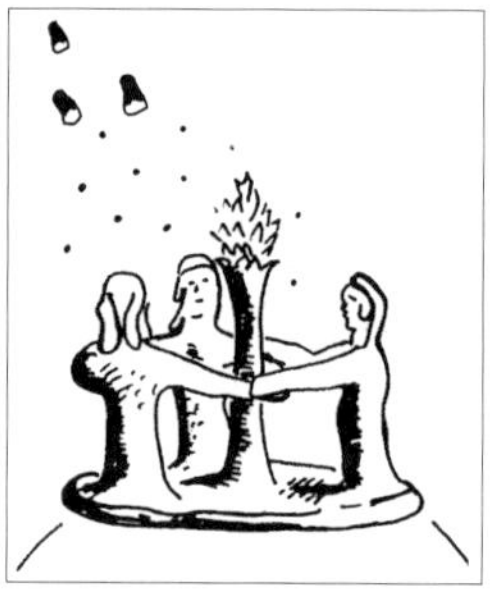

Irgendwo innen schwingt eine Saite,
diesen Moment erfüllend mit Unvergänglichkeit.
Blütenduft betört die Sinne,
macht sie weit,
so weit,
so weit daß Platz und Raum vergeh'n.
Hier bist Du, höre ich mich selber sprechen,
apfelblütengleich -,
zugewandt dem Lichten,
selig geworfen aus der Zeit.
(DIETRICH Reinhold)

10. ZEITSTRUKTUR UND FREIRÄUME

Tun allein ist noch nicht sinnvoll.
Die Strukturierung der Zeit kann sinnvoll,
aber sie kann auch betäubend sein.
Die Subtilität des Tuns ist es,
die die Zeit besiegt.

THESEN

- Die klare Strukturierung der Zeit verlängert die vorhandene Zeit, schafft Freiräume und stellt Kräfte zur Verfügung.
- Die Kraft der Freiräume befruchtet die lebendigen Inhalte sinnvoller Zeit-Strukturen.
- Wer Zeitstrukturen nutzt, um in die entstehenden Freiräume einzutauchen, erlebt kostbare Zeitlosigkeit.

Man kann die Zeit einfach verstreichen lassen oder man strukturiert die Zeit, teilt sie in verschiedene Tätigkeitsfelder ein.
Das Thema und der Inhalt der strukturierten Zeit entfaltet aus sich selbst eine Eigendynamik, ein Eigenleben.

Zum Nachdenken:
Manche Völker kennen überhaupt kein Wort für »Arbeit«.

Ich habe öfter mit Studenten zu tun, die eine Doktorarbeit zu schreiben haben. Immer wieder ist zu sehen, daß es für die meisten sehr schwierig ist, sich selbst einen Zeitrahmen, in dem man arbeitet, einzurichten. Zum Beispiel: jeden Werktag von 8 - 12 und von 15 - 18 Uhr. Sobald sie sich einen Zeitrahmen schaffen und imstande sind, diesen diszipliniert einzuhalten, wächst und gelingt die Arbeit sichtbar. Für jede Form wesentlicher Aktivität ist dieses Einrichten eines Zeitrahmens von großer Bedeutung.

Um sich selbst Aufgaben zu stellen, sind zwei Dinge von Bedeutung:
a. Man strukturiert die Zeit, richtet einen Zeitrahmen für die gewählte Aufgabe oder Aktivität (Gymnastik, Malen, Lesen...) ein und
b. man hält diesen Zeitrahmen unbedingt und fast ausnahmslos diszipliniert ein.

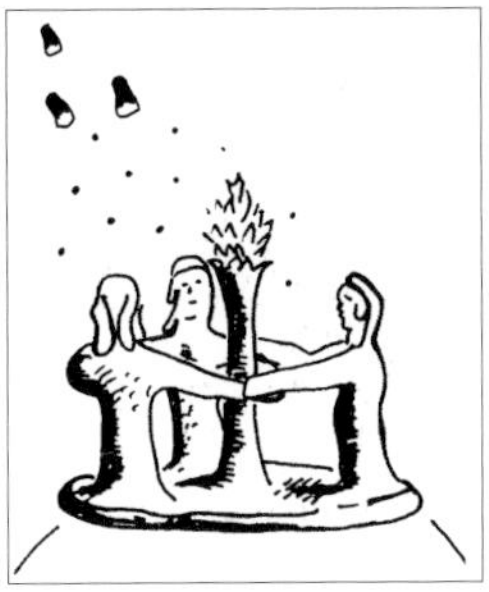

Der Zeitrahmen ist das eine. Die Inhalte sind das andere. Tätigkeiten innerhalb guter Zeitstrukturen ziehen noch nicht Sinn und Befriedigung nach sich. Ein großer Umfang von Beschäftigungen wird oft benutzt, um Sinnlosigkeitsgefühle, ja tiefe Verzweiflung und Depression kompensierend zu überdecken. So sinnvoll die Strukturierung der Zeit ist, so sinnlos kann sie sein, wenn sie als Mittel der Betäubung eingesetzt wird. Es gibt eben aktive und passive Formen des Sich-Gehenlassens: die moderne Gestalt der betriebsamen Hyperaktivität als auch die schmerzvolle Gebundenheit in Inaktivität.
Solange »die Zeit« mit Sinnvollem zusammengeht, ist sie kostbar. Wenn sie von uns nicht mit sinnvollem Gehalt ausgestattet wird, so verdient man in der Zeit zwar scheinbar kostbares Geld, erntet aber Ruhm und Erfolg für Sinnlosigkeiten.

Wenn man die Zeit nicht sinnvoll strukturiert,
ist sie so strukturiert,
daß sie sinnlos vergeht.

Man schafft sich zuerst
eine sinnvolle Zeitstruktur,
um die Zeit dann zu vergessen.

11. DAS LEBEN ZU EINER EINZIGEN ÜBUNG MACHEN

THESEN

- Aus selbst gestellten Übungen entfaltet sich des Lebens Potentialität.
- Die Lebenskunst besteht darin, neugierig und staunend, ausdauernd und dankbar das Faszinierende und Sinnvolle, ein Leben lang suchend, zu üben.
- Sinnvoll ist, sich ein Leben lang mit zur jeweiligen Lebensphase passenden und selbstgestellten inneren Übungen zu befassen.
- Üben ist Eintauchen ins Zwecklose, ins Absichtslose.
- Der Sinn des selbst gestellten Übens besteht darin, kunstvoll und würdevoll zu leben.
- Die letzte Übung im Leben ist, daß die Übung von selbst aufgibt.

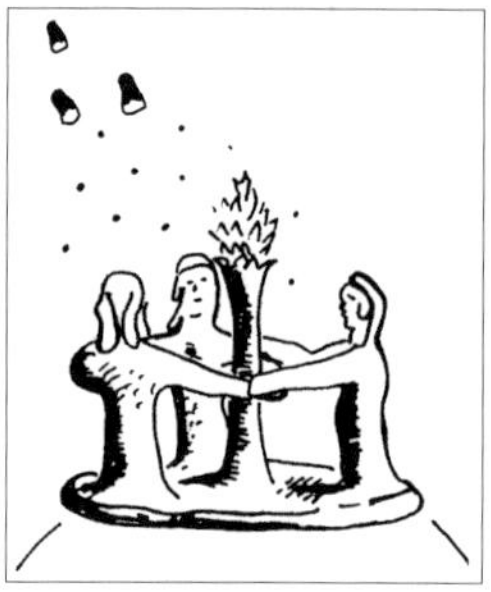

Übungen beinhalten die letzten Herausforderungen des Lebens.
»Welche Übungen denn?« fragte die Meise.
Wenn das Leben eine einzige Übung geworden ist, dann hört das Üben von selbst auf.
Wer Kleinigkeiten jeden Tag übt, sagt Ja zum Leben, zur Entwicklung, zur Ausfaltung des Potentiellen, zum inneren Wachstum.
Man übt um des Übens willen, man übt um der Schönheit der Übung willen, man übt in Selbstvergessenheit.
Man übt, weil es einen übt. Man übt, weil man nicht mehr anders kann.
Plötzlich lebt das, was man so lange geübt hat, von selbst in einem selbst im Selbst auf, es beginnt ein eigenes Leben in einem zu leben.
Wunderbar!

12. DER JUNGBRUNNEN UND DIE AUSREDE
(»Die geheime Quelle des Glücks«)

Das Schönste im Leben ist,
andere glücklich machen zu können.

THESEN

- Es gibt für jeden Menschen einen Weg zum Glück in diesem Leben.
- Viele verschiedene Ausreden sind die Barrieren auf dem Weg zum Glück, die überwunden werden wollen.

Es gibt drei wesentliche Fragen im Leben, die man sich immer wieder stellen sollte. Diejenigen, die an den Jungbrunnen weder glauben, noch ihn suchen, sollten sich diese Fragen auf keinen Fall stellen. Diese drei der wertvollsten Fragen sind:

Was habe ich im Leben bisher erreicht?
Bin ich wirklich glücklich mit dem, was ich erreicht habe?
Macht das, was ich erreicht habe, die anderen auch glücklich?

Es gibt den Jungbrunnen. Der Jungbrunnen ist eine Metapher für eine bestimmte Art von Leben. Es ist kein Märchen für Kinder, sondern ein Weg für Erwachsene, der märchenhaft verpackt ist.
Glück hat mit einer bestimmten Art lebendiger Träume zu tun, mit Träumen auf einer sehr hohen Ebene.
Aus den obigen Fragen wird deutlich, daß es mindestens zwei Arten von Erfolg gibt. Bei der einen strebt man einfach nur Erfolg an, um »ihn dann zu haben« (Habensmodus); bei der anderen strebt man ein Ziel an, erreicht es und »ist mit dem Erreichten wirklich glücklich« (Seinsmodus).

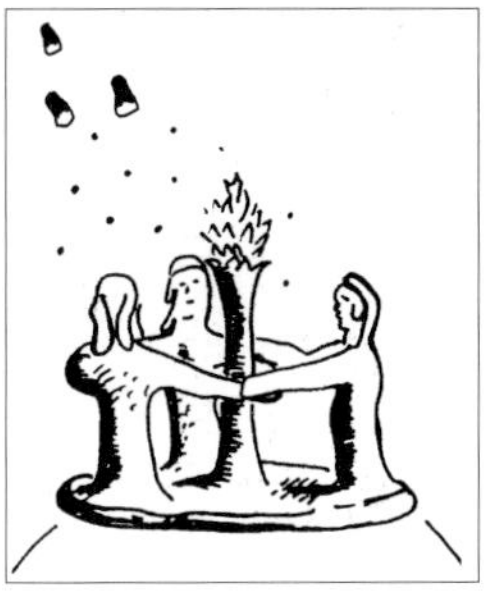

Jeder Mensch kann in diesem einen Leben glücklich werden. Es gibt ganz, ganz wenige Ausnahmen, zu denen die meisten Menschen bei uns nicht zählen. Jeder Mensch kann in diesem einen Leben glücklich werden. Die Voraussetzung dafür ist, daß er diesen Weg zum Jungbrunnen gehen will und geht, sich von nichts abhalten läßt, alle Ausreden, die er im Laufe des Weges dorthin aufbaut, sich konsequent bewußt macht und stetig aus dem Weg räumt. Der Weg zum Jungbrunnen führt der Frage entlang: Was macht mich und die anderen wirklich glücklich?
Die Wasser des Jungbrunnens kommen von der einen Quelle, der alles entspringt, zu der ein jedes strebt, die das Ziel der Tiefe alles menschlichen Sehnens ist. Die Quelle entspringt direkt dem Urgrund des Seins, der überall unsichtbar gegenwärtig ist. Die Quelle ist der Zugang zum Unterirdischen, aus ihr dringt das reinste Lebenselement direkt ans Licht. Wasser und Licht mischen sich und beleben den durstigen Sucher, den Wanderer zwischen den Welten, der in die Klarheit der Höhe aufgestiegen ist. In der Stille der Höhe und unter dem Eindruck der würzigen Klarheit der Bergluft vernimmt der Mensch die Botschaft des Hervorsprudelnden.
Glücklich zu sein bedeutet ja nicht, die Schattenseiten der Menschenwelt nicht mehr zu sehen. Der wirklich Glückliche sieht sie paradoxerweise umso mehr und bleibt trotzdem im Zustand der Seligkeit.

DER SPATEN

Ein armer Mann sah aus dem Fenster auf die verdorrte Erde seines kleinen Gartens. Er hatte nicht einmal einen Spaten und auch kein Geld. Da fiel ihm ein, daß sein Nachbar von gegenüber einen besaß. Sogleich klopfte er an dessen Tür und bat ihn, ihm seinen Spaten zu leihen.

So tat der arme Mann jeden Tag. Jeden Tag klopfte er an die Tür seines Nachbarn und bat ihn um den Spaten. Sein Garten freute sich, sein Nachbar wurde jedoch immer mißmutiger. Der Spatenbesitzer von gegenüber blickte aus dem Fenster und sah wie der Garten gegenüber von Tag zu Tag, von Woche zu Woche, von Jahr zu Jahr mehr gedieh und erblühte und begann sich zu fragen, warum er überhaupt unentwegt seinen Spaten herlieh.

Dann traf den Spatenbesitzer plötzlich ein großer Schicksalsschlag. Eine tödliche Krankheit warf ihn nieder. Es dauerte nicht lange, da lag er auf dem Totenbett. Als der arme Mann mit dem inzwischen prachtvoll blühenden Garten ihn besuchte, fragte ihn der todkranke Nachbar: »Warum hast Du Dir eigentlich jeden Tag meinen Spaten geliehen? Du hättest Dir mit dem Ertrag Deines Gartens ja leicht selbst einen besorgen können.«

Der Mann mit dem blühenden Garten sah ihn lange schweigend an. Dann sagte er:

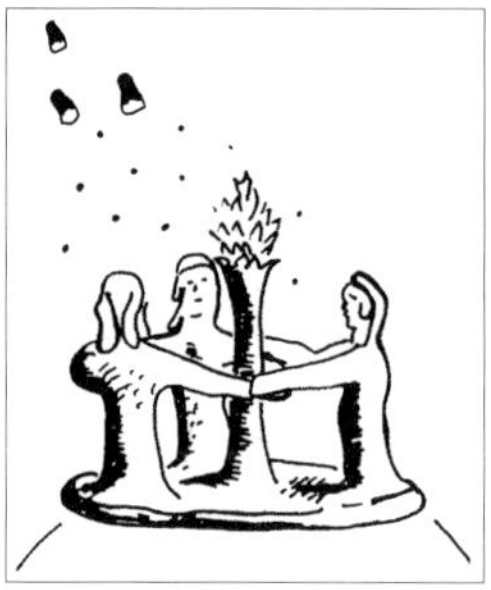

»Kein anderer Spaten hätte meinem Garten so gut getan wie Deiner. Und außerdem: Glaubst Du wirklich, ich habe all die Jahre diesen Garten für mich bestellt?«
Mit weinerlicher Stimme stieß der todkranke Nachbar hervor: »Warum hast Du mir nicht gesagt, daß mein Spaten so gut ist?«
Der andere antwortete: »Ich habe es Dir jeden Tag auf meine Art gesagt, und ich hätte es Dir gerne noch mehr verdeutlicht, aber leider hast Du mich nie danach gefragt.« (DIETRICH Reinhold)

Ein Spaten genügt, um die Erde umzustechen;
ein Spaten genügt, damit die Samen eingesetzt werden können;
ein Spaten genügt, damit alles gedeiht und Frucht trägt; verpaßte Gelegenheiten, ein Leben lang;
alles, was wir brauchen, ist ewig unmittelbar nah...

Potentialität der Möglichkeiten,
ein Teil in uns ist wie eine wunderbare Wüste,
in der Tausende von Samen liegen, - verborgen, geborgen;
bis an jenem Tag der Regen kommt,
dann blüht diese Wüste, plötzlich! endlich!
all das verborgene, unterirdische Leben
erscheint in voller Pracht und Schönheit.

13. MACHEN UND GESCHEHEN-LASSEN

THESEN

- Kraftvolles Tun ist oft nur Vorbereitung für das Wesentliche, das sich in der Folge ereignen wird.
- Fruchtbarkeit: Das empfangende Wesenselement ist der Wirkstoff, der zum tätigen dazukommen muß.
- Wesentliches kann nicht getan werden, es vollendet sich, es vollendet sich aus sich selbst, nachdem man sich entsprechend darauf vorbereitet hat.

In einer Welt, die vom Machen, von veräußerlichenden Forderungen und Ansprüchen geprägt ist, wird das empfangende Element zum wesentlichen Wirkstoff. Wie in der Kunst des Bogenschießens spannt man zuerst mit großer Kraft die Sehne des Bogens, auf der der Pfeil liegt (bewußte Tätigkeit), und läßt dann den Pfeil sich von selbst von der Sehne lösen (Geschehenlassen), damit er sein Ziel erreiche. Der dritte wesentliche und entscheidende Faktor im gesamten Ablauf ist der absichtslose Wille des Bogenschützen, sich mit dem Ziel insgesamt vereinigen zu wollen. Die wichtigsten Dinge im Leben kann man nicht machen. Man kann sich höchstens darauf vorbereiten, gut

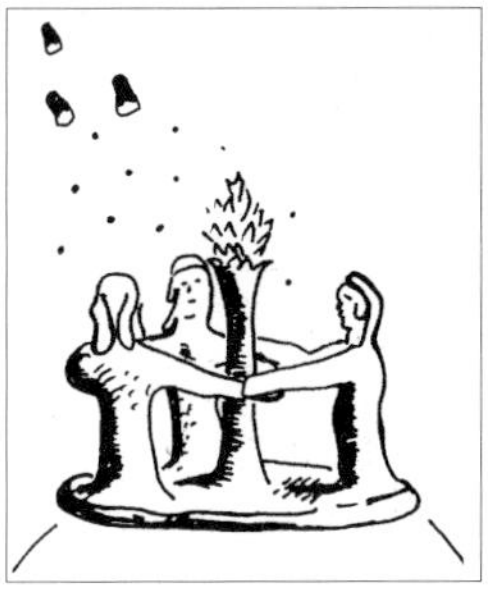

vorbereiten. Das Wesentliche geschieht von selbst, wenn es sein will. Was würde man zu einem Bogenschützen, der die Sehne seines Bogens unentwegt gespannt hält, wohl sagen?...
Die wichtigsten Dinge im Leben kann man nicht machen. Man kann sich nur gut vorbereiten, sich öffnen und bereit sein, das Wertvollste und Schönste zu empfangen: man tut dazu, um zu lassen, um sich für das Lebendigste zu öffnen, damit es einen letztendlich hoffentlich überwältige! Kreativität. Lebenskunst. Intuition.

DER SCHATZ IM TRAUM
Die Chassidim überliefern die Geschichte von Rabbi Eisik, Sohn Rabbi Jekels:
Dem war nach Jahren schwerer Not, die sein Gottvertrauen nicht erschüttert hatten, im Traum befohlen worden, in Prag unter der Brücke, die zum Königsschloß führte, nach einem Schatz zu suchen. Als der Traum zum dritten Mal wiederkehrte, machte sich Rabbi Eisik auf und wanderte nach Prag.
Aber an der Brücke standen Tag und Nacht Wachtposten, und er getraute sich nicht zu graben. Doch kam er an jedem Morgen zur Brücke und umkreiste sie bis zum Abend. Endlich fragte ihn der Hauptmann der Wache, auf sein Treiben aufmerksam geworden, freundlich, ob er hier etwas suche oder auf jemanden warte. Rabbi Eisik erzählte, welcher Traum ihn von fernem Land hergeführt habe. Der Hauptmann lachte: »Und da bist Du, armer Kerl, mit zerfetzten Sohlen einem Traum zu Gefallen hergepilgert? Ja, wer den Träumen traut! Da hätte ich mich auch auf den Weg machen müssen, als es mir einmal im Traum befahl, nach Krakau zu wandern und in der Stube eines Juden, Eisik, Sohn Jekels, sollte er heißen, unterm Ofen nach einem Schatz zu graben. Eisik, Sohn Jekels! Ich kann's mir vorstellen, wie ich da drüben, wo die eine Hälfte der Juden Eisik und die andere Jekel heißt, alle Häuser aufreiße!« Und er lachte wieder.
Rabbi Eisik verneigte sich, wanderte heim, grub den Schatz aus und baute das Bethaus, das nach ihm geheißen ist.
(aus ZIMMER Heinrich S 490)

14. DIE ZWILLINGE: SELBSTBEHERRSCHUNG UND HINGABE

THESEN

- Wahre Selbstbeherrschung führt zu vollkommener Hingabe.
- Hingabe ist Essenz wirklichen Verstehens.
- Sich insgesamt öffnend, gibt man sich hin.
- Hingabe ist größter Reichtum.

Selbstbeherrschung und Hingabefähigkeit sind zwei menschliche Grundthemen.

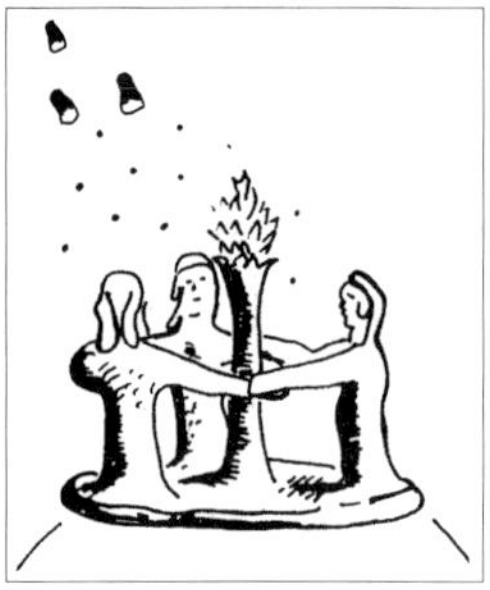

Wir leben in einer Zeit, die aufgrund der Vorherrschaft des mechanistischen statt des organischen Weltbildes überkontrollierte und überaktive Menschen hervorbringt. Wir wollen den Pfeil, wie im Bild des vorigen Kapitels, selbst ins Ziel hineintragen. Nicht-Gelingen ist die Folge.
Selbstbeherrschung (Kontrolle) als Handlungsmöglichkeit ist wunderbar; als ständige Grundhaltung bringt sie Menschen hervor, die vielleicht äußerlich erfolgreich scheinen, aber innerlich zusehends als Menschen verdorren und verarmen.
Kinder üben jahrelang, um über ihren Körper, ihre Emotionen, ihre Gedanken Kontrolle zu erlangen.
An einem bestimmten Punkt der Entwicklung zeigt sich ein faszinierender und zugleich paradoxer Zusammenhang:
Meisterliche Selbstbeherrschung kippt um in äußerste Hingabe.

EINER VON BEIDEN MUSS ES SEIN
In Nasrudins Dorf lebten Zwillingsbrüder, und eines Tages erzählte man, einer sei gestorben.
Als er einen der beiden auf der Straße sah, lief er auf ihn zu und fragte: »Welcher von euch beiden war es, der gestorben ist?«
(Nasrudin <a> S 40)

Nicht umsonst suchen heute viele Menschen ihr Leben auf spirituellen Wegen zu bereichern. Die Transpersonale Psychologie beschäftigt sich mit dem Unvorhersehbaren, mit dem Unberechenbaren, mit der unausmeßlichen Tiefe des wahren Selbst. Der ganze Reichtum der Schöpfung tritt durch uns hindurch, in einem Moment aus dem Nichts kommend, im Nichts sich entfaltend, ins Nichts vergehend, wie eine einzige Schneewolke, die auftaucht, im Licht erglänzt und im Glanz unserer Freude den ganzen Kosmos mit ewigem Leben entfacht. Die tiefsten Erfahrungen können nicht festgehalten werden, die tiefsten Erlebniswelten sind nicht machbar. Aber unser Innerstes öffnend, erscheinen sie plötzlich, äußersten Träumen gleich, die sich mit gelebtem Leben erfüllen, in denen wir leben und fühlen und sind, wirklich wie in der einen Wirklichkeit.

15. FREIHEIT UND LIEBE UMSPANNEN

THESEN

- Ein Geheimnis des Lebens liegt darin, die scheinbaren Gegensätze menschlich sinnvoll zu verbinden.
- Souveränität auf dem Boden von Achtung, Liebe und Mitgefühl sind solche scheinbaren Gegensätze; ihre Verbindung bewirkt wirkliche menschliche Reife, bringt Kraft und wahre menschliche Größe hervor.

Die chinesischen Zeichen von Yin und Yang stellen einerseits die Freiheit und andererseits die Liebe dar. Sie scheinen voneinander abgesetzt, abgezirkelt, entgegengesetzt, das eine schwarz, das andere weiß. Doch wenn man genau hinsieht, erkennt man, daß sie miteinander tanzen.

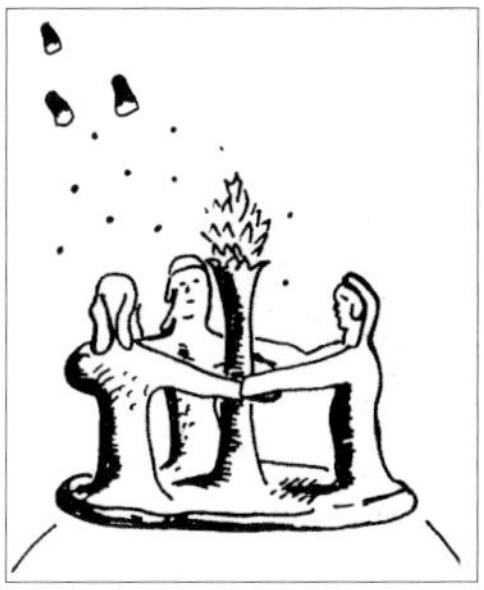

DER KOSMISCHE TANZ

Die Freiheit fragte: »Wie kann ich mich so intensiv wie möglich einlassen und dennoch frei bleiben?« Die Liebe schlug die Augen nieder, sah die Freiheit in die Ferne eilen, sah sich ganz allein, wollte die Freiheit, die sie sosehr liebte, halten, mit all ihrer Kraft.

Da kam die Weisheit des Wegs und sagte: »Ihr kennt doch Yin und Yang. Du Liebe lebst im Reich der Yin-Kraft, Du Freiheit in der der Yang-Kraft. Nun, eines habt Ihr übersehen: Ihr beide steht nicht einfach reglos da; ihr steht da und seid zugleich in Bewegung. Und seht hin: in dem Moment, wo Ihr Euch bewegt und dreht, durchmischen sich Eure Farben, gehen über Schwarz und Weiß hinaus, das gesamte Kontinuum des Farbspektrums ausstrahlend. Indem Ihr Euch miteinander bewegt, indem Ihr den Tanz des Lebens aufnehmt, entlaßt Ihr wie ein großer Fluß alle Möglichkeiten des glücklichen Lebens und den Glanz des Unglaublichen.« (DIETRICH Reinhold)

Die Liebe ist es, die befreit werden will, und immer wieder die Liebe, ob wir es wissen oder nicht.

Die Liebe ist der befangene Gefangene, das Dornröschen der Seele. Die Dornen des Röschens bestehen aus Wut, Ressentiments, aus Tränen, Minderwertigkeitsgefühlen, aus Angst und Zweifeln, aus Ohnmacht und Ironie. Sind die Dornen beseitigt, ist der Gefangene frei, und die Seele kann wieder fliegen - frei auf den Schwingen des Windes.

DAS GEHEIMNIS DES VERSCHLOSSENEN ZIMMERS (Sufi)

Ayaz war der lustige Kumpan und Sklave des großen Eroberers und Götzendieners Mahmud, Herrscher von Ghazna. Er war zunächst als armseliger Sklave an den Hof gekommen, und Mahmud hatte ihn zu seinem Ratgeber und Freund gemacht.

Die anderen Höflinge waren neidisch auf Ayaz und beobachteten jede seiner Bewegungen, um ihn gegebenenfalls wegen eines Pflichtversäumnisses zu denunzieren und seinen Sturz herbeizuführen.

Eines Tages begaben sich die Neider zu Mahmud und sagten: »Allahs Schatten auf Erden! Wisset, daß wir, die wir unermüdlich in Euren Diensten sind, Euren Sklaven Ayaz scharf beobachtet haben. Wir müssen nun berichten, daß er jeden Tag, sobald er den Hof verlassen hat, sich in einen kleinen Raum begibt, zu dem sonst keiner

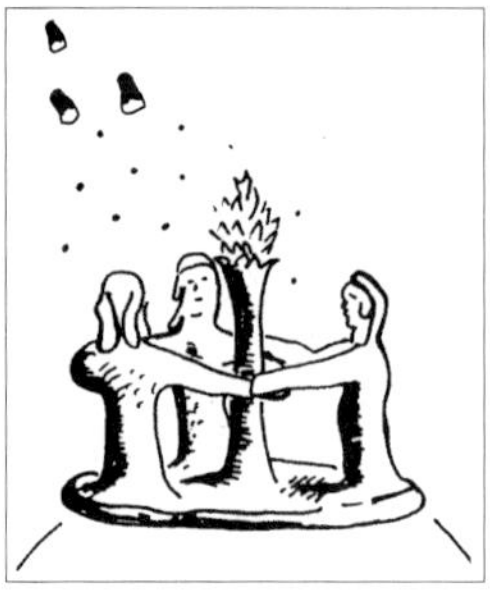

Zutritt hat. Er verbringt dort einige Zeit und geht dann nach Hause. Wir fürchten, daß diese Gewohnheit mit einem strafbaren Geheimnis verbunden ist: vielleicht trifft er dort Verschwörer, die es auf das Leben Eurer Majestät abgesehen haben.«
Lange Zeit weigerte sich Mahmud, Verdächtigungen gegen Ayaz zur Kenntnis zu nehmen. Aber das Geheimnis des verschlossenen Zimmers ließ ihm keine Ruhe, bis er nicht anders konnte, als Ayaz zu fragen.
Als dieser eines Tages aus seinem Privatzimmer kam, erschien Mahmud inmitten seiner Höflinge und verlangte, in den Raum geführt zu werden.
»Nein«, sagte Ayaz und stellte sich ihnen entschlossen in den Weg.
»Wenn Du mir nicht gestattest, dieses Zimmer zu betreten, wird mein ganzes Vertrauen in Dich als zuverlässigen und treuen Diener schwinden, und unsere Beziehung wird nie wieder sein wie zuvor. Wähle!«, sagte der ungeduldige Eroberer.
Ayaz weinte, riß die Tür auf und ließ Mahmud und seinen Stab in das Zimmer eintreten.
Der Raum war leer, er enthielt kein einziges Möbelstück, an der Wand befand sich lediglich ein Haken. Daran hingen ein zerfetzter und geflickter Mantel, ein Stock und eine Bettlerschale.
Der König und sein Stab verstanden nicht, was das bedeuten sollte. Als Mahmud eine Erklärung verlangte, sagte Ayaz:
»Mahmud, jahrelang war ich Euer Sklave, Freund und Ratgeber. Ich habe versucht, nie meine Herkunft zu vergessen, und deswegen bin ich jeden Tag hierhergekommen, um mich zu erinnern, was ich vorher war. Ich gehöre Euch und alles, was mir gehört, sind meine Lumpen, mein Stock, meine Bettlerschale und meine Wanderschaft über diese Erde.« (aus SHAH Idries <b> S 69)

16. WISSEN UND BEGREIFEN

THESEN

- Viele wissen vieles. Viele wissen so manches.
- Viele, die etwas wissen, handeln nicht danach.
- Dies ist das sichere Anzeichen, daß sie das, was sie wissen, noch nicht begreifen.
- Hätten sie wirklich begriffen, würden sie keinen Moment so weiterleben.

Ein Mann in einer hohen Funktion in einem renommierten Betrieb sprach mit mir über unsere Umwelt. Ich staunte, da er überaus treffende Argumente für den Schutz unseres Lebensraumes vorbrachte und diese sogar bis in wirtschaftlich sinnvolle Maßnahmen

hinein analysierend darstellte. Da ich wußte, daß seine Tätigkeit der Erhaltung unseres lebensnotwendigen Lebensraumes nicht zuträglich war, sondern ganz im Gegenteil, war ich überrascht und verwirrt zugleich und begann nachzudenken.
Das Ergebnis war eben:
zwischen Wissen und wirklichem Begreifen
gibt es einen großen Unterschied.

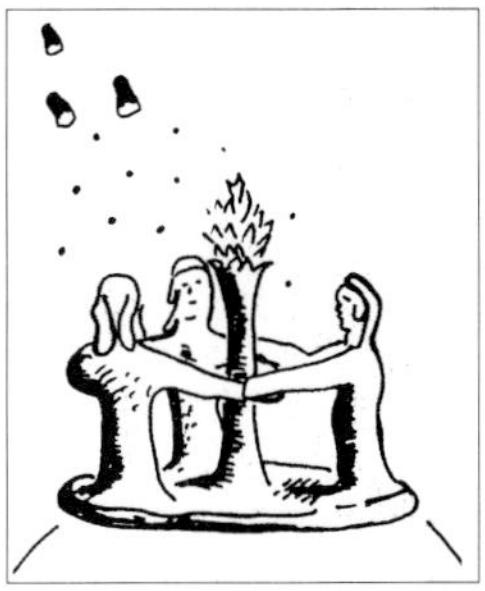

Wie oft fällt man vernünftig vorgebrachten Argumenten zum Opfer, ohne zu überprüfen, ob der andere es wirklich ernst meint.
Man kann häufig nicht auf den ersten Blick erkennen, ob jemand die Wahrheit spricht. Menschen mit hohen Fähigkeiten, können ihre Unfähigkeiten sehr gut verbergen. Daher ist es günstig, sich viel Zeit zu lassen bei der Einschätzung, Abwägung, Beobachtung und Beurteilung von Menschen. Glatte Worte und die Oberfläche können sehr täuschen.

Es ist gut, zu vertrauen,
aber deswegen muß man nicht leichtgläubig sein.

Der Dalai Lama wurde in einem Fernsehinterview einmal gefragt: »Wie erkennt man einen Meister, einen wahrhaften, aufrichtigen und integren Lehrer?«
Zu meinem Erstaunen sagte er: »Nichts ist leichter als dies. Man sucht sich einen Meister und arbeitet mit ihm; nach und nach wird man mit Sicherheit herausfinden, ob er wirklich ein Meister, ein wahrhafter und aufrichtiger Mensch ist.«
Nicht immer stellt sich die Situation so leicht dar. Viele haben - menschlich verständlich - einen Hang zum Selbstbetrug. Aus diesem Hang zum Selbstbetrug heraus sind sie in Gefahr, Betrügern anheimzufallen und dem Selbstbetrug anderer aufzulaufen. Vielen Menschen gefallen Tricks besser als die Wahrheit. Sie lechzen zwar nach der Wahrheit, aber ihre Angst vor ihr ist größer als ihr Wissensdurst. Eine Geschichte zu diesem Thema, die ich wegen ihrer Tiefgründigkeit sehr liebe, ist die folgende:

AHRAR UND DAS REICHE EHEPAAR
Emirudin Arosi, dessen Familie, wie man wußte, einer Sekte von Schwärmern anhing, traf einen Weisen und sagte zu ihm: »Meine Frau und ich haben jahrelang ernsthaft versucht, dem Weg der Derwische zu folgen. Wohl wissend, daß wir unwissender sind als viele andere, haben wir uns lange damit begnügt, unseren Reichtum im Dienst der Wahrheit auszugeben. Wir sind Menschen gefolgt, verantwortlichen Lehrern, an denen wir nun zweifeln. Wir bedauern nicht so sehr den materiellen Verlust in unrentablen geschäftlichen

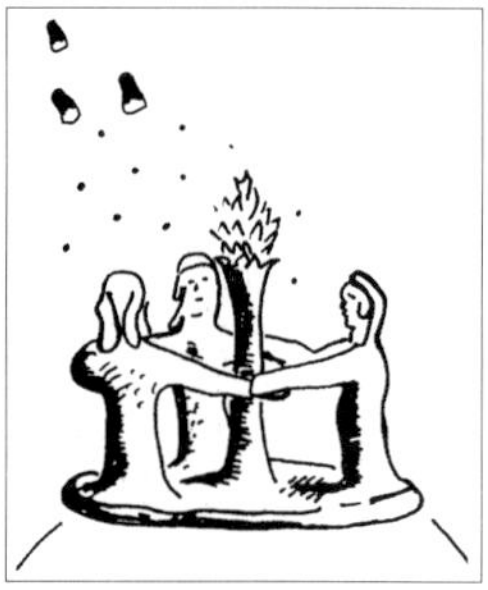

Unternehmungen durch unsere früheren Mentoren im Namen der Aufgabe, sondern weit mehr die verschwendete Zeit und Mühe, sowie die Menschen, die immer noch betrügerischen und selbsternannten Lehrmeistern aufsitzen, arglose Bewohner eines Hauses, das von zwei falschen Sufis in überspannter Art und Weise geleitet wird. Der weise Mann, dessen Name als Khwaja Ahrar überliefert wird, der Herr der Freien, antwortete: »Ihr habt wohl Eure Bindung an falsche 'Lehrer' bereut, aber noch nicht Eure eigene Überheblichkeit, die Euch zu dem Glauben verleitet, Ihr hättet eine Verantwortung gegenüber den Gefangenen dieser falschen Lehrer. Viele der Gefangenen selbst sind noch in dem Netz der Täuschung befangen, weil auch sie den Betrug nicht bedauern, sondern auf leichtem Weg Wissen erlangen wollen.«

»Was sollten wir tun?« fragte Emirudin Arosi.

»Kommt zu mir offenen Herzens und ohne Bedingungen zu stellen, nicht einmal die, der Menschheit zu dienen oder die, meine Art vernünftig zu finden«, sagte der Meister, »denn die Befreiung Eurer Gefährten ist eine Aufgabe für Kenner der Kunst, nicht für Euch. Auch mich könnt Ihr nur annähernd beurteilen. Ich jedenfalls möchte mich nicht auf Eure Meinung verlassen.«

Aber selbstverständlich hatten Arosi und seine Frau Angst, einen weiteren Fehler zu begehen, und machten sich auf die Suche nach einem anderen Mann: einem, der sie zufrieden stellen würde. Und sie fanden ihn. Es war, wie sich herausstellte, wieder ein Schwindler.

Wieder vergingen Jahre, und das Paar kehrte zurück zu dem Haus von Khwaja Ahrar.

»Wir kommen in aller Demut«, sagten sie dem Torhüter, »um uns in die Hände des Herrn der Freien zu geben, so als wären wir Leichname in den Händen der Totenwäscher.«

»Gute Leute«, sagte der Torhüter, »Euer Entschluß ist vortrefflich, und solche wie Euch hat der Herr der Freien oft als Schüler angenommen. Aber es gibt keine zweite Chance für Euch in diesem Leben - denn Khwaja Ahrar ist tot.« (aus SHAH Idries <b> S 14)

17. DIE MACHT DER GEDANKEN

So wie wir denken,
werden wir.

THESEN

✸ Im Grundsätzlichen stimmt es: So wie wir denken, werden wir. Gedanken haben eine unglaubliche Wirkung: Einbildungskraft, Vorstellungskraft, Kraft der Imaginationen, Kraft der Bilder und Träume, Kraft der Utopien und Visionen.

- Jeder Gedanke hat eine umfassende Wirkung auf das Ganze in uns und um uns herum. Jeder gute Gedanke ist wie ein Same im blühenden Garten wahrer Kultur.
- Davon ausgehend, daß ein jeder Mensch glücklich sein möchte, ist es sinnvoll und günstig, selbst damit zu beginnen:

  Man beginnt damit, indem man sorgsam darauf achtet, was und wie man über sich und andere denkt, und man beginnt sein Denken so zu formen, kultivieren und zu gestalten, daß es einen selbst und andere Menschen nicht unglücklich macht. Man kultiviert seine Gedanken wie die Blüten in einem auserlesenen Garten.
- Es ist sehr bedeutsam, wie und was man denkt, wie man seine Gedanken entwickelt, und in welche Richtungen man seine Gedanken und Energien aussendet.
- Gute Gedanken gehören verbreitet, schlechte gehören wie Unkraut ausgetilgt.

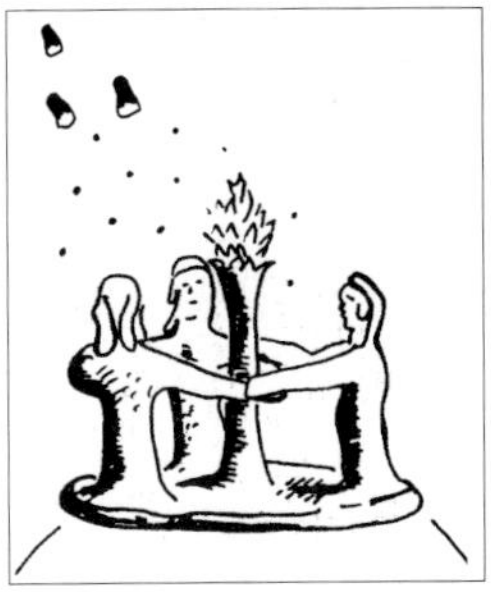

Glücklich zu sein heißt,
darauf zu achten, ob das, was ich denke,
mich wirklich glücklich macht
und die anderen glücklich zu machen vermag.

Normalerweise identifizieren wir uns mit unseren Gedanken unbewußt. Wir glauben, das, was wir von uns denken, auch zu sein. Viele glauben unwissentlich, daß sie sich in diesen Gedanken und Vorstellungen von sich selbst tatsächlich begegnen. Wir sind unbewußt aus Gewohnheit überzeugt, daß unsere Identität durch die Art von Vorstellungen, die wir von uns selbst und der Welt im Laufe des Lebens gebildet haben, bestimmt wird. Um unsere Identität nicht zu verlieren, halten wir am persönlichen Gedankengut und äußeren Selbstbild fest und führen im Namen dieses äußeren Bildes und Eindrucks kraftraubende Scheingefechte. Menschen, die zum Fanatismus neigen, führen im Namen dieser illusionären Vorstellungswelten sogar fürchterliche Kriege. Aber wie schon ein Lied sagt: »Die Gedanken sind frei...«. Wenn wir bei anderen Menschen als bei unseren Eltern aufgewachsen wären, dann würden wir andere Gedanken denken. Sind die Gedanken also wirklich das, was uns selbst ausmacht? Tatsache ist, Gedanken und Vorstellungen sind sehr machtvoll. Es ist von äußerster Bedeutsamkeit, darauf zu achten, wie man seine Gedanken und Vorstellungen entwickelt, welche Bilder man von der Welt und von sich selbst innerlich zuläßt und nährt, welche man ausgrenzt, zurückdrängt, beschneidet. Wenn man eine

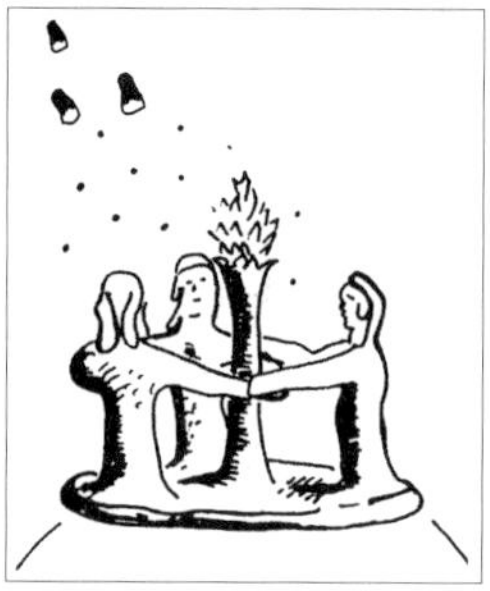

vollkommene Rose in seinem Garten hervorbringen möchte, so ist es unumgänglich, jenen Rosenstrauch in bestimmten Zeiten mit der Schere des wissenden Gärtners zu beschneiden.
Ein Entwicklungsschritt im Leben ist, mit dieser Vorstellungskraft, mit den Konzepten und Bildern in uns zu arbeiten und andere, erweiternde Bilder von uns und der Welt zu entwickeln oder dazu zu nehmen, sodaß wir immer mehr in das Lebendige des Seins hineinzufallen vermögen. Die Bilder, die wir von der Welt schaffen, werden endlich die Welt sein, die in uns ersteht, die in der Folge auch um uns entstehen wird.
Wenn es einem letztendlich gelingt, das althergebrachte Selbst- und Weltbild zu transformieren und aufzulösen, wird eine ganz andere Art von Seinserfahrung aus dem Nichts erstehen, die einen augenblicklich alles Bisherige vergessen läßt.
Als weiterer Aspekt der Metapher von der vollkommenen Rose und der inneren Arbeit an der Welt der Gedanken, Vorstellungen, Bilder und Imaginationen steht die folgende Geschichte.

WARUM DIE JUDEN BESCHNITTEN WERDEN
Graf Kazimir Badeni, österreichischer Ministerpräsident, Statthalter von Galizien und Herr auf Radzichow, pflegte gerne zu jüdeln und hatte eine besondere Vorliebe, sich mit seinen jüdischen Pächtern und Maklern in ihrer Sprache zu unterhalten; oft und oft pflegte er mit ihnen Scherze zu treiben, sie zu necken und mit Fragen in religiösen Dingen zu bedrängen. Siegte er, hatte er Freude. Unterlag er, vergnügte er sich um so mehr, weil »seine Juden« so gescheit waren.
Einst wurde einem Pächter ein Knäblein geboren. Er kam zum Grafen Badeni, um ihn zum Beschneidungsfest einzuladen. Badeni hatte wieder eine Gelegenheit zur Hänselei.
»Eine feine Religion, die jüdische« sagte der Graf. »Sie trug Euch auf, das neugeborene Knäblein zu beschneiden, ihm ein Organ zu verstümmeln. Ist es nicht dumm und böse, ein wehrloses Geschöpf in seinen frühesten Tagen zu verunstalten? Leben nicht hunderte Millionen Menschen, ohne daß sie beschnitten wären?«
»Exzellenz!«, rief der diesmal gut gelaunte Jude, »erlauben Sie mir, eine kleine Geschichte zu erzählen?«
»Ja, erzähle!« rief er.
Und der Jude erzählte.
»Im Garten des Kaisers in Wien war der Hofgärtner im Frühjahr wie gewöhnlich mit der Reinigung der Pflanzen und Bäume beschäftigt. Ein Bauer fuhr vorbei und sah verwundert, wie ein Mann Baum für Baum, Pflanze für Pflanze beschnitt. Er warf dem Gärtner einen verachtenden Blick zu und rief: 'Dummer, böser Mann, warum verdirbst Du die schönen Bäume? Begreifst Du nicht, daß Du sie durch das Abhauen der unteren Zweige ihrer Früchte beraubst?'
'Ich will es Dir sagen', erwiderte der Gärtner, 'wenn man eine Pflanze

unten beschneidet und reinigt, wächst sie oben umso herrlicher. Ob das aber ein dummer Bauer verstehen wird!'
'O', rief der einfältige Mann, 'auch ich habe in meinem Garten viele Bäume. Nie kam ein Schneidemesser über sie, und dennoch gedeihen sie und bringen Jahr für Jahr ihre Früchte.'
In leichtem Plauderton antwortete der Gärtner, seine Arbeit nicht unterbrechend: 'Deine Bäume bedürfen keiner Reinigung, aber die des Kaisers doch...'«.
»Schon genug, schon genug«, rief Badeni und brach in helles Gelächter aus.
Am folgenden Tag erzählte er seinen Freunden die »Geschichte« seines Juden; sie zog von Schloß zu Schloß (Chajim Bloch S 21).

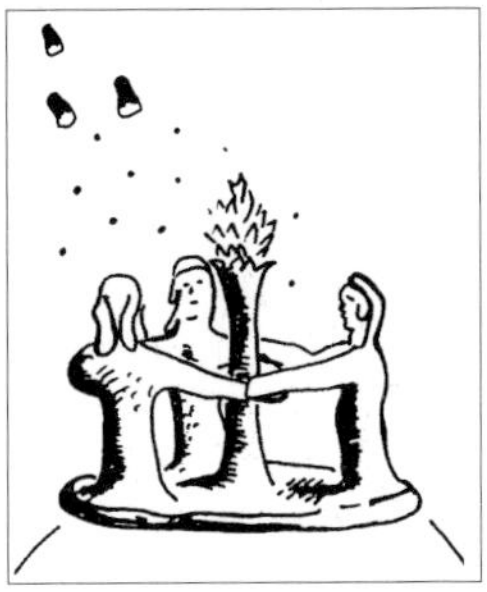

Die Welt des Wirklichen
ist nicht die Welt der Erscheinungen.
Denke stets daran:
Was Du siehst, ist nicht das, was es wirklich ist.
Reshad Feild

Weitere Kommentare zu diesem Thema sind im vierten Kapitel »Die Wirkung guter Aussagen« zu finden.

18. EMOTIONEN

Die Atmosphäre,
die ein Mensch durch die Zeit aufzubauen imstande ist,
ist letztlich bedeutsam.

THESEN

- Emotionen sind wie Gedanken nicht einfach gottgegeben da. Es ist nicht günstig, ihnen, ohne sie auf Sinnhaftigkeit zu prüfen, freien Lauf zu lassen.
- So manche Emotionen werden seit der Kindheit verdrängt und unterdrückt. Es ist günstig, diese Gefühle in gesichertem therapeutischen Rahmen wiederzubeleben, zu aktivieren, auszudrükken, seien es alte Wut, Tränen, Freude, Lust und anderes mehr.
- Ohne tiefe *Herzensbildung* werden vor allem starke Emotionen immer wieder in Abgründe führen, statt in ungeahnte Höhen.
- Die Verbindung von Besonnenheit mit Gefühl und Ethik läßt letztlich das wunderbar Menschliche, die Blüte des Lebens, hervortreten.
- Sowohl Emotionalisierung, als auch Versachlichung sind ungünstige Extreme.

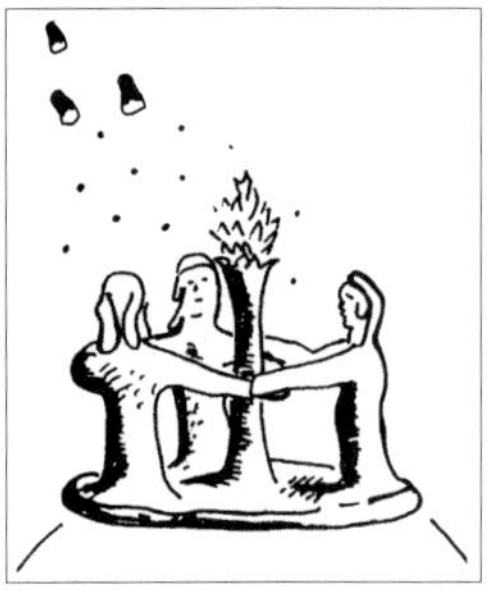

- ✷ Emotionen sind es, die den Menschen tiefer fallen lassen als jedes andere Wesen in der Welt und
- ✷ Emotionen sind es, die den Menschen menschlich werden lassen. Menschliche Menschen sind das Wunderbarste, was es gibt.

19. »TU GUTES, SOLANGE ES DIR GUT GEHT«

THESEN

- ✷ Beginne Gutes zu tun, wenn es Dir schlecht geht.
- ✷ Krisen, Not, Krankheit und Tod sind Chancen für jeden.
- ✷ Geht es Dir durch gutes Tun wieder gut, so bleibe entschlossen weiter dabei, Gutes zu tun. Dann wird es Dir in der einen oder anderen Form auch weiter gut gehen.
- ✷ Wer sich nicht den ganzen Tag mit dem Gutem, dem Wohltuenden, mit dem Schönen und Wahren befaßt, dem wird es auf Dauer tief im Inneren nicht gut gehen können. Fern von »Erfüllung«, fern der »Zu-Friedenheit«. Die äußere Fassade zählt nicht.

Deshalb: Tu Gutes, solange es Dir gut geht. Tu Gutes, wenn es Dir schlecht ergeht.
Es ist so einfach. Glaube nicht, daß es komplizierter ist.
Aber es gibt, so eigenartig dies auch ist, einen tiefen Widerstand gegen das Gute, »Be-friedigende«, obwohl fast alle Menschen es sich zuinnerst sehr wünschen.

Dieses Prinzip ist eine wunderbare Hilfe. Die Grundaussage stammt von meinem lieben Freund Waldefried PECHTL. Wenn man Menschen beobachtet, bemerkt man oft, daß sie erst zu überlegen beginnen, was ihnen und anderen gut tut, wenn es ihnen schlecht geht oder wenn sie schon sterbenskrank sind. Sobald dann das Ärgste vorbei ist, ist der Ausblick auf das Wohltuende schon aufgegeben. Vor diesem Hintergrund ist diese Hilfe »Tu Gutes, solange es Dir gut geht!« zu verstehen. Persönlichkeitsbildung befaßt sich mit dem menschlich Wertvollen und Guttuenden.
Um das Kind nicht mit dem Bad auszuleeren: Es gibt viele Menschen, die körperlich schwer krank sind, viele Schmerzen aushalten müssen und dennoch immer ein gutes Leben geführt haben. Der Schluß daraus: weil wir sterben werden, sind wir schlecht, stimmt eben nicht. Der Rückschluß »Jemand ist krank, weil er nicht sinnvoll und gut gelebt hat« ist erst nach reiflicher Prüfung zulässig, Hier sollte man vor allem im Bereich der *psychosomatischen Erkrankungen* äußerste Vorsicht mit voreiligen Schlüssen und Deutungen walten lassen und

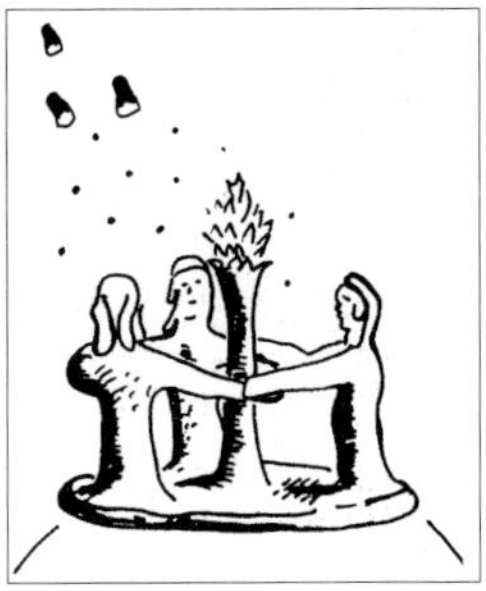

sehr zurückhaltend sein. Eine Hilfe für die Orientierung in diesem Bereich mögen die folgenden Unterscheidungen sein:

- Es gibt Menschen, die einen starken und gesunden Körper mitbekommen haben, aber nur geringe seelische Kraft besitzen, weil sie ohne Verschulden in eine arme Familie oder leidvolle Geschichte hineingeboren worden sind.
- Andere haben eine wunderbare Seele, hervorragende soziale Bedingungen, aber einen sehr anfälligen Körper mitbekommen.
- Wieder andere haben rundum Kräftiges mitbekommen, aber lassen sich gehen...

Um eine ganz besonders guttuende »Nahrung«, die man sich täglich selber geben kann, geht es in der folgenden Geschichte:

QUALITÄT UND QUANTITÄT
Nasrudin brachte eine Eselslast Weintrauben zum Markt. Ein Haufen kleiner Kinder bettelte dauernd um Weintrauben, er aber gab jedem nur eine ganz kleine Handvoll.
»Du bist geizig!« riefen sie.
»Ganz und gar nicht«, erwiderte der Mulla. »Ich mache das, um die Torheit der Kinder zu veranschaulichen. All diese Weintrauben schmecken nämlich gleich; wenn man also einmal ein paar gekostet hat, weiß man wie all die anderen sind. So gilt es gleichviel, ob man viele bekommt oder nur ein paar.« (aus SHAH Idries <a> S 57)

20. MEDITATIVE WEGE ALS HILFE

THESEN

- ✷ Wesenskerne des Meditativen sind die Verlangsamung und das Besinnlich-Beschauliche.
- ✷ Die postindustriellen Gesellschaften sind durch hohen Streßanteil und starke Veräußerlichung gekennzeichnet.
- ✷ Das Meditative ist durch Verinnerlichung und ausgleichende Verlangsamung gekennzeichnet, obwohl diese Eigenschaften nicht sein letztes Wesen berühren.
- ✷ Aufgrund des Genannten können meditative Wege zu wesentlichen Hilfen für Menschen unserer Zeit werden.
- ✷ Körper, Emotion, Phantasie, Sprache, Verstand verbindend, geht das Meditative über die Dimensionen des wertvoll persönlichen, sozialen und gesellschaftlichen Lebens hinaus, all diese erweiternd, sie umfangend und transzendierend.

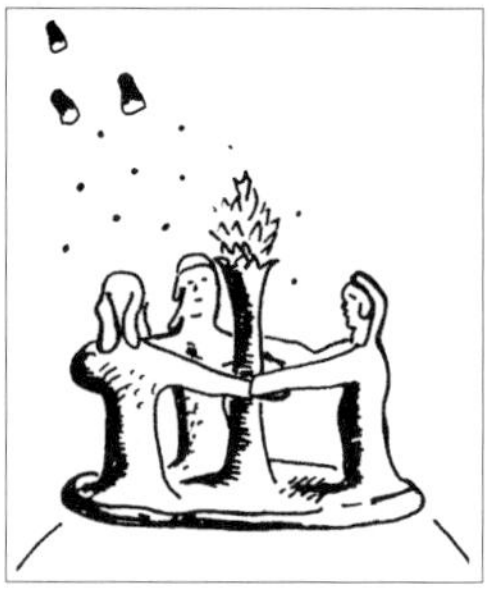

Erfüllung, Zufriedenheit, Glück ist wesentlich von zwei Faktoren abhängig:

von der Sicherung der existentiellen Bedürfnisse, von der Sicherung der materiellen Lebensgrundlagen und

von der möglichst voranschreitenden und umfassenden Entwicklung des Bewußtseins, von der Entfaltung der immateriellen, seelischen und spirituellen Möglichkeiten..

Ausgewogenheit zeigt sich in der sinnvollen Balance von materiellen und immateriellen Inhalten, Anforderungen und Zielen.
Wenn die existentiell-materiellen Bedürfnisse abgedeckt sind, könnte sich der Mensch, die Gesellschaft der Entwicklung des Bewußtseins, den immateriellen Aspekten des Seins zuwenden.
Unsere sogenannte Produktion des Überflusses zeigt sich im momentanen historischen Zeitpunkt als aufhaltende Übertreibung der materiellen Aspekte des Lebens, die sowohl die Einzelpersonen, als auch die Gesellschaft insgesamt von der Bewegung zu höheren Bewußtseinsebenen, von der möglichen Schönheit und Intensität des Seins abhält.
Innen- und Außenwelten wollen integriert sein: Ich bin tief davon überzeugt, daß meditative Wege in jeder Form, im Gegensatz zu magisch-primitiven, die Entwicklung einzelner, als auch der Gesellschaften insgesamt, in der momentanen Situation entscheidend voranbringen. Ich bin tief davon überzeugt, daß der innere Reichtum, der sich auf meditativen Wegen eröffnet, wesentlich beitragen wird, die im Moment maßlose Übertreibung der Außenorientiertheit, die sich zum Beispiel in der Zerstörung unserer Lebensgrundlagen zeigt, früher oder später sinnvoll und befriedigend zu korrigieren und zu überwinden.
Filme wie »Der Tag des Huhns« stellen im Bereich dieses Themas eine angenehme Ausnahme dar.

KONTAKT-HILFEN

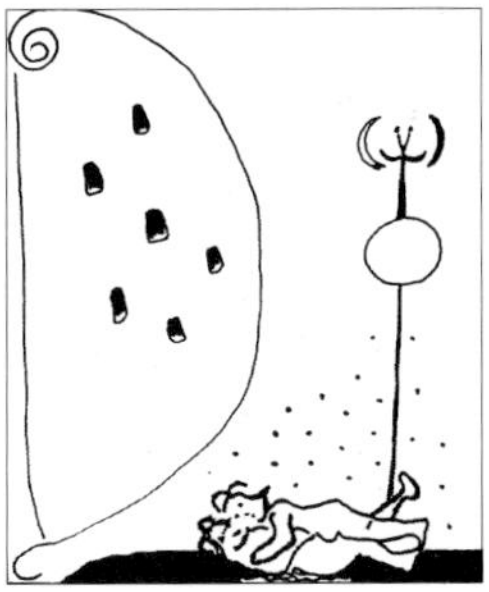

1. AUSGANGSPUNKT: WIR WISSEN NIE, WAS IM ANDEREN VOR SICH GEHT

THESEN

- Es ist immer günstig, sich klarzumachen, daß man letztlich nicht weiß, was in einem andern Menschen im Moment vor sich geht, was den anderen bewegt, so zu sprechen, so zu handeln.
- Vom Grundprinzip aus ist es günstig, sich erstens diese Tatsache immer wieder selbst klarzumachen und zweitens, sich aufgrund dieses Wissens genau zu informieren oder sich die Informationslücke einzugestehen.
- *Man sollte immer wieder von neuem, vom Unwissen ausgehend, zum Wissen (Einholen von genauen Informationen) fortschreiten.*
- Wenn man Menschen gut und lange kennt, ist es noch wichtiger, genau nachzufragen und nicht glauben zu wollen zu wissen, was in ihnen vorgeht.
- Phantasie hat großen Wert, aber nicht hier.

Wir glauben oft zu wissen, was in uns Nahestehenden oder in uns Fremden vorgeht. Tatsächlich wissen wir nur sehr selten, was in anderen Menschen - auch in uns sehr Nahestehenden - *wirklich* vorgeht. Menschen sind sehr komplexe Wesen, und wir wissen nur selten, was sie bewegt, so und nicht anders zu handeln.
Die Reflexion der Situation und ihre genaue Beschreibung hilft einmal mehr, mit den »Annahmen über...« zu stoppen und genau nachzuschauen, wirkliche Informationen zu sammeln und sich klarzumachen, was der Phantasie entspringt und was man de facto ganz sicher im Moment sieht und weiß.

Auch wenn wir es noch so sehr glauben wollen,
im Grunde wissen wir nie, was im anderen vorgeht.

a. Alltägliches Beispiel: jemand geht an einem vorbei und rempelt einen derb, ohne es zu merken und ohne sich zu entschuldigen. Im ersten Moment ist man vielleicht geneigt zu schimpfen »So ein unmöglicher, so ein rücksichtsloser Mensch!« Vielleicht stimmt das, aber vielleicht stimmt es auch nicht.

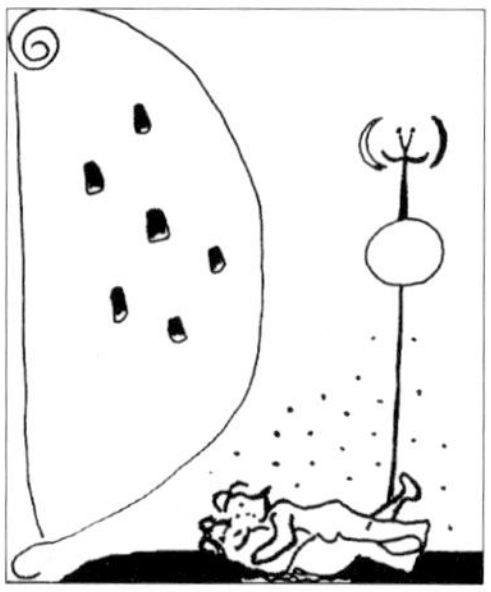

Es könnte sein,

- daß sein Chef ihm gerade ungerechtfertigterweise die Kündigung überreicht hat;
- oder vielleicht ist ihm gerade der Partner gestorben, und er wird mit dem unsäglichen Schmerz nicht fertig, und ist dumpf in sich verschlossen;
- oder er hat gerade erfahren, daß er einen Hirntumor hat;
- oder er hat einfach einen schlechten Tag, ist mit dem linken Fuß aufgestanden, wie es jedem manchmal aus unerfindlichen Gründen geschieht,
- oder er ist wirklich ein sehr aggressiver und rücksichtsloser Mensch.

b. Von dieser Erkenntnis aus, letztlich nicht wissen zu können und auch nicht wissen zu wollen, was in anderen wirklich vor sich geht, lassen sich viele Konflikte, Mißverständnisse, Verletzungen und Fehleinschätzungen von vorneherein vermeiden. Energieersparnis. Stattdessen holt man gleich genaue Informationen ein und kann aufgrund der genauen Informationen sinnvoll handeln.

Manchmal bringt dieser Informationsmangel auch Vorteile, wie es Nasrudin absichtslos in der folgenden Anekdote zuteil wird:

MAN MÜSSTE WISSEN...
Ein bekannter Spaßmacher forderte Nasrudin im Teehaus heraus: »Die Leute sagen, Du seist sehr gewitzt; aber ich wette hundert Goldstücke, daß du mich nicht hereinlegen kannst.«
»Doch, ich kann«, sagte Nasrudin. »Warte hier einfach auf mich«, sprach's und ging fort.
Drei Stunden später wartete der Mann noch immer auf Nasrudin und seinen Trick. Schließlich mußte er zugeben, daß er hereingelegt worden war.
Er ging zum Haus des Mulla und warf für die verlorene Wette einen Beutel mit Goldstücken durchs Fenster hinein.
Nasrudin lag auf dem Bett und grübelte gerade über seinem Trick. Er hörte das Klingeln der Münzen, fand den Beutel und zählte das Gold. »Gut«, sagte er zu seiner Frau, »das gütige Schicksal hat mir etwas geschickt, womit ich meine Wette zahlen kann für den Fall, daß ich verliere. Nun muß ich nichts anderes mehr tun, als mir einen Trick einfallen lassen, mit dem ich den Spaßmacher hereinlegen kann, der mich sicherlich schon ungeduldig im Teehaus erwartet.«
(aus SHAH Idries <a> S 33)

2. WIEVIEL ZEIT BRAUCHT ES, UM JEMANDEN KENNENZULERNEN?

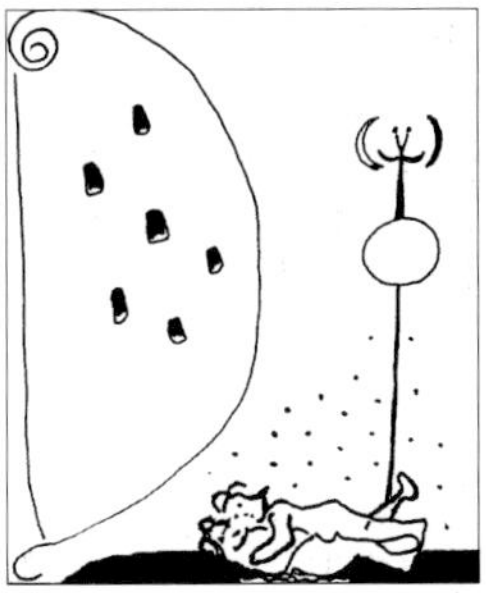

THESEN

- Es ist günstig, sich ein paar Monate bis ein Jahr Zeit zu nehmen, um einen anderen Menschen einigermaßen kennenzulernen.
- Wer zu wenig Zeit dazu hat, nimmt sich einfach mehr davon.

Die meisten Menschen überschätzen ihre Fähigkeiten, andere Menschen einzuschätzen. Als Psychotherapeut ist man mit dieser Situation ständig konfrontiert. Menschen kommen zu einem, und man sollte nun in sehr kurzer Zeit einschätzen, wer der andere ist, was sein zentrales Problem ist, wo seine eindeutigen Stärken liegen und so fort. Einen Menschen in ein bis zwei Stunden kennenzulernen ist in meinen Augen im allgemeinen unmöglich. Man mag sich wünschen, daß dies möglich ist. Zu bestätigen, daß dies in der Regel geht, ist nicht ratsam.

Ich habe mir zwei Prinzipien für das Kennenlernen zurecht gelegt:
a. Einerseits lasse ich mir für das Kennenlernen sehr viel Zeit und nehme mir ein halbes Jahr bis ein Jahr dafür. Nach einem Jahr traue ich mir zu, ungefähr zu wissen, wer der andere ist. Da sind schon etliche Wiederholungen von bestimmten Szenen abgelaufen, da ist eine kleine Krise vielleicht schon überstanden und bewältigt. Gerade wenn das erste größere Problem miteinander durchlebt wird, lernt man sich sehr gut kennen, auch und gerade die andere Seite, die verständlicherweise verdeckt gehalten wird. Aber auch nach dieser Zeit gibt es immer wieder Überraschungen.
b. Das zweite Prinzip in punkto »Kennen des anderen« ist »nie!« Ich glaube, daß man anderen Menschen nichts Gutes tut, wenn man glaubt, sie restlos zu kennen. Man fixiert sie und sich selbst auf eine unbewegliche Position, auf »Vor-Stellungen«. Günstiger ist, das Kennenlernen nie ein Ende finden zu lassen. In dem Moment, wo man glaubt, den anderen zu kennen, beginnt man, ihm nicht mehr wirklich gerecht zu werden.
In der Arbeitswelt schwören viele auf Tests. Ich persönlich halte von psychologischen Tests nicht viel. Ich empfinde den Einsatz der Testpsychologie in vielen Bereichen als äußerst menschenunwürdig. Jemanden über ein so kühles Medium auszuhorchen ist unter Menschen nicht angebracht und akzeptabel. »Gute«Mitarbeiter sind immer wieder solche, die gerne und qualifiziert arbeiten *und* die als Menschen gut behandelt werden. Dies ist ein altes und sehr einfaches Prinzip. Es ist günstig, stattdessen den üblichen Gebrauch einer Probezeit dieser Papierpsychologie vorzuziehen; während der Probezeit weiß man bald, wer der andere ist.

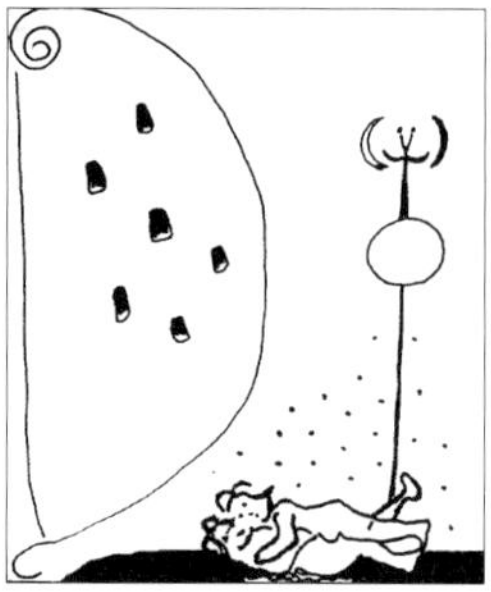

Wenn man den anderen erlaubt, etwas vom nie Endenden, vom Geheimnisvollen des Menschseins behalten zu dürfen, wird man auch an mancher Stelle überrascht werden. Diese Überraschung der letztlich niemals vollkommenen Kenntnis könnte so aussehen:

GEWITZT
Zwei Zen-Tempel hatten je einen kleinen Schützling. Das eine Kind, das jeden Morgen Gemüse kaufen ging, traf das andere auf dem Weg.
»Wohin gehst Du?« fragte das eine.
»Wo meine Füße hingehen«, antwortete das andere.
Verwirrt ging das erste Kind zum Zen-Lehrer und berichtete ihm von diesem Vorfall.
»Morgen früh«, sagte der Lehrer, »wenn Du diesen kleinen Kerl triffst, so stell einfach dieselbe Frage. Er wird Dir die gleiche Antwort geben, und dann nagelst Du ihn fest: 'Und wenn Du keine Füße hättest, wohin gingst Du dann?'
Am nächsten Morgen verlief die Begegnung der Kleinen so.
»Wohin gehst Du?« fragte das erste Kind.
»Wohin der Wind mich weht«, war die weise Antwort.
Niedergeschlagen wurde dem Lehrer die Niederlage vorgetragen, wobei seine Empfehlung diesmal lautete:
»Frag ihn, wohin er geht, wenn kein Wind weht!«
Am nächsten Tag:
»Wohin gehst Du?« fragte das erste Kind.
»Ich gehe zum Markt, um Gemüse zu kaufen«, antwortete das andere keck (»Erzählungen von Mystikern und Meistern«, S 67).

3. ES GIBT KEINE IDEALEN PARTNER UND MENSCHEN, ABER ES GIBT REALE

Zu lieben bedeutet,
gerlernt zu haben mit den Grenzen zu leben.

Wie wir jemanden durch die Zeit behandeln und ansehen,
davon hängt die Qualität der Partnerschaft entscheidend ab.

THESEN

- Beziehungen sind nicht dazu da, um das endlich zu bekommen oder nachzuholen, was man im Leben nicht oder noch nicht bekommen hat.
- Es gibt keine idealen Partner, es gibt aber eine Menge realer. Unsere realen Partner sind überall dort, wo wir uns täglich

aufhalten. überall, wo man sich aufhält, leben eine Menge Menschen, mit denen man befriedigende Beziehungen eingehen kann.

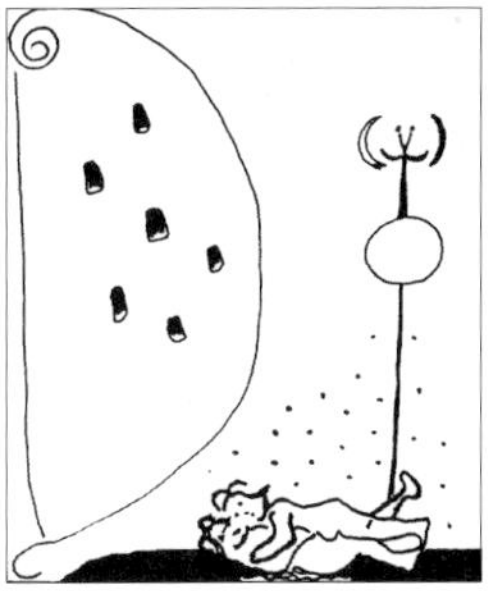

* Den Partner zu idealisieren oder herabwürdigend zu entzaubern, ist eine ungünstige Voraussetzung für eine dauernde und befriedigende Beziehung.
* Es hängt zum größten Teil von unseren eigenen, uns selbst im Leben erarbeiteten Möglichkeiten, Fähigkeiten, Vorgaben und Einstellungen ab, wie wir unser Beziehungsleben gestalten.
* Umso mehr man lernt, mit seinen eigenen Stärken und Schwächen und mit den Stärken und Schwächen anderer Menschen gut zu leben, desto idealer werden alle.
* Es ist nicht sinnvoll, sich von Freunden, Lebenspartnern und Gatten alles Wünschenswerte und Befriedigende zu erwarten. Um im Leben wirklich erfüllt zu sein, braucht man gleichzeitig meistens auch gute Freunde, liebe Bekannte, feine Arbeitskollegen und sinnvolle Aufgaben und Ziele.
* Beziehungen werden befriedigender, idealer, wenn man sie durch die Zeit bewußt und aktiv pflegt.
* Der Partner ist nicht da, um unsere Wünsche und Erwartungen zu erfüllen oder sogar unseren Ansprüchen, Bedingungen und Forderungen nachzukommen.
* Man ist nicht dadurch beziehungsfähig, indem man primär von anderen etwas bezieht, sondern dadurch, daß man anderen menschlich Wertvolles zur Verfügung stellt.
* Ideale mögen wertvolle Richtungen sein, zu denen man gerne miteinander in Freiheit unterwegs ist.
* Je enttäuschter man ist, desto anspruchsvoller wird man; je reifer der Mensch, desto weniger anspruchsvoll muß er sein.

Viele Menschen »haben Beziehungen«, aber können nur schwer in Freiheit und Würde miteinander leben. Das »Haben von Beziehungen« betrifft eine Haltung des gewohnheitsmäßigen Zusammenbleibens. Man bleibt aus Gewohnheit, Bequemlichkeit und Abhängigkeit zusammen und kommt so ganz gut oder einigermaßen durchs Leben.
Andererseits ist eine gute freundschaftliche Basis häufig eine sehr gute Ausgangslage für eine langdauernde und befriedigende Beziehung. Heftige Verliebtheit, rasche Entzauberung und Abbruch der Beziehung sprechen für sich. Was man daraus lernen kann ist: Die Heftigkeit der Verliebtheit sagt noch nichts über die Qualität der Beziehung aus. Voraussetzung für eine durch die Zeit befriedigende Beziehung ist, daß man es fein miteinander hat, daß man freundschaftlich miteinander umgeht, daß man das Leben miteinander

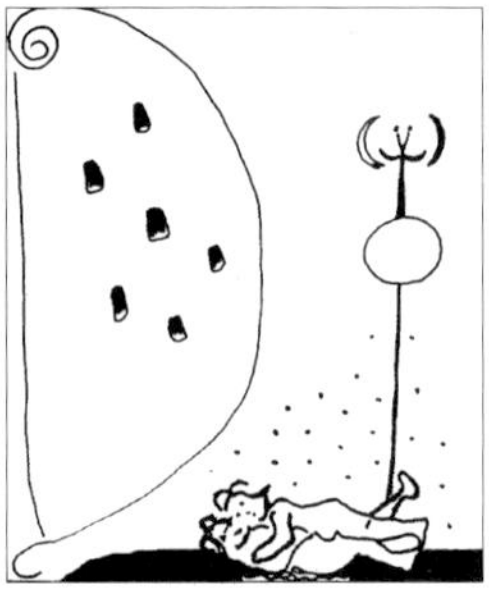

genießen kann, daß man vielleicht einzelne Interessen und Vorlieben miteinander teilen kann. Herz und Liebe mögen dazukommen, aber wer nur nach Herz und Liebe Ausschau hält, kann auch leicht in den Fangnetzen der eigenen Ansprüche Schiffbruch erleiden. Die Phase der Verliebtheit zeigt uns das Ideal. Wer aber über die ewige Verliebtheit nicht hinauskommt, wird nie zu einem reifen, weil liebevollen Menschen, Freund, Partner und »Lebens-Gefährten« heranreifen.

EINE WUNDERBARE BEHANDLUNGSWEISE
Vor Jahren sah ich einen Film über Don Quichotte de la Mancha, den ritterlichen Toren.
Man sah Don Quichotte, den ritterlichen Toren, durch die früchtereifen Felder der spanischen Weite reiten. Die Sonne erwärmte sein lächerliches Aussehen, aber Don Quichotte saß unbeirrt aufrecht auf seiner sich dahinschleppenden klapprigen Mähre.
Die Kamera machte einen Schwenk und zu seiner Rechten tauchten in einiger Entfernung ein paar gebeugte Mägde auf, die in der Hitze dieses Sommertages händisch das überreife Getreide mit der Sichel ernteten.
Die Kamera hielt auf eine dieser kräftigen, aber abgearbeiteten Mägde. Beim nächsten Schwenk fing die Kamera den verzauberten Blick Don Quichottes ein, wie er liebevoll und voll Erstaunen diese Frau ansah. Und plötzlich, gleichsam unter seinen Augen, verwandelten sich das Aussehen und der Anblick dieser Frau: da stand nicht mehr die Geschundene; in ihrer ganzen Schönheit stand sie nun vor ihm, als Erblühte und in seinem Blick Erkannte. (DIETRICH Reinhold)

Es ist nicht nur eine Geschichte, es ist die Wahrheit. Unter den Augen mancher Menschen kann man verkommen, und im Lächeln anderer erstarkt man und blüht auf seltsame Weise auf. Es ist ein alltägliches Geheimnis, das oft übersehen wird.

Das einzig wirklich vollkommene Ideal liegt im Göttlichen.

AUS DEM BUCH DER LEBENSWEISHEITEN
»...Es gibt keine idealen Partner. Es gibt keine idealen Menschen. Aber es gibt diese Menschen, und die sind verdammt liebenswert!
Es liegt an mir zu lernen, wie ich diese Menschen lieben lernen kann.
Es liegt an mir, die Latte meiner Ansprüche abzunehmen und neu zu beginnen.
Es liegt an mir, den anderen dort abzuholen, wo er ist.
Es gibt so vieles an anderen Menschen, an jedem Ort dieses blauen Planeten und in diesem wundervollen Leben zu genießen und zu lieben. Wenn ich aber unbedingt etwas Bestimmtes genießen und haben möchte, wenn ich mir aus der Überfülle des Gegebenen

unbedingt etwas Bestimmtes herauspicken will, auf das ich mich versteife, mir einredend und mir einbildend, daß nur dieses der Weg zur Glückseligkeit sei, werde ich dann nicht sehr unzufrieden sein?...«

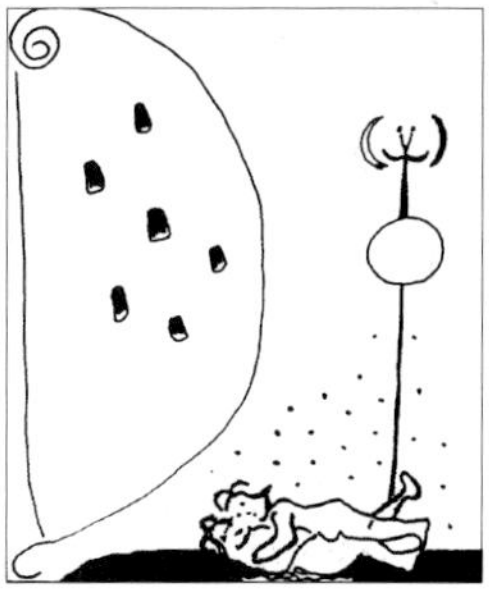

4. DER HOHE WERT MENSCHLICHER BINDUNGEN

THESEN

- Unsere Industriegesellschaften legen wenig Wert auf menschliche, familiäre und soziale Bindungen.
- Kraß gesagt, sind Menschen erwünscht, die jederzeit bereit sind, all ihre Beziehungen und Bindungen abzubrechen und irgendwo anders hinzuziehen zum Ziel der Steigerung der sogenannten Produktivität.
- Die hoch- und postindustrielle Situation birgt höchste Spaltungs- und Zerstörungstendenzen in sich. Diese sind einerseits sichtbar an der schier unvorstellbaren Zerstörung der Natur und andererseits an der starken und fortschreitenden Tendenz, mit der sich Familien und Beziehungen auflösen. Einzelhaushalte haben schon ein unglaubliches Ausmaß erreicht und nehmen weiter rapide zu.
- Beziehungen und Familien scheinen nur mehr als Produktionswert interessant zu sein. Der Mensch ist in Gefahr, selbst nur mehr zu einem Produktionsmittel zu verkommen.
- Tüchtige Menschen sind neben der fachlichen Qualifikation beziehungsfähig. Paradoxerweise werden tüchtige Arbeitskräfte gesucht und zugleich werden die Beziehungen durch das herrschende ökonomische System unterminiert. Gewinn, industrieller Nutzen, Produktion und eine Unmenge unnützer Dinge überwuchern und unterdrücken menschliche und soziale Werte, die wahren Lebensqualitäten.
- Vor dem Hintergrund dieser Situation ist es äußerst notwendig, den Wert von Beziehungen und sozialen Bindungen jeder Art (Bekanntschaften, Freundschaften, gute Beziehungen zu Kollegen und Mitarbeitern, Partnerschaft, Ehe, Familie) andauernd stark in den Vordergrund zu stellen, zu unterstützen und nachdrücklich zu betonen.
- Ein Wertewandel, weg von der Dominanz des Materiellen hin zur Betonung des menschlichen und sozialen Miteinanders ist für das Erreichen wirklicher Lebensqualität unumgänglich.

5. WO VERGLEICHE NICHT ANGEBRACHT SIND

THESEN

- Wer das Einzigartige in allem sehen kann, dem fehlt jeder Vergleich: Gleichwertigkeit.

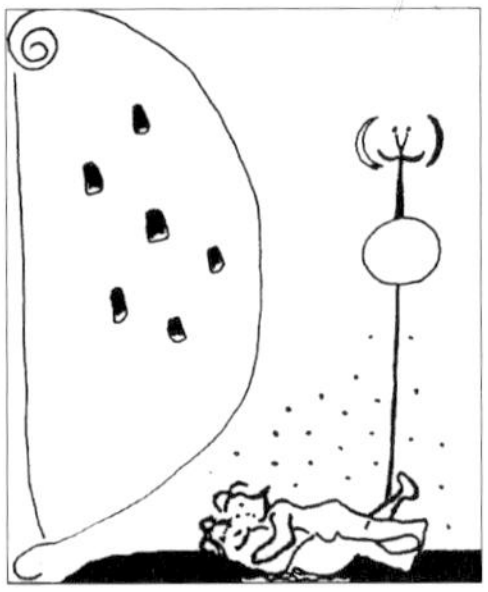

- Wer die unüberschaubare Reihe aller lebenden Menschen und noch mehr die Reihe jener, die schon gelebt haben, vor dem inneren Auge vorüberziehen läßt, bemerkt, daß noch nie ein Mensch einem anderen gleich war; jeder entsprang dem Schoß der Natur als einzigartiges Geschöpf. Diese Tatsache berührt eines der tiefen Geheimnisse des Lebens.
- Daraus ergibt sich das Gesetz der Universalität der Einzigartigkeit: Das Einzigartige ist das Universalste, das Allgemeinste. Jeder Mensch - aber auch jedes Wesen - ist in seinem Sein einzigartig.

Durch Vergleich von verschiedenen Strukturen, Systemen, Modellen und Wissenschaften kann man zu wichtigen Erkenntnissen vordringen. Dem Sinn dieses vergleichenden Vorgehens sind Grenzen gesetzt.
Im persönlichen, familiären und gesellschaftlichen Leben jedoch gehört das Vergleichen aus psychologischer Sicht häufig zu den unerkannten Unarten, zu jenen aufwendigen, weil zeitraubenden Mitteln, die zu weniger als nichts führen. Schon die kleine Maria wird mit ihrer jüngeren, »braveren« Schwester verglichen und giftet sich darüber. Man wird Menschen nicht gerecht, indem man sie vergleicht. Man wird Menschen nur gerecht, wenn man sie in ihrer Einzigartigkeit erkennt und sie aus dieser Sichtweise heraus durch die Zeit hindurch anspricht. Tut man dies nicht, so mißachtet man das Gesetz der Universalität der Einzigartigkeit. In der Psychotherapie ist diese Tatsache von ganz besonderer Bedeutung, denn sinnvolle Behandlung kann nur bedeuten, diesem einzigartigen Wesen des anderen immer wieder aufs neue gerecht zu werden.

VERGLEICHE HINKEN
Zum Arzt kam ein Schuster, der unter starken Schmerzen litt und dem Tode nahe schien. Der Arzt gab sich Mühe, fand aber kein Rezept, das noch hätte helfen können. Ängstlich fragte der Patient: »Gibt es nichts mehr, was mich retten kann?«
Der Arzt antwortete: »Ich kenne leider keine anderen Mittel«.
Darauf antwortete der Schuster: »Wenn nichts mehr hilft, dann habe ich zum Schluß noch einen Wunsch. Ich möchte einen Eintopf mit zwei Kilo dicken Bohnen und einem Liter Essig.«
Der Arzt hob resigniert die Schultern: »Ich halte nicht viel davon, aber wenn Sie meinen, können Sie es versuchen.«
Die Nacht über wartete der Arzt auf die Todesnachricht. Am nächsten Morgen aber war der Schuster zu seinem Erstaunen quicklebendig und gesund. So schrieb er in sein Tagebuch: Heute kam ein Schuster zu mir, für den es kein Mittel mehr gab. Aber zwei Kilo Bohnen und ein Liter Essig haben ihm geholfen.
Kurze Zeit darauf wurde der Arzt zu einem schwerkranken Schneider

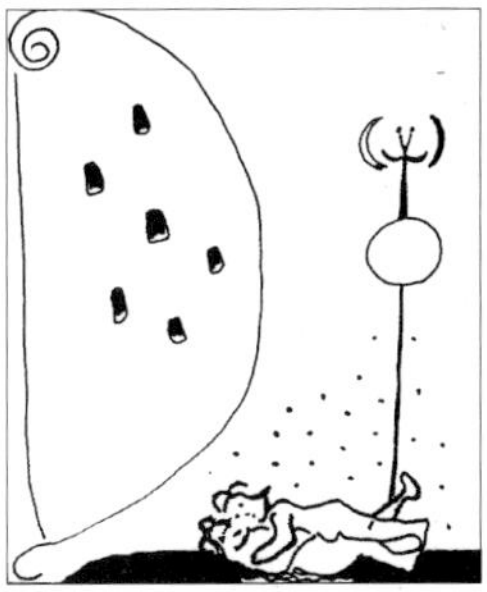

gerufen. Auch in diesem Fall war er am Ende seiner Kunst. Als ehrlicher Mann gestand er dies dem Schneider ein. Der bettelte: »Wissen Sie nicht doch noch eine andere Möglichkeit?«
Der Arzt dachte nach und sagte: »Nein, aber vor nicht allzulanger Zeit kam ein Schuster zu mir, der unter ähnlichen Beschwerden litt wie sie. Ihm halfen zwei Kilo Bohnen und ein Liter Essig.« »Wenn nichts mehr hilft, werde ich dies halt versuchen«, antwortete der Schneider. Er aß die Bohnen mit Essig und war am nächsten Tag tot. Daraufhin schrieb der Arzt in sein Tagebuch: Gestern kam ein Schneider zu mir. Ihm war nicht zu helfen. Er aß zwei Kilo dicke Bohnen mit einem Liter Essig, und er starb. Was für die Schuster gut ist, ist nicht gut für die Schneider (aus PESESCHKIAN Nossrat <a> S 86).

Jeder Mensch - aber auch jedes Wesen - ist in seinem Sein einzigartig. Er kann gewöhnlich die Erfahrung dieser Einzigartigkeit nur machen, wenn Personen da sind, die ihn in seiner unvergleichlichen Einmaligkeit erkennen, beachten und anerkennen. Wir müssen uns also nicht so toll anstrengen, um ein besonderes Ego hervorzubringen, die Wesensnatur hat schon längst vorgesorgt. Der Same der Einzigartigkeit ist schon von Geburt an in jedem Wesen enthalten. Erst wenn wir aufhören können damit, etwas Besonderes sein zu müssen (Imagetod, Egotod), kommt dieses einzigartig Persönliche, das in jedem Menschen schlummert und angelegt ist, unverzüglich in den Vordergrund und beginnt von selbst kraftvoll zu wirken.
Beispiel und Übung: wenn ich einen Menschen sehe, sehe ich ihn an und finde heraus, was seine Art von Beitrag in diesem reich aufgefächerten Leben ist, was seine Art von Lehre ist, worin der Anstoß seines Seins liegt für alle anderen, welche offensichtlichen oder ungeahnten Eigenschaften durch sein Leben sichtbar werden und als Wert für alle anderen in Erscheinung treten; ich schaue ihn so lange an, bis ich es herausgefunden habe.
Solange Menschen sich im Labyrinth des Vergleichens bewegen, können sie diesen universalen Bereich in sich noch nicht aktivieren. Sie wollen alleine einzigartig sein, sie bekämpfen und konkurrieren, wägen ab und bewerten nach eigens dafür erfundenen Maßstäben, sie versuchen andere auszustechen und zu besiegen, sich vor anderen hervorzutun, andere hinunterzudrücken, sie korrumpieren Andersartiges und Fremdes und beseitigen so ständig die Existenz und Essenz der Universalität der Einzigartigkeit, die bestehende Überfülle der Formen des einen Seins, sie verletzen den Urgrund ihrer eigenen Wesensnatur. Jeder Mensch trägt das Wesen des Einzigartigen in sich. Durch jedes physische Sein bricht jener Same zur rechten Zeit hindurch und wird sichtbar durch seine Entfaltung, durch das Lebendige seiner Natürlichkeit. Am meisten leidet der Mensch, wenn seine Persönlichkeit und sein wahres Selbst durch die Maske des Ego ein Leben lang gefangengehalten werden.

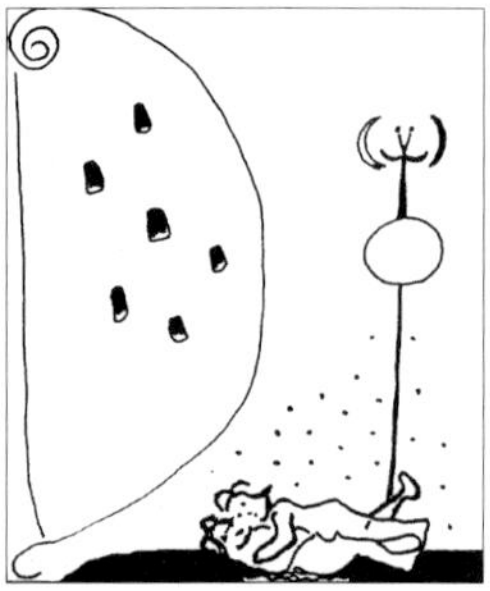

Das Leben stellt uns die Aufgabe, die universale Einzigartigkeit der Wesensnatur zu ergründen, zu befreien, zu entfalten und auszubreiten. Vielleicht liegt darin der tiefste Sinn des Seins, die tiefste Sehnsucht, die äußerste Chance nach Erfüllung.

6. DIE KUNST, UNTERSCHIEDE GELTEN ZU LASSEN: TOLERANZ

THESEN

- ✷ Viel Verschiedenes, absolut Unterschiedliches formt und gestaltet sich zum Zusammenspiel eines Organismus; dies gilt gleichermaßen für Physisches, Psychisches und Soziales.
- ✷ Der Mensch ist ständig in Gefahr, von ihm Verschiedenes auszugrenzen, abzulehnen, ja sogar anzufeinden und zu entwerten.
- ✷ Menschliche Reife zeigt sich in der Entwicklung der Kunst, immer mehr von einem selbst Verschiedenes gelten zu lassen, ja das von einem Verschiedene, das Anders- und ganz Anderssein des anderen als Bereicherung zu schätzen und zu fördern.
- ✷ Die Aussicht auf den *Wert* des anderen, des Fremden, ist zugleich die Chance, dieses Neue, noch Fremde, aber Dazukommende, Erweiternde und Bereichernde glücklich in sich integrieren zu können.
- ✷ Ein Orchester besteht nicht aus einem Instrument; viele sehr unterschiedliche Körper und Klangfarben formen dieses einzigartige musikalische Klanggewebe des Orchestralen.
- ✷ Der Reichtum liegt in der Pluralität, in der Multiversalität. Monokulturelles endet in Verödung.

Toleranz als Eigenschaft für diese Kunst, den Reichtum im Unterschiedlichen zu erkennen, ist nicht genug. Toleranz hat immer noch einen Beigeschmack von »etwas aushalten müssen«. Toleranz ist eine sehr wertvolle menschliche Eigenschaft, aber am Genuß der Wesensfülle fehlt ihr die existentielle Freude.
Unterschiede gelten zu lassen, ja sie sogar unterstützend herbeizuführen, geht viel weiter. Diese Kunst fußt auf dem Wissen, daß die Ausfaltung vielfältiger Lebenserscheinungen Grundlage des Lebendigen, Ausdruck der Lebenskraft und Kern der Wesensfreude des universalen Seins ist.
Der Wert des Unterschiedlichen:
Um es noch einmal hervorzuheben: Die Achtung vor dem Unterschiedlichen, dem Anderssein des anderen berührt eine der tiefsten Schichten des Lebens und ist als solche lebenserhaltend, arterhaltend, welterhaltend, kulturfördernd, kulturbildend und selbsttranszendierend.

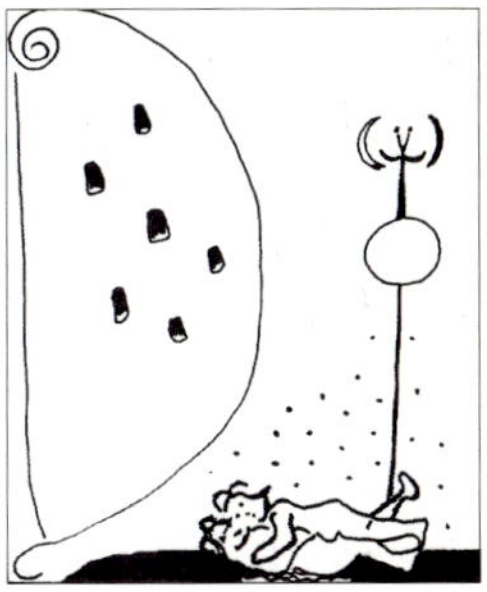

Die Fähigkeit, Unterschiede gelten lassen zu können, ist eine der wichtigsten, um die Vielfalt des Lebens überhaupt zu ermöglichen. Entwirft man ein Bild der Lebendigkeit aus dem Blickwinkel der inneren Symbolik des kollektiven Unbewußten, so malt sich einem aus dem Urgrund seelischer Sehnsucht ein blühender, üppiger Garten, in dem viele Arten und Pflanzen nebeneinander gedeihen und wachsen; diese blühende Vielfalt so sehend, regt sich, aus der Tiefe des Inneren kommend, kraftvoll staunend Lebensfreude.
Die Achtung vor der Fülle des Unterschiedlichen gedeiht auf dem Boden von Großzügigkeit und Weitherzigkeit. Das Bild großzügiger Weitherzigkeit wurzelt im Bild der Erde: der Erde, die alle Wesen unterschiedslos ernährt, hegt, einbirgt und am Leben erhält.
Wer wach ist, begegnet dem anderen sofort: Der andere ist der nächste Mensch, der eigene Partner, das eigene Kind, der Arbeitskollege...Je mehr Menschen es verstehen, das andere, Fremde im scheinbar Vertrauten als wertvoll zu achten, desto weniger Blockaden ergeben sich im gemeinsamen Entwicklungs- und Entfaltungsprozeß.
Im mittleren Osten gab und gibt es meines Wissens eine interessante Gepflogenheit. Der Gast, der Fremde, der dazukommende andere, wird als sehr wertvoll angesehen. Tag und Nacht wird ein Bett, ein Schlafplatz für den nächsten Gast, der ankommen wird, bereitgehalten. Der Gast wird als Wesen angesehen, der, von woanders herkommend, dem häuslichen Leben wichtige Impulse, Belebendes und Erneuerndes zu geben vermag.
Eine Geschichte, die dieses zentrale menschliche Thema der Achtung vor den Unterschieden, seine Verbindung mit den Themen Krieg und Frieden aufzeigt, ist die folgende:

GROSSZÜGIGKEIT UND GASTFREUNDLICHKEIT

Vor vielen Jahren kam ein Reisender in eine Stadt. Damals war es Sitte, jedem die Tür zu öffnen, der, wie man es nannte, als »Gottes Gast« kam. Wenn jemand an Deine Tür klopfte, um Einlaß bat und sagte: »Ich bin Gottes Gast«, so lud man ihn freundlich ein, gab ihm Essen und einen Platz zum Schlafen.
Der Reisende, der also in jene kleine Stadt gelangte, traf auf eine Gruppe von Stadtbewohnern und fragte sie: »Gibt es in diesem Ort einen gütigen Menschen, der Platz hat, mich für die Nacht aufzunehmen? Morgen früh will ich meine Reise wieder fortsetzen.«
Die Städter antworteten: »Nun ja, es gibt da jemanden, der Gäste in der Tat willkommen heißt. Wenn du dort bleibst, wird er Dir zu essen geben, Dich aufnehmen und sehr freundlich behandeln. Wir müssen Dich allerdings warnen, denn dieser Mann hat eine seltsame Angewohnheit - am Morgen, wenn Du fortgehst, wird er Dich verprügeln.«
Es war Winter, und es war bitter kalt. Der Reisende sagte sich: Ich will

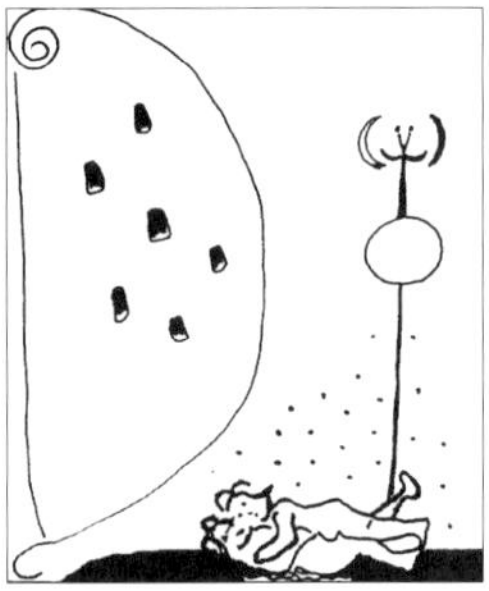

die Nacht nicht hungrig auf der Straße zubringen. Ich werde gehen und annehmen, was auf mich zukommt. Ich werde essen, in einem warmen Zimmer schlafen, und wenn der Mann mich verprügelt, dann verprügelt er mich eben.
Der Reisende klopfte an die Tür eben jenes Mannes. Ein sehr liebenswürdiges Gesicht erschien im Türspalt. Der Reisende sagte: »Ich bin Gottes Gast.« Der Mann entgegnete: »O bittė, komm nur herein, tritt ein.« Er bot seinem Gast gleich den besten Platz und seine besten Kissen an. Der Reisende antwortete: »Evyallah«, was heißt »Wie Du wünschst. Wie Gott es will«; es drückt die Bereitwilligkeit aus anzunehmen, was immer einem gegeben wird, ob gut oder schlecht.
»Darf ich Dir ein Kissen in den Rücken legen, damit es Dir bequemer ist?«
»Evyallah.«
»Hast Du Hunger?«
»Evyallah.«
Der Gastgeber trug ein köstliches Mahl auf und fragte seinen Gast, ob er noch mehr wünsche.
»Evyallah.«
Der Gastgeber fragte: »Kaffee?«
»Evyallah.«
»Möchtest Du eine Zigarette?«
»Evyallah.«
»Darf ich Dein Bett zurechtmachen?«
»Evyallah.«
Der Gastgeber bereitete ein wunderbar weiches Bett zurecht und legte eine Daunendecke obendrauf.
»Möchtest Du einen Schluck Wasser, bevor Du schlafen gehst?«
»Evyallah.«
Am Morgen war der Gastgeber schon früh auf. Er fragte den Reisenden: »Möchtest du etwas frühstücken?«
»Evyallah.«
Der Gastgeber servierte ein wundervolles Frühstück. Nachdem das Frühstück beendet war, sah der Reisende ein, daß es Zeit war, sich von seinem Gastgeber zu verabschieden. Nach den Geschichten, die er gehört hatte, bekam er Angst, was nun geschehen würde, obwohl dieser Mann fast einen ganzen Tag geopfert hatte, um sich um ihn zu kümmern. »Ich würde jetzt gerne aufbrechen", sagte er voller Angst.
Der Gastgeber erwiderte freundlich »Evyallah« und fügte hinzu: »Du scheinst nicht viel Geld zu haben. Würdest Du mir erlauben, Dir etwas Geld zu geben?«
Der Gastgeber gab ihm zehn Goldstücke. Bei sich dachte der Reisende: Was für eine Tracht Prügel ich wohl nach all dem bekomme! Sein Gastgeber brachte ihn zur Tür und sagte: »Möge Gott Dich begleiten. Auf Wiedersehen.«

Erstaunt sagte der Reisende: »Wie bitte? Entschuldige, aber über Dich geht ein furchtbares Gerücht um. Du bist der großzügigste Mensch, dem ich je begegnet bin. Sie sagen, daß Du Deine Gäste gut bewirtest, am nächsten Morgen jedoch verprügelst. Darf ich den Leuten weitersagen, daß das nicht stimmt, daß du ein wundervoller Mann und ein wundervoller Gastgeber bist?«

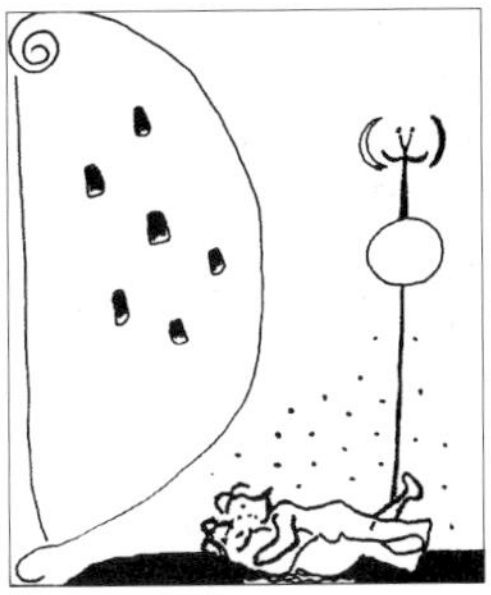

Der Mann antwortete: »Nein, nein. Was die Leute über mich sagen, stimmt.«
Der Gast erwiderte erstaunt: »Aber mich hast du nicht so behandelt.«
»Nein, Du bist anders. Meine übrigen Gäste machen mir viel mehr Schwierigkeiten.
- Wenn ich ihnen den besten Platz in meinem Haus anbiete, sagen sie 'O nein, nein, vielen Dank, setz Du Dich dorthin'.
- Wenn ich Ihnen Kaffee anbiete, antworten sie 'Mh, ich weiß nicht recht, ich will Dir keine Umstände machen'.
- Ich lade sie zum Abendessen ein, und sie sagen 'Nein, nein, das macht zu viel Arbeit'.
Solche Leute verprügle ich am nächsten Morgen ganz gewiß.« (aus MUZAFFER Omar S 135)

7. SEINE »SCHWEINE« HÜTEN

THESEN

- Licht und Schatten gehören zusammen.
- Das vereinte Bewußtsein von den Fähigkeiten (dem Licht) und das Bewußtsein von den dunklen Seiten seiner selbst (den Schatten) ermöglicht dem Menschen den Weg einer tief befriedigenden Lebensform.
- Wer seine Schattenseiten kennt, seine »Schweine« mit Namen kennt, und sie zu hüten versteht, weiß jederzeit, wo sie sich aufhalten und kann jederzeit korrigierend eingreifen.
- Ein guter »Schweinehirte« besitzt in diesem Sinn optimale Voraussetzungen, auf seinem Stück Land, das Tor zum inneren Frieden aufzutun.

VOM UMGANG MIT »HAUSSCHWEINEN«

Es gibt zwei Möglichkeiten mit den eigenen »Schweinen« (Schattenseiten) umzugehen. Man läßt sie entweder unbeaufsichtigt herumlaufen oder man schaut auf sie, hält sie sorgsam zusammen und hütet sie.
Ein guter Schweinehirt kennt jedes Schwein bei seinem Namen, kennt seine Eigenheiten und Gepflogenheiten. Läßt man seine Schweine jedoch unbeaufsichtigt durch die Gegend laufen, so weiß man nie, was sie gerade anstellen, wo sie gerade ihr Unwesen treiben.
Wer gar seine Schattenseiten verleugnet und behauptet, er habe

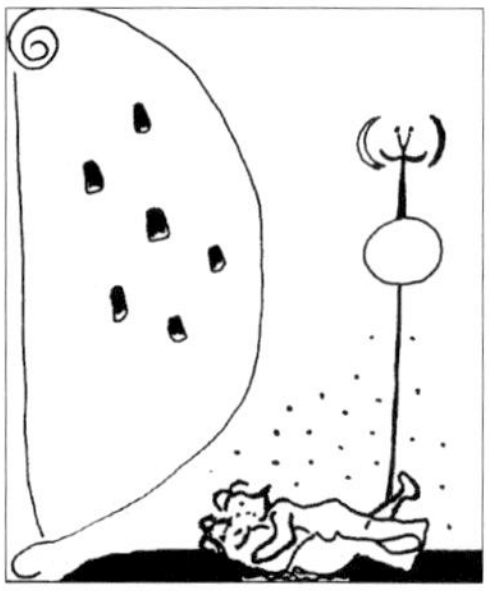

keine Schweine, der zählt zu den Ärmsten unter der Sonne.
Schweine hat man eben.
Wer etwas auf sich hält, hat Schweine. Ohne Schweine wird niemand eingestellt: ein ernstzunehmendes Prinzip einer erfolgreich arbeitenden Firma.
Damit der Mensch frei sein kann, ist es notwendig, daß er seine Schweine in einem übersichtlichen Gelände zusammenhält und nicht mit denen der anderen verwechselt. In diesem überschaubaren Bereich können sie gut leben, sie kennen ihren Besitzer, er schaut auf sie und kann jederzeit eingreifen.

Die Auseinandersetzung mit den eigenen Schattenseiten,
das Kennenlernen,
Bewußtmachen und
das Eingestehen und Sich-Eingestehen der persönlichen Schwächen
ist eine sehr wichtige Tätigkeit im fortschreitenden persönlichen Entwicklungsprozeß.

In einer zum persönlichen Perfektionismus neigenden Gesellschaft, in der Fehler als unverzeihliche Schwächen angelastet werden, in der der Schatten gefährlich vertuscht wird, scheint es umso wichtiger, kräftig daran zu arbeiten, möglichst viele »Schweinehirten« auszubilden.

8. SINNVOLLE UNTERSTÜTZUNG: DER EINE WEINT, DER ANDERE LACHT

THESEN

- Wer die konstruktiven Kräfte beachtet, fördert sie.
- Wer sich von destruktiven Kräften mehr als nötig aufhalten läßt, arbeitet an der Wirkungslosigkeit seines Tuns.
- Was man durch die Zeit beachtet, das fördert und unterstützt man, ob man dies weiß oder nicht.
- Destruktiven Erscheinungen sollte man nicht so viel Energie in Form von Zuwendung und Aufmerksamkeit zukommen lassen.

DER EINE WEINT, DER ANDERE LACHT
Ein Kollege hat einmal vor vielen Jahren eine wunderbare Geschichte erzählt, die ich nie wieder vergessen habe.
Er sagte: »Stell Dir vor, vor Dir sitzen zwei Kinder. Das eine Kind jammert und weint unentwegt, das andere ist vergnügt, lacht vor Freude, kräht und spielt.
Stell Dir weiter vor, du gehst fast ausschließlich auf das Kind zu, das weint und jammert, nimmst es auf den Arm, sprichst ihm Trost zu,

streichelst und schaukelst es. Wenn Du das tust, kannst Du darauf warten, bis jenes Kind, das so voller Vergnügen und neugieriger Seligkeit spielt, auch zu weinen und zu jammern beginnt.«

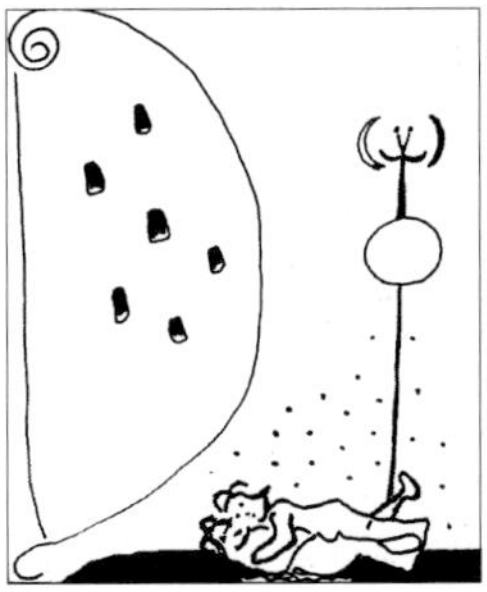

Dieses Beispiel könnte dazu verleiten zu glauben, es wäre sinnvoll, Schmerz und seelische Drangsal nicht zu beachten. Dies ist damit ganz gewiß nicht gemeint.
In diesem Sinn ist dieses Beispiel in jenem begrenzten Umfang wirklich sehr interessant. Es hält einen an, sehr genau zu beachten, ob jemand tatsächlich in der Klemme sitzt und gezielt und zeitlich begrenzt Beachtung und Unterstützung benötigt, oder ob Menschen unbewußt Haltungen entwickelt haben, aus denen heraus sie über Schwierigkeiten, Jammer und problembeladene Klage den Kontakt zu ihren Mitmenschen gestalten.
Wenn ich mit mehreren Menschen arbeite, mache ich mir immer wieder am Beginn klar, wer von den anderen auf konstruktive, guttuende Weise tätig ist, wer von den anderen brauchbares Wissen, Zuwendung und Unterstützung bereitstellt, den Gruppenprozeß - Zufriedenheit schaffend - voranbringt. Ich arbeite immer wieder bewußt mit den konstruktiven Kräften in einer Gruppe. Mit ihnen ist es am leichtesten möglich, den gemeinsamen Prozeß voranzubringen, sich in befriedigende Richtungen zu bewegen und zu brauchbaren Ergebnissen zu gelangen.
Für viele Menschen ist es relativ schwer zu erkennen und zu unterscheiden, wie konstruktive und destruktive Verhaltensweisen aussehen. Einige Beispiele einer viel längeren Liste könnten sein:

Konstruktive Verhaltensweisen, die zugleich den gemeinsamen Prozeß voranbringen, können sein:
- jemand macht konstruktive Vorschläge, statt die Aussagen anderer zu entwerten, abzutun und ständig mit »Ja...aber« zu antworten;
- jemand stellt Übereinstimmungen her, greift Ideen auf, faßt zusammen statt ständig dagegenzureden, die Aussagen anderer einfach im Raum stehen zu lassen oder niederzuknüppeln;
- jemand unterstützt Aussagen, die ihm gefallen, spricht Bestätigung und Anerkennung Kollegen, Mitarbeitern, Untergebenen und Vorgesetzten gegenüber aus, statt vordergründig oder hintergründig alles und jedes, was von den anderen kommt, zu entwerten um seiner »Karriere« willen;
- jemand spricht aus, mit wem er was machen möchte, statt die anderen ständig mit Unzufriedenheiten zu beschäftigen und zu nerven;
- jemand setzt sich um ein befriedigendes Miteinander, um weiterführenden Austausch und sinnvolle Ergebnisse ein, statt nur

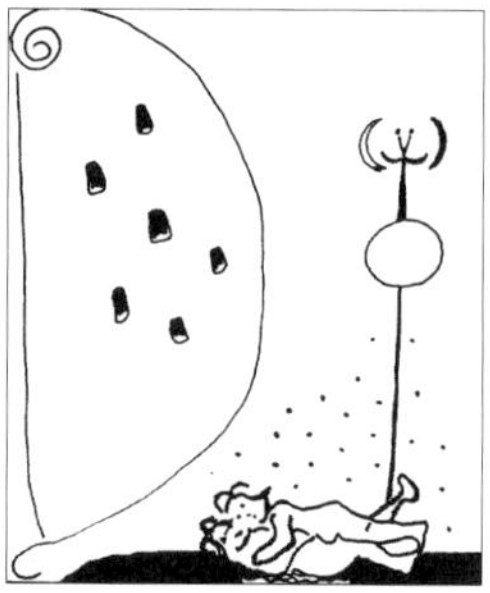

unentwegt Forderungen zu stellen, recht haben zu wollen und Macht auszüben...

Wie in der Geschichte mit den beiden Kindern ist es von Bedeutung zu erkennen, wer was tut, und wem man Energie in Form von Zuwendung zur Verfügung stellt. Läßt man sich von den egozentrischen und negativen Kräften, die sich in den Vordergrund drängeln, einnehmen, ist man schlecht beraten und wird am Ende auch frustriert sein und in Anlehnung an die obige Geschichte »weinen«.

9. DIE WIRKUNG GUTER AUSSAGEN: VOM MANGEL ZUM SEIN

THESEN

- ✸ Brauchbare Aussagen und Blickwinkel sind zuallererst seinsorientiert. Sie orientieren sich am Lebendigen, am Guten, sprechen das Schöne und Brauchbare an, beachten ohne Aufhebens das Stimmige und Wertvolle, das sich in jedem Augenblick des Lebens, im Prinzip an jedem Ort zeigt und ausfaltet.
- ✸ Gute Aussagen sind wie warmer Regen, der vom Himmel fällt. Gute Aussagen sind wie Sonnenstrahlen; sie ermöglichen das Aufblühen und die Fruchtbarkeit.
- ✸ Gute Aussagen sind es, wonach auch jene, die sie niemals tun, zutiefst lechzen.
- ✸ Gute Aussagen bringen uns persönlich, familiär und gesellschaftlich voran.
- ✸ *Mangelorientierung:* Aussagen, die sich vor allem am Mangel, an Problemen, an Katastrophen und an schrecklichen Sensationen orientieren, sind nicht hilfreich, errichten und zementieren eine düstere und blockierende Sicht des Lebens und der Welt.
- ✸ Viele sogenannte Nachrichten medialer Art suggerieren uns ein mangelorientiertes Bild der Welt. Schreckliche Nachrichten werden täglich weltweit zusammengetragen und, scheinbar objektiv berichtend, in den Vordergrund der Berichterstattung gestellt. Informationen und Nachrichten von hilfreichen Errungenschaften, von gelungenen Bestrebungen, Begegnungen und Aktionen Einzelner und von Gruppen werden in sogenannten Nachrichtenblocks täglich fast gänzlich ignoriert.
- ✸ Lebendigkeit, Lebensqualität, Lebensfreude sind eine Frage der Seinsorientierung.

Seinsorientierung ensteht durch die Begrenzung der Problem- und Mangelorientiertheit. Seinsorientierung entsteht, wo die Beachtung der Schönheit des Lebens und die Beachtung der unterschiedlichen Fähigkeiten der Menschen über anstehende Aufgaben und bestehende Probleme gestellt werden.

10. FREUNDSCHAFT UND SEXUALITÄT STATT SEX

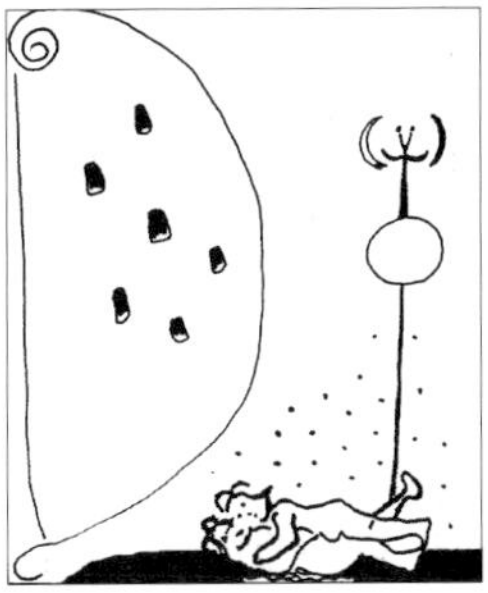

THESEN

* Freundschaft stellt einen sehr hohen Wert dar.
* Im Begriff der Freundschaft steckt etymologisch das Freundliche, das Liebenswürdige und das Heitere.
* Gefühle der Freundschaft, der Freude aneinander, gesicherter tiefer Freundlichkeit sind sehr wichtige Eigenschaften, um gute Kontakte einzugehen, für Partnerschaft und Ehe; entwickelte Sexualität bedeutet, daß diese genannten Gefühle durch die Zeit vorhanden sind.
* Viele Menschen verwechseln Sexualität und Sex. Sexualität beinhaltet Liebe, Respekt, Zärtlichkeit, die Fülle des menschlich Wohltuenden; Sexualität ist ganzheitlich, während Sex tiefe Gefühle, wirkliche Intimität und intensives menschliches Aufeinandereinlassen offensichtlich oder verdeckt vermeidet.

  Auch in geschlechtlichen Beziehungen sind freundschaftliche Gefühle, menschliches Feingefühl, Verständnis, Zärtlichkeit, wirkliche Anteilnahme und tiefes Interesse häufig über die Jahre weitaus wichtiger als sexuelle Potenz, Orgasmusfähigkeit und Sex.
* Die Überbetonung der Sexualität und Orgasmusfähigkeit der letzten Jahrzehnte, leitet sich aus der historischen Unterdrückung derselben ab.

Sexualität bedeutet zuallererst menschliche Reife. Menschliche Reife bringt jene Eigenschaften der Freundschaft, der mitmenschlichen Verantwortung und Freundlichkeit in den Vordergrund des gemeinsamen Lebens.
So manche haben als Kriterium für eine gelingende Beziehung ihr Sexualleben herangezogen. »Bin ich sexuell befriedigt oder nicht oder nur teilweise?« Hier könnte man ansetzen umgekehrt zu fragen: Was trage ich selbst dazu bei, daß mein Partner, meine Partnerin sexuell zufrieden ist? So wichtig die Sexualität ist, so schlimm ist es, wenn sie zum bestimmenden Kriterium der Beziehung wird. Ich glaube, daß oft andere Aspekte viel wichtiger und sehr wertvoll für ein gemeinsames Zusammenleben sind. Daß man fühlt, daß der andere wirklich ein Freund ist. Daß man so wunderbar miteinander reden kann. Daß man bestimmte Interessen miteinander teilt. Daß man vielleicht nicht so gut miteinander reden kann, aber daß es immer wieder herrlich und verbindend ist, wenn man miteinander schläft. Daß man zusammen wunderbar arbeiten kann. Daß man sich auf den anderen wirklich verlassen kann usw.

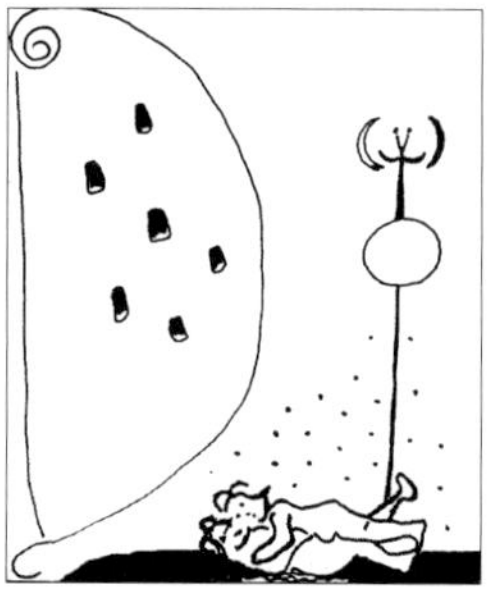

Der Gipfel, das Wesen und
der Urgrund der Sexualität
sind gebaut aus Menschlichkeit.

11. HILFEN FÜR DAS GESPRÄCH UND DEN KONTAKT

THESEN

- In einer Zeit medialer Überflutung und elektronischer Entfremdung sind der Wert und die Pflege des persönlichen Gesprächs nicht hoch genug anzusetzen.

- Die wachsende Entfremdung, Beziehungslosigkeit der Menschen und moderne Formen der Angst und wohlhabender Vereinsamung entstehen unter anderem durch den unbedachten und maßlosen Einsatz von an und für sich brauchbaren und sinnvollen elektronischen Hilfen. Abhilfe schafft selbstverantwortliche Selbstbegrenzung des Gebrauchs und Einsatzes solcher technischer Möglichkeiten.

- Sogenannte Unterhaltungselektronik (Fernsehen, Video und Computerspiele u.a.m.) sind

  (a) keine echten Kommunikationsmittel; sie sind eine Form des Zeitvertreibs;

  (b) sie können auf keinen Fall ein Ersatz für menschliche Beziehungen und für den hohen Wert des Gesprächs sein;

  (c) werden sie exzessiv eingesetzt, sind sie als Krankheiten und als Ausdruck moderner Formen von Charakterstörungen und Neurosen anzusehen.

- Die Grundsituation zeigt sich darin, daß Reizung durch elektronische Medien mit wirklichem Kontakt leicht verwechselt wird. Sinn und Befriedigung entstehen nicht durch Reizung, sondern durch Kontakt. Das Reizvolle ist nur ein Teilaspekt des Kontakts.

GRUNDEINSTELLUNGEN DER MENSCHEN IM KONTAKT:

OHNE-EINANDER
NEBEN-EINANDER
GEGEN-EINANDER
MITEINANDER

THESEN

- Neben der Qualität des Inhalts ist die Art und Weise *wie* man den anderen anspricht von entscheidender Bedeutung.

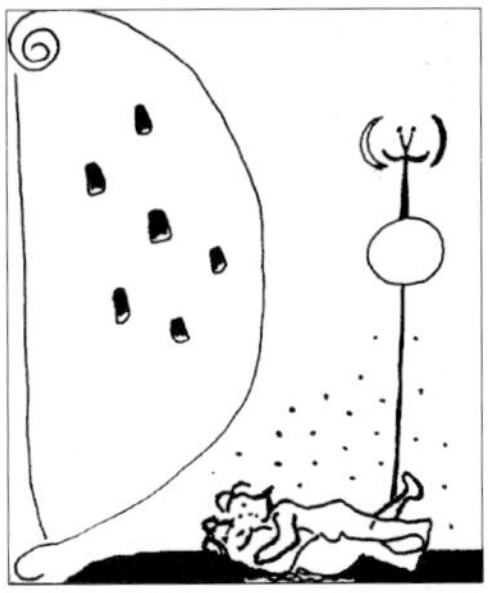

✹ Wie der andere angesprochen wird, und ob er sich angesprochen fühlt, davon hängt ab, ob man miteinander spricht.

✹ Miteinander sprechen bedeutet:
den oder die Ansprechpartner im Auge zu behalten,
zu beachten, ob sie das Gesagte aufnehmen,
ob sie darauf eingehen,
wie sie damit umgehen und
von welcher Qualität ihre Antworten sind.

✹ Jeder Mensch baut seine eigene Art von Beziehung durch seine Denkweise, Sprechweise, sein Verhalten, seine Körpersprache und durch die Intensität des Kontakts (Art der Emotionalität, des Atmosphärischen), die er zu anderen Menschen herstellt, auf.

✹ Die im Folgenden dargestellten Grundeinstellungen sind nur idealtypische Hilfen. Niemand kann letztlich in einen Raster gepreßt werden.

Man kann drei grundlegende Einstellungen des einen zum anderen voneinander unterscheiden. Es sind die über lange Zeitstrecken beobachtbaren Einstellungen des

- Ohne-einander, des
- Gegen-einander und des
- Miteinander.

Die im Folgenden angeführten Beispiele sind nur ein kleiner Teil von einer Überfülle von Möglichkeiten, wie man Einstellungen innerhalb der drei Grundkategorien »ohne-einander, gegen-einander und miteinander leben« beschreiben kann.

Wie können sich Einstellungen des Ohne-einander zeigen?

Man ist sehr kontaktarm, kontaktscheu, ja menschenscheu. Es fällt einem schwer, andere Menschen direkt und mit Gefühl anzusprechen. Man lehnt Menschen im Grunde überhaupt ab. Gespräche, die über den Austausch von Sachinformationen hinausgehen, sind anstrengend, uninteressant und bedeuten einem nichts. Man erlebt den Kontakt mit anderen als sehr anstrengend und einen überfordernd. Im Grunde genommen fürchtet man sich vor den anderen und möchte deshalb rasch wieder allein sein. Allein kommt man noch am besten zurecht. Man leidet, wenn man allein ist und man leidet, wenn man mit anderen ist.
Menschen, die so isoliert sind, können jedoch oft allein ungeheuer Wertvolles zuwegebringen. Sobald sie mit anderen sprechen oder zusammenarbeiten sollten, wird ihre Schwierigkeit, ein Miteinander herzustellen und zu halten, offenkundig.

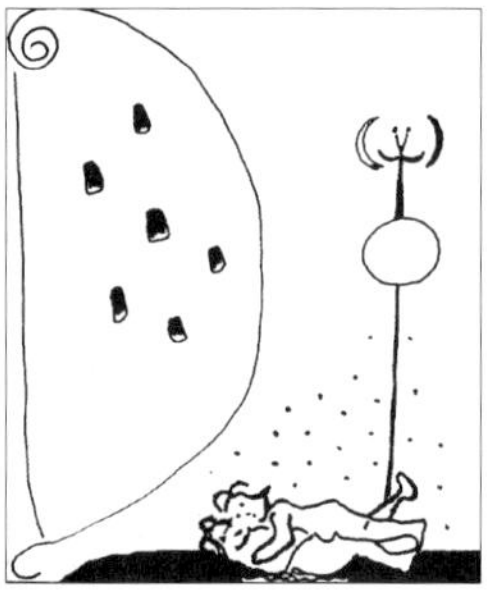

Wie können sich Einstellungen des Neben-einander zeigen?
Man hat jemanden finden können, um miteinander eine Form von Überlebensgemeinschaft zu bilden; oft ist eine solche Form des Neben-einanders sehr lautstark, streitbar bis chaotisch. Aber man ist zumindest nicht ganz allein.
Man ist irgendwie in eine Beziehung hineingekommen, kann weder mehr Intensität herstellen noch loslassen und lebt nun neben-einander her.
Oder man hat eine Beziehung gut begonnen, hat sich »aneinander gewöhnt« und lebt neben-einander her und macht den anderen für sein Unwohlbefinden verantwortlich.
Man hat im Prinzip einen guten Partner fürs Leben gefunden, aber es fehlen einem Verhaltensweisen, wie man die Achtung zueinander aufrecht hält, wie man das Mögen und die Liebe in der Beziehung über die Zeit lebendig hält.
Man hat einen guten Partner gefunden, gut begonnen, gut weitergemacht und glaubt nun neben-einander herzuleben; man übersieht, daß die Form der Beziehung sich über die Jahre immer wieder wandelt und nicht in allen Beziehungsabschnitten alle Inhalte gleich stark hervortreten.
Ein Neben-einander ist einem Gegen-einander oder Ohne-einander oft vorzuziehen.

Zu einem Streit
braucht es immer zwei!

Wie können sich Einstellungen des Gegen-einander zeigen?
Man verheddert sich gegenseitig sehr schnell im Streit und läßt sich leicht zu Tumulten und haltlosen Ausritten hinreißen; man findet aus dem anstrengenden und sehr streitbaren Umgang schwer heraus (Streitbeziehung, Streitehe).
Man zeigt auf allen Ebenen des Lebens Verhaltensweisen, die sich gegen die anderen richten, obwohl man letztlich bei denselben Menschen bleibt. Man wirft Streit, scheinbar gescheite Argumente, spitze Bemerkungen, Rechthabereien zwischen sich und die anderen. Mit jeder Geste, jedem Satz, jedem Gedanken fordert man die anderen zum Streitgespräch, zum Kampf heraus. Man verhält sich herausfordernd, provozierend, kritisch und verhindert so unbewußt, daß sich friedliche Stimmungen ausbreiten und tiefere Gefühle der Verbundenheit aufkommen. Jammer, Mißstimmungen, Probleme werden zwischen sich und die anderen geschoben. Viele offene und versteckte Neins, schlaue Bedenken, gefinkelte Skepsis, anstrengende Ja-Abers baut man zu unheimlichen Gegnern im Kontakt auf.
Man stellt keine Übereinstimmungen her, bestätigt nicht die Aussagen anderer, gibt ihnen nicht recht und sieht vor allem nichts ein.
Menschen, die in dieser Einstellung des Gegeneinanders leben, sind

ambivalent eingestellt; das heißt, sie bleiben einerseits zu einem gewissen Grad in Kontakt, reduzieren aber andererseits parallel dazu die Intensität des Kontakts durch ihre unbewußte Einstellung des unentwegten Dagegenhaltens, der Gegnerschaft. Im Grunde fühlen sie sich viel mehr allein, als sie sich das zugestehen; sie kompensieren diese Gefühle der Einsamkeit, die nicht eingestehbar sind, meistens durch Aktivität und Hyperaktivität.

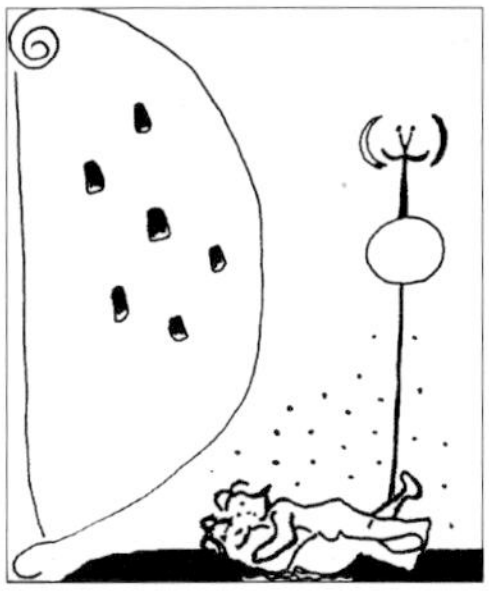

Wie können sich Einstellungen des Miteinander zeigen?
Manchmal sieht es schon wie ein Miteinander aus. Nachdem man eine weite Strecke des Wegs befriedigend miteinander gegangen ist, wird plötzlich erkennbar, daß der eine (oder beide) danach trachtet, die Oberhand zu gewinnen und den »Sieg« davonzutragen. Es ist so, als ob zwei Menschen lange Zeit gemeinsam einen Marathonlauf zurücklegen und dann in der Endphase doch mit allem Verfügbaren versuchen, den anderen zu besiegen und hinter sich zu lassen. Die letztendlich doch hervorbrechende Gegnerschaft geht über ins Zurücklassen des anderen, ins Ohne-einander. Auch wenn die zwei gemeinsam, Hand in Hand durch das Ziel des Marathons laufen, so »siegen« sie immer noch gemeinsam gegenüber den anderen.
Man stellt ein gutes Miteinander her, lebt in einer Beziehungsfülle, aber übersieht, daß man alle Gefühle, alles Mögen ins Miteinander hineingibt, nur seine Herzgefühle versagt man sich gegenseitig. Plötzlich kann es dann aus unerfindlich scheinenden Gründen zum Bruch kommen.
Man bezieht nicht nur einen wesentlichen Teil des Lebens, zum Beispiel seinen Partner, seine eigene Familie ins Miteinander ein, sondern man bezieht das Ganze, also auch die anderen Menschen, die Natur, andere Völker, die Erde, das ganze Universum ins Miteinander ein.
Miteinander ist wunderbar.
Miteinander bedeutet teilen.
Miteinander läßt Freude entstehen.
Miteinander ist gemeinsames Ringen um Lösungen im Verzicht auf Streit, Gegnerschaft, Macht und Gewalt (Muskelgewalt, Sprachgewalt, geistige Gewalt), Unterdrückung und Ausbeutung.

Zusammenfassende Sätze:
Wesentliche Hilfe in Beziehungen ist zu beobachten, wo Verhaltensweisen und Sprachformen anderer Menschen immer wieder (Wiederholungstendenz) ins Ohne-einander, ins Neben-einander, ins Gegen-einander oder in die Gemeinsamkeit, ins Miteinander gehen. Manchmal braucht man längere Zeit, um eine der Grundtendenzen zu entdecken. Bei manchen Menschen kann man eine der Grundtendenzen sehr rasch erkennen. Im Prinzip sollte man sich - wie schon gesagt - mit Einschätzungen sehr viel Zeit lassen.

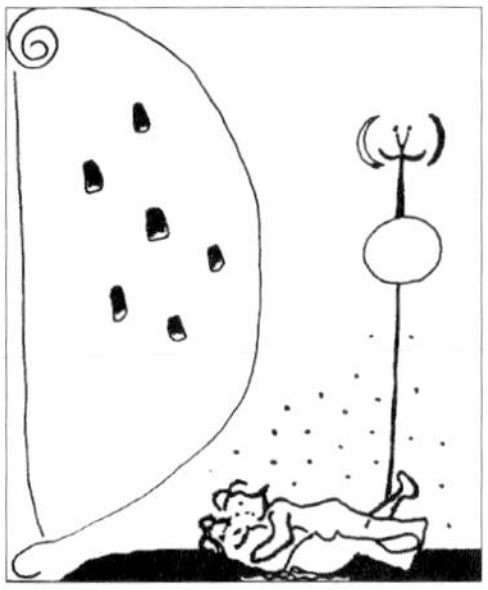

DIE BEDEUTUNG DES ATMOSPHÄRISCHEN

THESEN

- Nicht das Gesagte ist von entscheidender Bedeutung im Kontakt, sondern das Atmosphärische.
- Die Körper-Sprache (siehe nächstes Kapitel) und die Wortwahl tragen zum Atmosphärischen bei.
- Im Klima, in der Atmosphäre, die ein Mensch um sich unweigerlich verbreitet, wird das Wesen seines Lebens spürbar deutlich.
- Es benötigt oft längere Zeiträume bis die Atmosphäre, die ein Mensch um sich verbreitet, spürbar wird. Manche verbreiten unabhängig von der Tagesverfassung ständig unangenehmen Druck, Verwirrung, Jammer, Freude, Heiterkeit, Niedergeschlagenheit, Herzlichkeit, sonnige Stimmungen, Gift, Lebendigkeit, oberflächliche Stimmungslagen, einen Einzug von Kühle, Fröhlichkeit, positive Atmosphäre...
- Oft kann man das Atmosphärische erst hinterher im Nachbild ausmachen, wenn einem plötzlich zu Bewußtsein kommt, wie anstrengend, destruktiv oder wie lebendig und wunderbar der andere war. Oder man bemerkt das Atmosphärische, bevor man jemanden trifft, indem man sich eindeutig auf den anderen freut oder einem umgekehrt plötzlich deutlich wird, daß beim Gedanken, den anderen zu sehen, überhaupt keine Freude aufkommen will.

Ein überaus entscheidender Beziehungsaspekt ist das Atmosphärische. Wenn man fragt »Wie ist das Klima zu Hause, im Betrieb...« weiß ein jeder, was mit dieser Frage gemeint bist. Diesen Aspekt wissend ernst zu nehmen und ihm Beachtung zu schenken, hilft einem vermehrt, an guten Plätzen zu verweilen.

KÖRPER-SPRACHE: WIEDER WIRKLICH ZUHÖREN

THESEN

- Das Wesentliche wird nicht mit Worten gesagt:
  Körper-Sprache, Mimik, Gestik, die Art der Körperbewegungen und Körperhaltungen; Klang, Intonation und Modulation der Stimme; Art der Atmung, persönliche Atmosphäre und Emotionalität; Wortwahl, Satzaufbau, Füllwörter...; sachliche Informationen.
- Das Wesentliche wird nicht mit Worten gesagt. Das Wesentliche wird zwischen den Worten gesagt.
- Manchmal hört man das Wesentliche erst nachher, nachdem man schon auseinandergegangen ist. Ein gutes oder ungutes Gefühl bleibt übrig, oder ein bestimmtes Nachbild stellt sich ein. Dieser

emotionale Nachklang und diese Nachbilder sind meistens viel bedeutsamer als alles verbal Gesagte. Manchmal empfindet man das Wesentliche vorher. Man bemerkt vor dem Kontakt, daß man sich auf Menschen sehr freut oder daß man sich gar nicht freut.

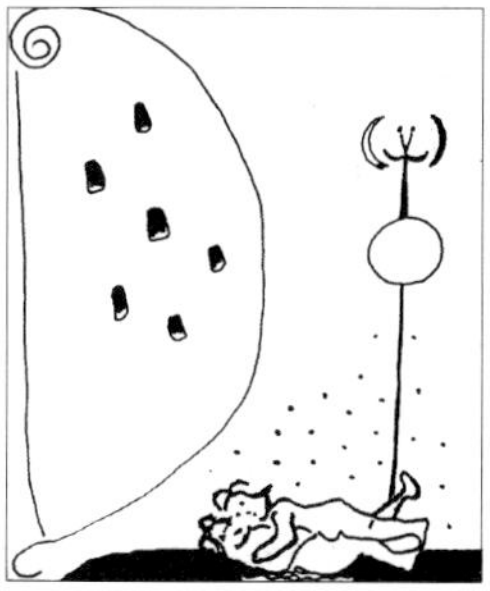

✸ Worte können uns blenden. Das wirklich Hörenswerte liegt häufig nicht im Was des Gesagten, sondern vor allem und zuallererst im Wie des Gesagten. Dies ist eine alte therapeutische Regel: Wie vor Was.

Wenn Sie zum Beispiel in einen Saal kommen, in dem fünfzig unbekannte Menschen versammelt sind, so werden Sie auf ganz bestimmte Personen zugehen. Auf wen Sie letztlich zugehen werden, wird sich in sehr kurzer Zeit über die meistens halbbewußte oder unbewußte Körpersprache entscheiden. Es ist davon auszugehen, daß es nicht zufällig ist, auf wen Sie zugehen werden. Biographien und Prägungen werden durch das Medium der Körper-Sprache wie im Schlüssel-Schloß-Prinzip unbewußt wie von selbst zueinanderfinden.
Die Körper-Sprache ist ein hochinteressantes Thema, das theoretisch schwer abgehandelt werden kann. Wir alle sind auf die Körper-Sprache immens angewiesen und beziehen uns ständig im Alltag darauf. In den offiziellen Bildungswegen ist dieses Thema meines Wissens nicht existent.
Ein wesentlicher Faktor der Körpersprache im Kontakt ist der Klang der Stimme. Manche Menschen tun einem mit ihrer Stimme gut, andere strengen einen unentwegt an, dritte schlagen einen mit dem Ton ihrer Stimme.
Ein anderer Faktor ist die Art der Atmung. Von der Art der Atmung kann man sehr viel ablesen. Allerdings setzt dieses Ablesen lange Schulung voraus. Das persönliche Atemmuster, die Art des Einatmens und Ausatmens, die Art, wie der Atem angehalten wird oder wie die Atmung überhaupt flach gehalten wird, die Art, wie der Atem herausgepreßt wird usw. gibt dem Geschulten viele Aufschlüsse über die Person und das Leben des anderen.
Ein dritter Faktor sind die Grundgefühle - wie oben im Kapitel über Atmosphärisches ausgeführt -, die einem der Mensch, mit dem man spricht, durch die Zeit vermittelt. Der eine beschäftigt einen dauernd mit Ärger, der andere mit Spritzigkeit und Freude, der dritte mit Bedrücktheit usw. Es ist wesentlich, daß wir wieder mehr auf die Emotionen achten, daß wir auf das emotionale Geschehen hören lernen. Vor allem Männer sind häufig wenig darin geschult, dem emotionalen Leben Raum zu geben. Das emotionale Bewußtsein vieler Männer ist durch unser noch vorherrschendes Männerbild gehemmt, behindert und blockiert. Emotionale Emanzipation der Männer ist hier gesellschaftlich sehr notwendig.

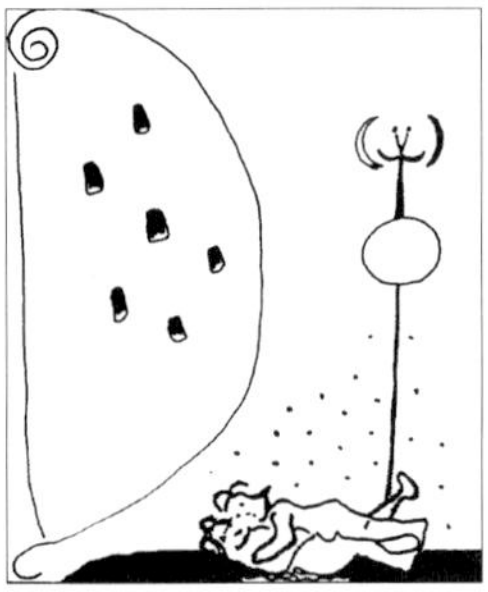

Die folgende Geschichte verdeutlicht, wie nutzlos das alleinige Achten auf die Sprache sein kann, wenn nicht der Gesamtausdruck miteinbezogen wird. Den Männern in der nächsten Geschichte fehlt ein Wissen, daß das Wesentliche nicht mit Worten gesagt wird. Dies ist ihre eigentliche Taubheit. Sie sind unempfindlich und unsensibel. Die drei tauben Männer strengen sich an, die Wahrheit herauszufinden, aber im Grunde gehen sie an ihr vorbei, sie verlassen sich auf ihre Worte, aber übersehen die Macht der nonverbalen Sprache, die Kraft der emotionalen Subtilität.

DIE DREI TAUBEN MÄNNER UND DER STUMME DERWISCH

Es war einmal ein armer Ziegenhirte. Jeden Tag trieb er einige Ziegen auf einen Hügel über dem Dorf, wo er mit seiner Familie wohnte, um dort neues Weideland zu suchen. Er war taub, aber das störte ihn nicht im geringsten.

Eines Tages merkte er, daß seine Frau das Bündel mit seinem Mittagsmahl vergessen hatte; auch hatte sie nicht wie früher eines ihrer beiden Kinder ihm damit nachgeschickt, wenn das Mittagsmahl einmal vergessen worden war - , auch dann, wenn die Sonne schon hoch am Himmel stand. »Ich werde nach Hause gehen und es holen«, dachte der Ziegenhirte, »ich kann hier nicht den ganzen Tag bleiben, ohne einen Bissen zu essen.« Plötzlich bemerkte er einen Mann, der am Hügel Sträucher schnitt. Er ging auf ihn zu und sagte: »Bruder, bitte habe ein Auge auf meine Ziegen und paß auf, daß sie nicht umherstreunen; meine Frau hat dummerweise mein Mittagsmahl vergessen, und so muß ich ins Dorf zurück, um es zu holen.«

Der Holzfäller war nun seinerseits auch taub, er verstand kein einziges Wort und deutete den Ziegenhirten völlig falsch. Er antwortete: »Warum sollte ich Dir auch nur einen meiner Zweige, die ich für meine eigenen Tiere schneide, abgeben? Ich habe zu Hause eine Kuh und zwei Schafe, und ich muß endlos weit laufen, um Futter für sie herbeizuschaffen. Laß mich jetzt in Frieden; mit solchen wie Dir, die nur das wenige, das mir gehört, an sich raffen wollen, möchte ich nichts zu schaffen haben.« Voll Hohn winkte er ab und lachte rauh.

Der Ziegenhirte hörte nicht, was er sagte, und antwortete: »Ich danke Dir für Deine Zustimmung, mein Freund; ich werde so schnell zurück sein, wie es nur geht. Gesegnet seist Du, Du hast mich beruhigt.«

Er lief zum Dorf hinunter und ging zu seiner armseligen Hütte. Dort fand er seine Frau, sie fieberte und wurde von der Frau des Nachbarn umsorgt. Er packte sein Essensbündel und lief zum Hügel zurück. Sorgfältig zählte er die Ziegen und fand sie vollständig. Der Holzfäller war noch mit seinen Büschen beschäftigt, und der Ziegenhirte sagte zu sich selbst: »Wirklich, was für eine edle Person dieser vertrauenswürdige Holzfäller doch ist! Er hat dafür gesorgt, daß meine Ziegen beisammen bleiben und will für diesen Dienst keinen Dank! Ich werde ihm diese lahme Ziege schenken, die ich ohnehin töten wollte. Das

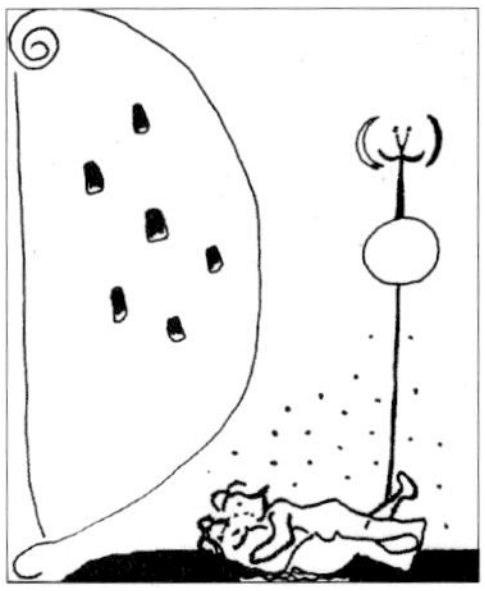

wird heute abend für ihn und seine Familie ein köstliches Mahl werden.« So lief er mit der zu klein geratenen, lahmen Ziege auf den Schultern den Hügel hinunter, wobei er ausrief: »Ho, Bruder, hier habe ich ein Geschenk für Dich dafür, daß Du auf meine Ziegen geachtet hast, während ich fort war. Mein unglückliches Weib hat Fieber, das erklärt alles. Brate Dir diese Ziege zum Abendessen; schau, sie lahmt, und ich wollte sie ohnehin töten!«
Der andere hörte seine Worte nicht und schrie vor Wut: »Gemeiner Ziegenhirte! Ich habe überhaupt nichts gesehen, während Du fort warst. Wie kannst Du mich für das Bein Deines scheußlichen Tieres verantwortlich machen? Ich war mit diesen Büschen beschäftigt und habe keine Ahnung, wie das mit dem Bein passieren konnte! Verschwinde, oder ich schlage zu!«
Der Ziegenhirte war reichlich überrascht über die wütenden Gesten des Mannes, aber er konnte nicht hören, was er sagte und rief deshalb einem Vorüberkommenden zu, der gerade auf einem schönen Pferd daherritt: »Edler Herr, ich bitte Sie, sagen Sie mir, was dieser Holzfäller hier spricht. Ich bin leider taub und weiß nicht, warum er die Ziege so verärgert als Geschenk abgelehnt hat!«
Der Ziegenhirte und der Holzfäller begannen nun den Reisenden anzuschreien, und so stieg er vom Pferd und ging auf sie zu. Dieser Mann nun war ein Pferdedieb und seinerseits taub wie ein Türpfosten; so konnte er nicht hören, was sie sagten. Er hatte sich verirrt und wollte fragen, wo er sich denn eigentlich befände. Als er aber die drohenden Gebärden der beiden Männer sah, sprach er: »Ja, Brüder, ich gestehe, daß ich das Pferd gestohlen habe, aber ich habe nicht gewußt, daß es Euch gehört. Ich flehe Euch an, vergebt mir, denn in einem flüchtigen Augenblick der Versuchung habe ich gehandelt, ohne nachzudenken.«
Der Holzsammler seinerseits schrie jetzt: »Ich habe nichts mit der lahmen Ziege zu tun gehabt.« Und auch der Ziegenhirte drängte auf ihn ein: »Bring ihn dazu, mir zu sagen, warum er mein Geschenk nicht angenommen hat; ich wollte ihm die Ziege als Geste der Hochschätzung geben.«
Der Dieb seinerseits sagte nun: »Gewiß, ich gebe den Diebstahl des Pferdes zu, aber ich bin taub, und ich kann nicht hören, wem von Euch beiden das Pferd gehört.«
In diesem Augenblick kam ein betagter Derwisch (ein Weiser) des Wegs, der entlang der staubigen Straße auf das Dorf zumarschierte. Der Holzfäller rannte auf ihn zu, hielt ihn am Gewand fest und sagte: »Ehrwürdiger Mann, ich bin taub und kann mir keinen Reim auf das machen, was die beiden anderen hier zu sagen haben. Möchtest Du bitte in Deiner Weisheit herausfinden, was die beiden hier so zu schreien haben und es mir erklären.«
Der Derwisch war jedoch stumm und konnte nicht antworten. Er ging zu ihnen hinüber und blickte einem jeden der drei tauben Männer, die

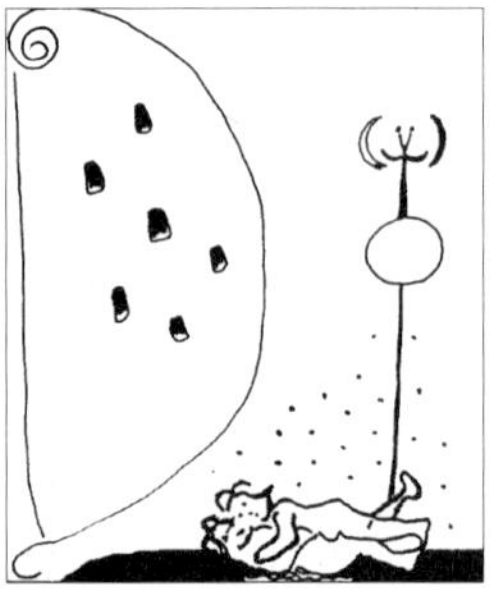

nun zu sprechen aufgehört hatten, forschend ins Gesicht. Einen nach dem anderen blickte er so lange und durchdringend an, bis sie sich alle höchst unbehaglich zu fühlen begannen. Seine glitzernden, schwarzen Augen bohrten sich in die ihren; sie suchten die Wahrheit zu ergründen und einen Anhaltspunkt für die Situation zu finden. Die drei Männer fürchteten jetzt, er könne sie behexen und auf irgendeine Weise die Herrschaft über ihren Willen gewinnen. Und plötzlich sprang der Dieb auf sein Pferd und gallopierte ungestüm davon. Augenblicklich begann der Ziegenhirte seine Tiere zusammenzutreiben und führte sie noch weiter den Hügel hinauf. Der Holzfäller schlug seine Augen vor dem Derwisch nieder, packte seine Zweige in ein Netz, hievte es auf seine Schultern und lief hügelabwärts nach Hause. Der Derwisch machte sich wieder auf den Weg und dachte bei sich selbst, daß Sprache manchmal eine solch nutzlose Form der Kommunikation sein kann, daß der Mensch sie genausogut niemals empfangen haben mochte (aus SHAH Idries <d> S 178).

VOM MUT NACHZUFRAGEN

THESEN

- Häufig wird nicht genau nachgefragt, die Ist-Situation nicht genau und lange genug erkundet. Man begnügt sich mit Vermutungen, Ahnungen, unklaren Vorstellungen.
- Es ist günstig, den Mut aufzubringen, einmal eine Frage mehr zu stellen.
- Verständnisfragen unter Erwachsenen zu stellen ist nicht modern. Viele Menschen scheuen sich deshalb, genau nachzufragen, was andere wirklich meinen.
- Häufig wird so getan, als ob alle alles verstehen. Dem ist jedoch meistens nicht so.
- Es ist zutiefst sinnvoll, so lange nachzufragen, bis man wirklich inhaltlich versteht, was der andere sagt. Tut man dies nicht, so redet man aneinander vorbei.

Wenn Menschen grundsätzlich darauf aus sind, »Dummheit« bei anderen bemerken zu wollen, wird man sie nur schwer daran hindern können, zu ihrer Art von Bestätigung zu gelangen. Wohlgesonnene Menschen sind nicht darauf aus, unsere »Dummheiten« triumphal zu konstatieren und uns dafür auszulachen. Es ist nicht günstig, sich nach Menschen zu orientieren, die einen auslachen - zum Beispiel für scheinbar dumme Fragen. Man sollte sich von niemandem und nichts hindern lassen, ein tiefes Verständnis herzustellen.

Schon als Kind und Jugendlicher habe ich immer genau und nachhaltig nachgefragt und bin von meiner Familie dafür oft ausgelacht worden. Ich wollte mich jedoch nicht davon abbringen lassen und habe nicht aufgegeben, weiter Fragen zu stellen. Wahrscheinlich haben die Eltern auch gelacht, weil sie oft um eine Antwort verlegen waren und dies vor sich selbst und vor mir nicht zugeben konnten.

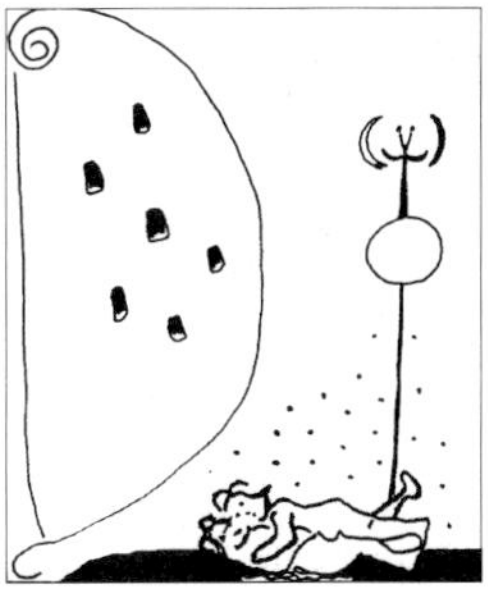

PAUSEN MACHEN

Große Stille und tiefe Freiheit
sind als Erfahrung innig miteinander verbunden.

THESEN

- Es werden viel zu wenig echte Pausen gemacht. Pausen tun gut. Pausen sind Zeiten der Ruhe, Zeiten entspannender Sammlung. Eine wesentliche Kraft der Natur ist die Stille. Die Stille der Natur ist das Erleben ihrer versammelten Kraft.
- Viele Menschen fürchten und scheuen wirkliche Pausen und fürchten sich vor der Stille, vor der inneren und äußeren. Unsere Technik überschreit die ganze Zeit die wirklich kraftvolle Stille der Natur.
- Im Grunde scheuen die Menschen nicht die Pausen, sondern die Intensität der Stille, mit der sie in den Pausen in Berührung kommen.
- Stille und Geräuschlosigkeit sind voneinander verschieden. Wirkliche Stille kann sehr bewegend sein und auf ihre Weise sehr laut.
- Man sollte wieder aufmerksam werden auf die natürlichen Gesprächspausen. Und man sollte sich selbst wieder aufmerksam machen auf den Wert des Schweigens.
- Pausen führen zur Ruhe, Ruhe öffnet das Reich der Stille, und Stille führt in »das Land des Friedens«.

Vielen Menschen ist ein wirkliches Verständnis und damit das tiefe Bedürfnis nach echten Pausen abhanden gekommen. Der Erfahrungswert tiefgehender Ruhe und Stille ist weitgehend verlorengegangen. Zeiten der Ruhe werden »Freizeit« genannt, die Stille wird vermieden. Große Stille und tiefe Freiheit sind als Erfahrung innig miteinander verbunden. In unserer selbstgemachten Welt wird der Wert der Stille ständig mit Geräuschen und noch mehr mit Lärm zugedeckt. Beobachtet man Gespräche, so fällt einem auf, daß kaum einmal eine Phase des Schweigens möglich ist. Ein Satz jagt den anderen. Man muß schnell etwas sagen, sonst hört einem keiner zu. Es ist vor allem der Austausch von Rationalem, der die Pausen so stark hinausdrängt. Läßt man im Gespräch kurze Schweigephasen zu, so kommt man gerade in diesen Schweigephasen mit dem Gesprächspartner emotional stark in Kontakt. Von den Grundgewohnheiten der Erwach-

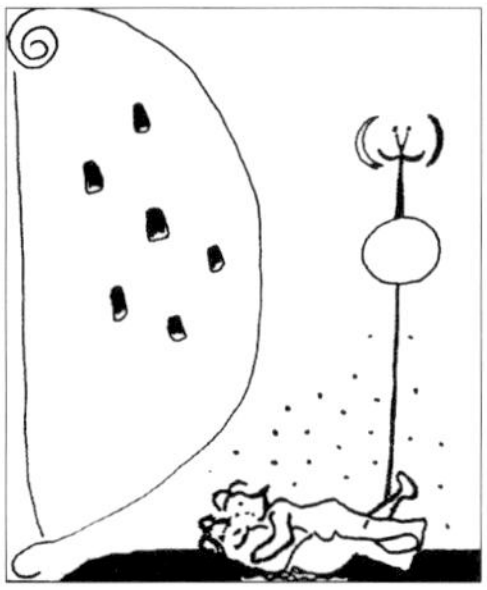

senen unserer Zeit soll dies offensichtlich vermieden werden. Verliebte schweigen noch. In der Verliebtheit ist ein Maß an Emotionalität noch erlaubt. Wird jedoch unter Erwachsenen im Alltag geschwiegen, mutet dies viele fast peinlich an. Beobachten Sie selbst an sich, ob Sie in ihrem Leben auch unbewußt dieser allgemeinen Norm folgen.

Die Zeiten, wo man still in die Nacht hineinhörte, wo der Wind einem noch etwas sagte, wo man unter freiem Sternenhimmel lag, wo man dem Plätschern eines Baches zuhörte, wo man in der Stille der Natur die Erde roch, gehören für viele Erwachsene heute entweder in die Kindheit oder zur begrenzten Zeit der Verliebtheit. Schade!

In echten Pausen kommt man mit Ruhe und Stille in Kontakt. Besinnlichkeit kommt auf, und durch die Stille sickert möglicherweise verloren geglaubter Sinn. Die Sehnsucht nach wirklich tiefer Stille nimmt heute rapide zu. Das gibt Hoffnung. Viele Menschen sind bereits unterwegs, wieder in die Gefilde der Stille einzutauchen und den Reichtum des »Landes des Friedens« wiederzuentdecken.

Stille gibt Sinn
und Sinn führt zur Besinnung.

MIT DEN OHREN »SIEHT« MAN GUT

THESEN

- Bewußtsein ist Leben. Umfassende Bewußtseinsentwicklung schafft Lebendigkeit: Körperbewußtsein, emotionales Bewußtsein, metaphorisches Bewußtsein, verbales Bewußtsein, mentales Bewußtsein, transmentales Bewußtsein.
- Jeder Bewußtseinsbereich beinhaltet alle anderen in eigener Art und Weise. Bewußtseinsbereiche, die abgespalten oder ungelebt sind, schaffen auf kurz oder lang Leid, Not und Krankheit.
- Wir leben in einer Gesellschaft, die auf die wesentlichen Bewußtseinskräfte des Seelischen, Körperlichen und Emotionalen nur wenig oder nur sehr zweckreduziert Wert legt.
- Die Ohren finden viel leichter Zugang zur Gefühlswelt, zum vitalen und orientierungschaffenden Bereich der Emotionen und Körperempfindungen, als die Augen.
- Grundstimmung: Die Konzentration auf den jeweiligen Klang der Stimmen ist die Brücke zur Stimmung und Gestimmtheit.
- Was Menschen einem bedeuten und wirklich mitteilen, kann man größtenteils nur hören und fühlen. Das Auge kann relativ leicht geblendet werden, das Ohr kann weitaus weniger getäuscht werden.

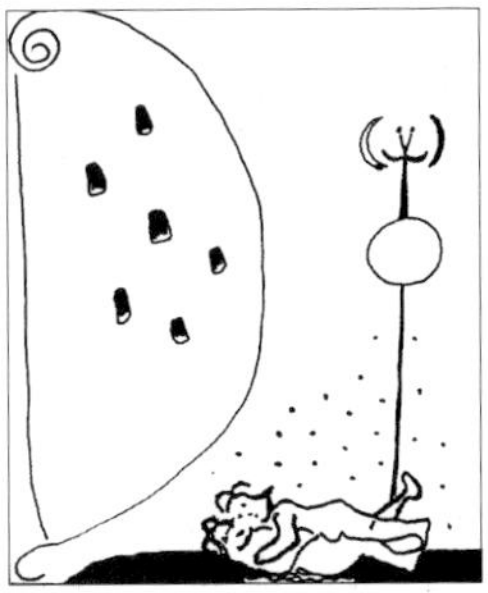

DAS AUGE: Wir leben in einer durch das Auge dominierten Gesellschaft. Das Auge ist weit mehr in Gefahr geblendet, getäuscht, manipuliert und von der Wahrheit abgelenkt zu werden als das Ohr. Vom Auge gehen zwei Bahnen weg; eine Bahn führt direkt zum Gehirn (rationale Komponente), die andere führt zu den Gefühlen (emotionale Komponente). Die meisten Menschen leiten ihre visuellen Eindrücke zum Gehirn und aktivieren damit rationale Vorgänge, Überlegungen, andere Vorstellungen. Weit seltener ist es, daß die visuellen Eindrücke mit der Gefühlswelt in Verbindung gebracht werden, daß man wahrnimmt, was die visuellen Eindrücke für Emotionen und emotionale Reaktionen (emotionale Resonanz) in einem auslösen. Wir leben in einer überlastigen Verstandeswelt, in der Sinne und Gefühl häufig auf der Strecke bleiben. Es ist sinnvoll, darauf zu achten, daß uns neben dem Sehen nicht auch noch das Hören vergeht.
Um unserer Lebendigkeit willen müssen Gefühle wieder geachtet werden. Entfremdung, Sinnlosigkeit, sinnlose Verstädterung und Vereinsamung vieler Mitglieder der sogenannten modernen Gesellschaften hängen mit diesem Faktum Gefühlsleere zusammen. Leere *ist* häufig Gefühlsleere, Gefühlsleere ist Erfahrungsleere.

ÜBUNG
Lassen Sie sich von jemand Vertrauten - Ihrem Mitarbeiter zum Beispiel - eine Stunde lang mit geschlossenen Augen durch die Gegend führen und aktivieren Sie Ihr Gehör. Was erleben Sie dann?

DAS OHR: Beim Ohr sind diese Zusammenhänge viel einfacher. Man hört entweder auf den rationalen Inhalt der Worte, oder man hört vor allem auf den Klang der Stimme und in der Folge darauf, was diese Töne und Klänge in einem emotional bewirken (emotionale Resonanz). Die wahre Botschaft liegt zum größten Teil im Klang der Stimme (»the medium is the message«). Das Klangmedium ist die wichtigste Botschaft. Computerklänge haben nur die Botschaft: Hirn! Hirn! Hirn! Aber wir brauchen nicht mehr Hirn, sondern mehr Emotionalität, mehr emotionale Resonanz und eine menschenwürdige Ethik in dieser Welt. Intensität, Sinn und Ethik aber sind unmittelbar verbunden mit Gefühl, Mitgefühl, mit Herzensbildung, mit der tiefen Fähigkeit, intensiv zu empfinden und dadurch erst wirklich zu begreifen, wie es uns selbst und anderen Wesen geht. Wo die Gefühlswelt abstirbt, stirbt die menschliche Ethik mit, und wir sind in Gefahr, »cool« zu sein und uns durch die Kühle der Berechnung selbst zu vernichten. Das ist keine Utopie, sondern die Wirklichkeit. Die Gefühlswelt muß genauso gepflegt werden, wie die Gedankenwelt oder die Spiritualität.
Ein paar Beispiele seien angeführt: eine Stimme läßt einen entweder kalt, unberührt, vermittelt einem Verständnis, schlägt einen unent-

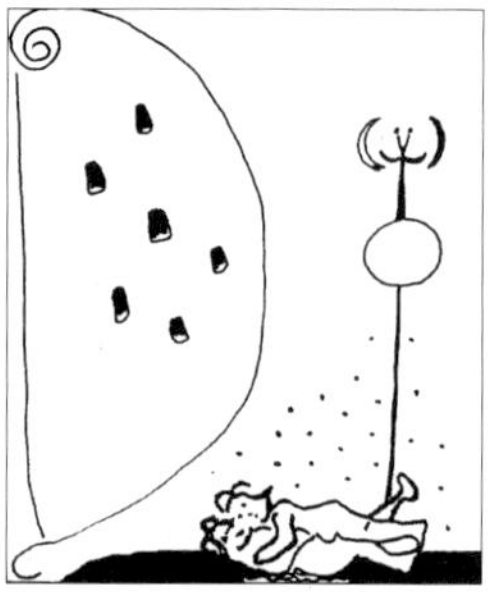

wegt, gibt Halt und Sicherheit, sägt an den Nerven, macht einen schläfrig, läßt in einem Freude entstehen, schmeichelt sich ein, ist monoton und unverbindlich, bewegt einen stark usw.

EIN WEITERES ÜBUNGSANGEBOT

Nehmen Sie sich für einen ganzen Tag bewußt vor, vor allem auf die Qualität der Stimmen ihrer Mitmenschen und auf die Art ihrer Botschaft zu hören. Sie werden staunen.

DIE WELT MIT DEN AUGEN BELEUCHTEN

Es ist immer Zeit
zu lächeln.

THESEN

- Sehen ist immer wesentlich eine Frage der Ganzheitlichkeit.
- Zu einem ganzheitlichen Vorgang gehört die Integration von Gegensätzen, die Aufhebung der Antinomien.
- Ein ganzheitlicher und daher intensiver und sinnbildender Wahrnehmungsvorgang entsteht folglich durch die Integration des Aufnehmens von Licht- und Energieimpulsen in Form von Bildern und durch das gleichzeitige Ausstrahlen von Licht über die Augen im Moment des Hinschauens.
- Dieses Ausstrahlen von Licht gelingt nicht ohne Lächeln: Wenn Sie mit den Augen ganz leicht lächeln, dann spüren Sie sofort, daß Licht ausgestrahlt wird.
- Wer beim Hinsehen kein Licht durch die Augen ausstrahlt, wird nur einen Bruchteil der erfahrbaren Wirklichkeit wahrnehmen.
- Wer die Welt beschaulich betrachtet, statt sie nur zu sehen, beleuchtet sie bereits mit seinen Augen.

Ein kleines Beispiel wird diese schwer verständlichen Thesen leicht verdeutlichen. Angenommen, man biegt um eine Häuserecke. Überraschend taucht ein Mensch auf, der einem sehr gut gefällt. Man könnte sich auf der Stelle in den anderen verlieben. Genau in jenem Moment, wo dieser Mensch im Blickfeld auftaucht, strahlt man ihn sprichwörtlich an. Man strahlt plötzlich eruptiv sehr viel Licht über die Augen aus und lächelt wahrscheinlich dabei. Wahrscheinlich sieht man sich im selben Moment und strahlt sich synchron einen kurzen Augenblick lang im Vorbeigehen an. In dieser Extremsituation wird es deutlich, daß man über das Augensegment Licht auszustrahlen vermag.

Ein weiteres Beispiel sind Kinder. Erwachsene, die Kinder sehen, beginnen häufig zu strahlen. Sehr viel von diesem starken Ausstrahlen von Licht und Freude läuft über das Augensegment; beim Kind strahlen jedoch nicht nur die Augen, seine ganze Erscheinung strahlt

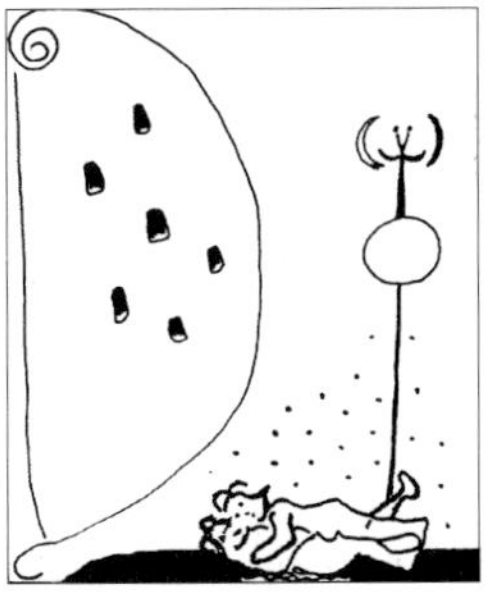

sehr viel Licht und Energie aus. Sogar an und für sich unlebendige, deprimierte Menschen können sich angesichts von Kindern aufhellen und erstaunlich zu strahlen beginnen.
Wesentlich ist, sich bewußt zu machen, daß man während des Schauens in unterschiedlicher Intensität Licht über die Augen ausstrahlt. Je lebendiger jemand ist, desto mehr Licht wird er den ganzen Tag lang ausstrahlen.
Ein weiteres Beispiel ist der Blick, mit dem ein Künstler sein Kunstwerk ansieht. Auch hier spürt man sofort, daß man den Blick verändert, Licht bei dieser Art der Betrachtung durch die Augen ausstrahlt.
Es gibt eine Gruppe von Menschen, die scheinbar viel Licht ausstrahlt, um die Aufmerksamkeit von anderen vermehrt auf sich zu ziehen (Menschen mit narzißtischen Tendenzen). Beim genaueren Hinsehen jedoch ist zu bemerken, daß diese Personen das kurz ausgestrahlte Licht - das meistens auch von kühler Qualität ist - wieder auf sich selbst zurückbiegen, also nur scheinbar ausstrahlen.
Ein wichtiger Aspekt ist die Qualität des über die Augen ausgestrahlten Lichts. Wir sagen, jemand hat warme, freundliche, wohlwollende, liebevolle, kühle, starre, eisige, tote Augen. Im Grunde sind es nicht die Augen selbst, sondern die Art der ausgestrahlten Energie, die den Unterschied macht. Augen können ästhetisch sehr schön und dennoch unlebendig, berechnend, kalt sein.

GIB NIEMANDEM EINEN RAT, DER NICHT EINDEUTIG DARUM FRAGT

THESEN

- Häufig sieht es aus, als ob jemand eine Informationsfrage stellt oder um Rat fragt.
- Gibt man ihm daraufhin freiweg einen Ratschlag, so bekommt man vielleicht zurückweisende Antworten, zweifelnde Bemerkungen, Belehrungen usw. Man bekommt oft alles andere, nur keinen klaren Hinweis, daß der Rat angenommen wird.
- Bemerkt man einen solchen Ablauf, so kann man damit rechnen, daß der andere nur vorgibt, um Rat zu fragen, und daß es ihm um irgendetwas anderes geht.
- In einer solchen Situation ist es günstig, sofort aufzuhören, Ratschläge zu erteilen. Es macht keinen Sinn, jemandem etwas zu geben oder zur Verfügung stellen zu wollen, wenn es nicht angenommen wird.

Menschen mit sozialen Einstellungen, Menschen, die von Haus aus hilfreich sind oder einen sozialen Charakter als Überlebenshaltung entwickelt haben, eignen sich besonders als Opfer für solche scheinbaren Hilferufe.

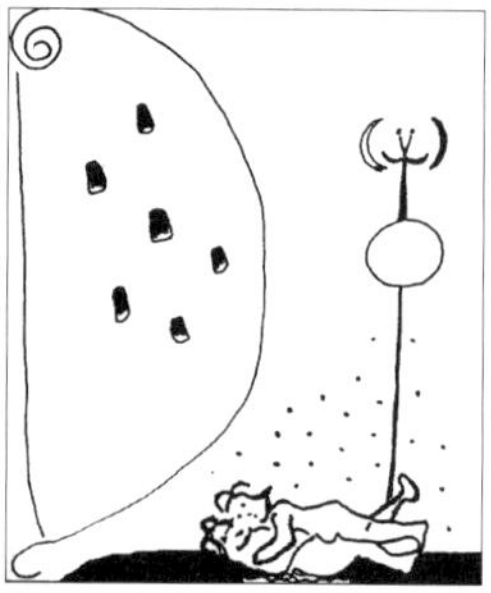

Es ist sinnvoll, ganze Sequenzen und Verläufe von Gesprächen genau zu beobachten. Bezogen auf das obige Beispiel beobachtet man zum Beispiel

(a) wie jemand um Rat und Hilfe fragt,
(b) behält im Auge, was man selbst sagt,
(c) bemerkt, wie der andere dann mit dem Angebotenen umgeht und
(d) spürt, welche Art von Gefühl in einem selbst als Folge der Antwort und als Folge des Verhaltens des anderen entsteht.

Eine stringente Weisheitsgeschichte, die diesen Sachverhalt über die metaphorische Bewußtseinsebene blendend verdeutlicht, ist folgende:

AN DER KREUZUNG
Ein Sufi saß eines Morgens an einer Kreuzung. Da kam ein junger Mann zu ihm und fragte, ob er bei ihm lernen dürfe. »Ja, für einen Tag«, sagte der Sufi.
Den ganzen Tag lang machte ein Reisender nach dem anderen Halt und stellte Fragen über die Menschheit und das Leben, über Sufismus und Sufis oder bat um Hilfe - oder erwies nur seine Achtung. Doch der Wander-Sufi saß die ganze Zeit über in der Haltung der Versenkung, den Kopf auf den Knien da und reagierte überhaupt nicht. Die Leute gingen einer nach dem anderen wieder fort.
Gegen Abend trat ein ärmlicher Mann mit einem schweren Bündel an das Paar heran und fragte nach dem Weg zur nächstgelegenen Stadt. Der Sufi stand sogleich auf, lud sich die Last des Mannes auf die Schultern und führte ihn einen Teil des Weges auf der richtigen Straße. Dann kehrte er zur Kreuzung zurück.
Der junge Schüler erkundigte sich: »War der Mann, der doch nach einem armen Bauern aussah, ein Heiliger in Verkleidung, einer der geheimen Wanderer von hohem Rang?« Der Sufi seufzte und entgegnete: »Er war der einzige von denen, die wir heute gesehen haben, der wirklich nach dem Ziel suchte, das er seiner Aussage nach wünschte.« (aus SHAH Idries <e> S 167)

WIRKLICHE »MIT-TEILUNGEN«: DER HOHE WERT VON ANALOGIEN

THESEN

- Manchmal erzählt jemand etwas sehr Persönliches und Interessantes, manchmal traut sich jemand mit einer betroffen machenden, persönlichen und wahren Geschichte aus dem eigenen Leben vor anderen heraus.
- Man kann nun mit betroffenen, mit neugierigen, mit interessiert-drängenden Fragen reagieren.

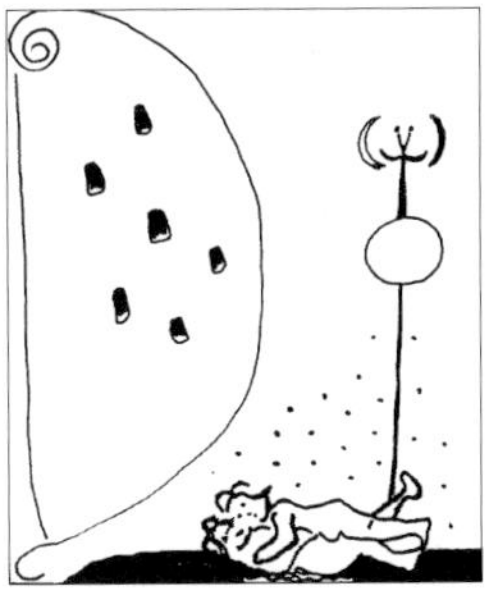

- Oder man reagiert sofort mit gut gemeinten Ratschlägen, mit Gescheitheiten.
- Eine andere Möglichkeit besteht darin, zu der Geschichte, die einen so anspricht, eine ähnliche, analoge, dazupassende Geschichte aus dem eigenen Leben zu erzählen.
- Sich wirklich mitzuteilen kann bedeuten, die dazupassenden Teile aus der eigenen Lebensgeschichte dem anderen zu erzählen und so die Erfahrung, die Freude, das Leid und die Not ganz zu teilen (»Mit-Teilungen«).

Poetische Sequenz analoger Geschichten:

Der Barde Taliensin sprach einmal auf seinen Wanderungen, als er in einem wunderbaren, lichten Hain zwei alten Leuten - einer schlohweißen Frau und einem freundlichen Alten -, die dort friedlich saßen und ihn geradeheraus anblickten, begegnete:

»Bin schon in vielen Aspekten erschienen,
ehe ich gültige Gestalt mir errang.
Bin eine vergoldete Lanze gewesen,
dessen erinnere ich mich noch heut.
Bin ein Regentropfen im Wind gewesen.
Bin der fernste der Sterne.
Bin ein Wort unter Lettern gewesen, war im Anfang sogar ein Buch.
Bin das Licht einer Lampe gewesen,
geschlagen über dreimal zwanzig Flüsse.
Bin eine Meeresströmung, ein Adler gewesen,
und des Fischers Schiff auf dem Meere.
Bin der Schmaus eines Festes gewesen.
Bin gewesen der Tropfen im Guß.
Bin ein Schwert in der Hand des Kämpfers,
bin ein Schild in der Schlacht gewesen.
Bin die Saite der Harfe gewesen
und das neun Jahre lang.
Bin das Wasser, der Schaum.
Bin Schwamm im Feuer gewesen.
Bin in der Tat ein geheimnisvoll Holz.«

Als die alte, weißhaarige, schöne Frau ihn so singen hörte, erzählte sie:

»Dort draußen ist jene Stille von der Du so laut uns singst,
laß uns erklimmen den Rand ihrer Höhe,
nimm meine Hand und schweige, Erhabener, geschwind!«

Nach längerem Schweigen, das die Lichtung mit Schwingung erfüllte, schloß sich der alte Mann mit einer Geschichte vom König der Lüfte an:

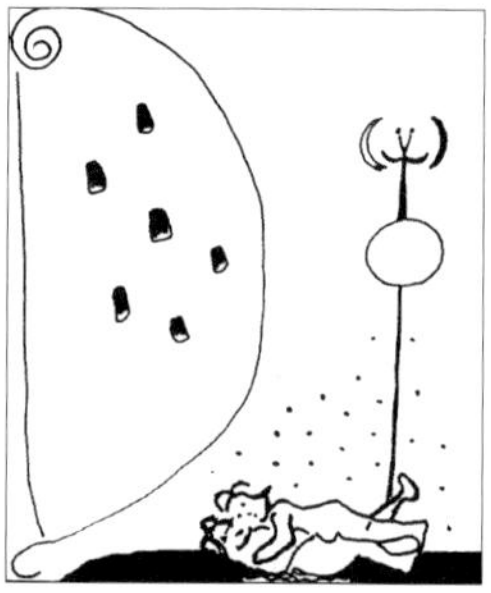

»Du, Taliensin, hast den Adler besungen und Du, meine Freundin, hast ihn im Schweigen besungen. Ich sehe den Adler nun, ich suche ihn, ich finde ihn. Hört die folgende Geschichte:

Ein Mann ging in einen Wald und suchte nach einem Vogel, den er mit nach Hause nehmen konnte. Er fing einen jungen Adler, brachte ihn heim und steckte ihn zu den Hühnern. Und obwohl dieser junge Adler der König der Vögel war, gab er ihm Hühnerfutter zu fressen. Es waren fünf Jahre vergangen, da kam ein naturkundiger Mann vorbei. Als sie miteinander durch den Garten gingen, sagte jener: 'Dieser Vogel dort, ist doch kein Huhn, er ist ein Adler!'
'Ja', sagte der Mann, 'das stimmt. Aber ich habe ihn zu einem Huhn erzogen. Er ist jetzt kein Adler mehr, sondern ein Huhn, auch wenn seine Flügel drei Meter breit sind.'
'Nein', sagte der andere. 'Er ist noch immer ein Adler, denn er hat das Herz eines Adlers. Und das wird ihn hoch hinauffliegen lassen in die Lüfte.'
'Nein, nein', sagte der Mann, 'er ist jetzt ein richtiges Huhn und wird niemals fliegen.'
Darauf beschlossen sie eine Probe zu machen. Der Naturkundige nahm den Adler, hob ihn in die Höhe und sagte beschwörend: 'Der Du ein Adler bist, der Du dem Himmel gehörst und nicht dieser Erde: breite Deine Schwingen aus und fliege!' Der Adler saß auf der hochgereckten Faust und blickte um sich. Hinter sich sah er die Hühner nach den Körnern picken, und er sprang zu ihnen hinunter. Der Mann sagte: 'Ich habe Dir gesagt, er ist ein Huhn.'
'Nein', sagte der andere, 'er ist ein Adler. Ich versuche es morgen noch einmal.'
Am anderen Tag stieg er mit dem Adler auf das Dach des Hauses, hob ihn empor und sagte: 'Adler, der Du ein Adler bist, breite Deine Schwingen aus und fliege!'
Aber als der Adler wieder die scharrenden Hühner im Hof erblickte, sprang er abermals zu ihnen hinunter und scharrte mit ihnen.
Da sagte der Mann wieder: 'Ich habe Dir gesagt, er ist ein Huhn.'
'Nein', sagte der andere, 'er ist ein Adler, und er hat noch immer das Herz eines Adlers. Laß es uns noch ein einziges Mal versuchen; morgen werde ich ihn fliegen lassen.'
Am nächsten Morgen erhob er sich früh, nahm den Adler und brachte ihn hinaus aus der Stadt, weit weg von den Häusern an den Fuß eines hohen Berges. Die Sonne stieg gerade auf, sie vergoldete den Gipfel des Berges, jede Zinne erstrahlte in der Freude dieses wundervollen Morgens,
Er hob den Adler hoch und sagte zu ihm: 'Adler, Du bist ein Adler. Du gehörst dem Element des Himmel. Breite Deine Schwingen aus und fliege!'
Der Adler blickte umher -, zitterte, als erfülle ihn neues Leben - aber

er flog nicht. Da ließ der Naturkundige ihn in die aufgehende Sonne schauen. Und plötzlich breitete er die gewaltigen Flügel aus, erhob sich mit dem Schrei des Adlers, flog höher und höher und kehrte nie wieder zurück « (AGGREY James »Der Adler, der dachte, ein Huhn zu sein«).

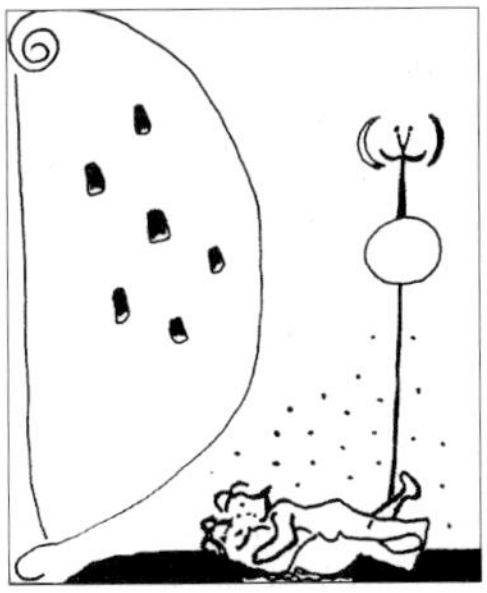

Als die Geschichten der beiden verklungen waren, lächelte Taliensin, der Barde, beide mit seinem tiefgründigen Lächeln an, nahm sie schweigend mit aller Liebe in seine Arme und zog wieder dichtend und singend seines Wegs.

12. SCHONUNG VOR SCHMERZ: JA ODER NEIN

Schmerz und Unlust
sind nicht immer ein sinnvoller Grund,
etwas nicht zu tun.

THESEN

- Alle Wesen möchten im Grunde ihrer selbst verständlicherweise glücklich sein.
- Menschen neigen dazu, dem Schmerz auszuweichen.
- Das Leben bringt neben Glück Verletzung, Schmerz und Leid mit sich. Das Entwickeln bewußter Schmerz- und Frustrationstoleranz ist sehr wichtig, um sich im Sozialen bewegen zu können. Schmerztoleranz bedeutet aber nicht Verdrängung desselben und in der Folge Unempfindlichkeit, emotionale Anästhesie.
- Unabsichtliche Verletzungen und Kränkungen können zwischen Menschen überall vorkommen. Die Betonung liegt auf »unabsichtlich«.
- Manchmal muß man anderen auch weh tun, obwohl man dies nicht will. Man weiß zum Beispiel, daß dem anderen bestimmte Aussagen oder Handlungsweisen sehr weh tun. Es ist aber oft notwendig, unerläßlich, richtig und sinnvoll so und nicht anders zu handeln, keine falsche Rücksicht oder falsche Schonung anderen gegenüber einzusetzen.
- Vor diesem Hintergrund ist es nicht günstig, mit Wut, Trotz, falschem Eigensinn, mit Beleidigtsein, mit stunden- oder tagelangem Schmollen und Schweigen oder mit explosiven Tumulten und Vorwürfen zu reagieren.
- Sinnvoll scheint
  - erstens für sich selbst genau zu merken, was einem weh tut,
  - zweitens zu prüfen, ob der Grund in eigenen Überempfindlichkeiten und Überreaktionen liegt oder in der Art des Verhaltens des anderen und

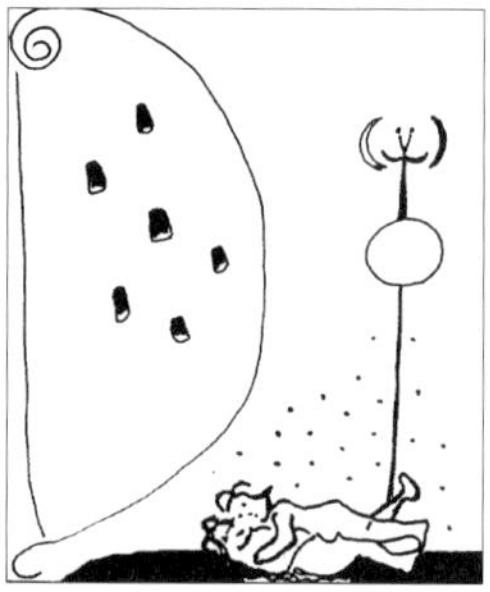

- drittens zu entscheiden, ob man diese Stiche und kränkenden Aussagen einfach kommentarlos hinnimmt (Frustrationstoleranz bewußt einsetzt) oder ob man die Verletzung anspricht und deutlich macht.

✱ Wo andere mit Standardaussagen des »Sei nicht so empfindlich!« reagieren, ist es günstig mit den Betreffenden, wo es möglich ist, neue Regeln für den Umgang miteinander auszuhandeln. Es ist nicht ratsam, solche und ähnliche Aussagen, die Empfindungslosigkeit bewirken, zu unterstützen. Im Gegenteil!

✱ Wo Menschen andere entweder unentwegt verletzen oder von Zeit zu Zeit durch rücksichtslose Eskapaden, durch gewaltige Ausbrüche, durch zynische Beschuldigungsfluten, durch alles überwölbende Vorwürfe, durch ironische Nettigkeiten verwunden, geht es um etwas prinzipiell anderes. Hier geht es um ein bestimmtes Maß an quälenden bis sadistischen Tendenzen.

✱ Nochmals: In der Regel ist es günstig, sich klarzumachen, daß unabsichtliche Verletzungen und Kränkungen einem selbst und anderen im Umgang miteinander leicht passieren können. Wenn man diese nicht erlaubt, engt man den sozialen Bewegungsspielraum unerträglich ein.

Im Grunde genommen ist mit den obigen Punkten das Wichtigste schon gesagt. Trotzdem möchte ich noch ein Beispiel anfügen, das deutlich macht, wie aufgrund unterschiedlicher Lebensgeschichten Verletzungen zustandekommen können.
Ich spreche mit Karl auf der Straße. Karl möchte unbedingt die ungeteilte Aufmerksamkeit und Zuwendung anderer. Der Grund dafür liegt in seiner Lebensgeschichte. Sein übermäßiges Bedürfnis nach Zuwendung stammt daher, daß ihm seine Eltern zu wenig Aufmerksamkeit in der Kindheit geschenkt haben. Wir stehen also auf der Straße und unterhalten uns blendend miteinander. Dann taucht unvermutet ein sehr guter Freund von mir auf. Ich wende mich diesem freudig zu und begrüße ihn herzlich, dabei muß ich natürlich Karl für einige längere Momente aus den Augen lassen. Karl ist aufgrund seiner bestehenden Überempfindlichkeit bereits tief gekränkt, fühlt sich tief beleidigt und schmerzlich zurückgesetzt.
Prinzipiell kann man davon ausgehen, daß jeder Mensch seine Bereiche in sich hat, wo er aufgrund seiner einzigartigen persönlichen Geschichte allzu kränkbar und überempfindlich reagiert.
Aufgrund des Gesagten, macht es nicht immer Sinn, auf die Überempfindlichkeiten anderer Rücksicht zu nehmen. Oft ist es notwendig, Entscheidungen zu treffen und gewisse Dinge zu tun, bestimmte Aussagen zu machen oder Handlungen zu setzen, die anderen wahrscheinlich sehr weh tun werden. Hier eröffnet sich der Spannungsbogen zwischen

- sinnvoller Schonung,
- falscher Schonung und
- gefühlloser Schonungslosigkeit.

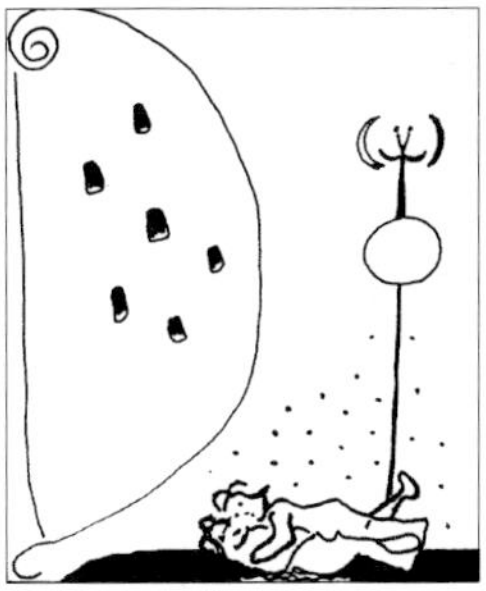

Zum Abschluß noch einen Perspektivenwechsel, hinein in einen anderen menschlichen Bewußtseinsbereich, wo dem Schmerz eine andere Qualität an Bedeutung zuwächst:

Dein Schmerz ist
nur das Aufbrechen der Schale,
die das Verstehen einschließt.

Gibran Khalil

13. DER MUT, SICH UND ANDEREN FEHLER EINZUGESTEHEN UND SIE ZU REVIDIEREN

THESEN

- *Jeder* Mensch macht Fehler.
- Wer seine Fehler bemerken, sich und anderen eingestehen und annehmen kann, ist wirklich *lernfähig.*
- Das Anerkennen unserer Fehler ist eine der größten Chancen im Leben zu reifen und zu wachsen.
- Uneinsichtige, die scheinbar kraftvoll um sich schlagen, sind schwache und arme Menschen.
- In einer Gesellschaft, die den mechanisierenden Perfektionismus einseitig stark macht, neigt bald einer dazu, seine Fehler vertuschen zu wollen, »erfolgreich« zu vertuschen und so die wahren Möglichkeiten der auf Erwachen drängenden Lebensentfaltung restlos zu verspielen und aus der Hand zu geben.
- Die eigenen Fehler sind die naheliegendste Lernquelle, Schatz der kommenden Entwicklungsmöglichkeiten und Bewußtseinserweiterung.

Erwin RINGEL, der ja vielen Menschen in menschlichen Belangen etwas zu sagen hat, macht klar, daß die Entwicklung einer kraftvollen Identität des Menschen einhergeht mit dem Aufbau der Fähigkeit, sich Fehler und Irrtümer einzugestehen. »Wenn auf eine schicksalhafte Frage: 'Wie war eine solche Unmenschlichkeit möglich?', die Eltern antworten: 'Ja, wir haben das falsch gemacht', dann würden sie in den Augen der Jugend (und nicht nur dieser) sicher nicht verlieren, sondern ganz im Gegenteil gewinnen« (S 18).

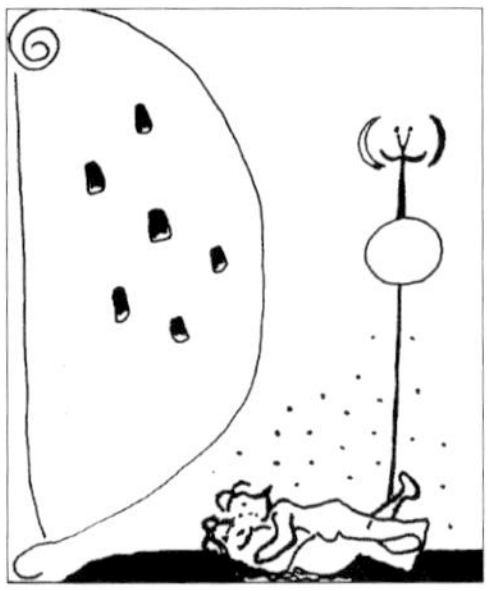

»Hilfen für Beziehung, Beruf und Alltag« möchte darauf hinweisen, daß wir in einer Zeit leben, wo das Erkennen und Eingestehen von Fehlern als Schwäche ausgelegt wird. Solange dies so ist, wird es Menschen durch die Gefahr der Perfektion des Zeitgeistes erschwert, Hilfen leicht annehmen zu können. Die Folge ist, daß paradoxerweise Fehler und Schwächen im Übermaß hervortreten, ohne daß man sie sich ruhig eingestehen könnte und ihre Annahme in sinnvolle Konsequenzen umsetzen könnte.
Wer ernstlich ohne Makel dastehen möchte, hat viel zu verbergen. Ein Betrieb zum Beispiel, der mir als Kunde vermittelt, daß er keine Fehler macht, ist für mich kein guter Partner. Ein Betrieb jedoch, der mir vermittelt, daß es natürlich auch Fehler geben kann, man miteinander über diese möglichst bald spricht, um sie zu bereinigen, scheint mir vertrauenswürdiger.

14. TÄGLICH VERZEIHEN UND VERGEBEN

THESEN

- ✷ Es ist keine Kunst nachtragend zu sein.
- ✷ Verzeihen und zu vergeben ist nicht modern.
- ✷ Wirklich verzeihen und vergeben können nur kraftvolle Menschen.
- ✷ Es ist günstig - soferne einem dies möglich ist - täglich damit zu beginnen, sich selbst für das, was noch schiefläuft, was noch nicht gelingt, zu vergeben und zu verzeihen.
- ✷ Anderen zu vergeben ist die einzige Möglichkeit und Chance, miteinander menschlich, würdig und friedlich (zu-frieden) zu leben.
- ✷ Wäre einem das Ausmaß des Schadens, der Zerstörung, der unsäglichen Not und des namenlosen Leids, das aufgrund von Rache und Haß entsteht, lebendig und spürbar vor Augen, man würde lieber seinen furchtbaren Stolz von sich werfen und sich seinen Todfeinden unterwerfen.
- ✷ Vergeben und vergessen sind zweierlei. Vergeben bedeutet nicht, naiv zu sein, sondern als Wissender sich von den verdammenden Komponenten anderer und vor allem seiner selbst täglich zu lösen, zu befreien, zu reinigen.
- ✷ Verdammnis, Verwünschung, Vergeltung, Rache, Haß, Brutalität sind keine Lösungsmöglichkeiten, sie verewigen nur das Harte und Rechthaberische, das Böse und Unmenschliche in uns.

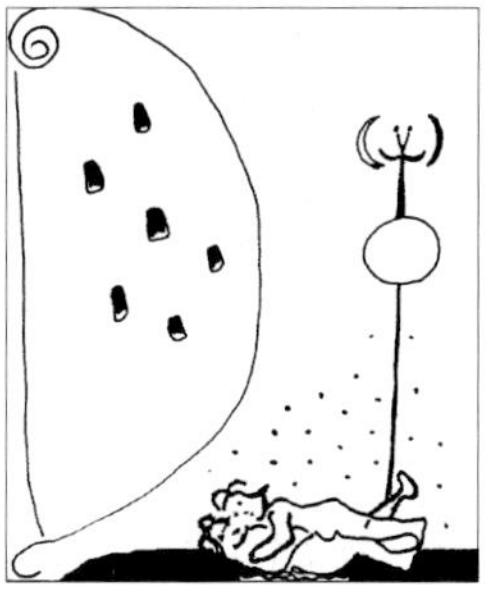

- Man kann nur verzeihen und vergeben, wenn man sich selbst und anderen zugesteht, Fehler zu haben, menschlich zu sein.
- Jemandem für etwas, was einem weh tut, was kränkt oder einem Schaden zufügt, restlos zu vergeben, ist sehr schwer. Man glaubt zuerst, daß es leicht geht und erkennt mit der Zeit, wie schwer es ist, von bestimmten Kränkungen des Ego ganz abzulassen.
- Am schwersten zu vergeben ist denen, die einen diffamieren, ausbeuten, betrügen, quälen, verraten und unterdrücken. Noch schwerer ist es, seinen Feinden zu vergeben. Am schwersten ist dies mit seinen angeblichen oder wirklichen Todfeinden. Aber auch dies ist möglich und sinnvoll.
- Man kann nur Nachsicht üben, wenn man bereit ist, das Wesen der menschlichen Kreatur in ihren Licht- und Schattenseiten, mit ihren Höhen und Tiefen, in ihren Möglichkeiten und Grenzen anzunehmen und zu begreifen.

ÜBUNG
In einem ruhigen Augenblick lehnt man sich zurück. Man geht sein Leben durch und läßt die Gestalten der wichtigen Bezugspersonen vor dem inneren Auge vorbeiziehen. Man überprüft, wem man was noch nicht verziehen hat. Es werden sich sicher einige Überraschungen einstellen.

Eine wunderbare, seltsame und für unsere momentanen gesellschaftlichen Einstellungen ungewöhnliche Geschichte ist die folgende, die einen Staatsmann in ganz anderem Licht zeigt, die eine andere Form der Lösungsmöglichkeit anbietet. Die Verhaltensweisen des Königs dieser Geschichte erinnern etwa an Ghandi, dessen Charisma und Kraft die Welt bis heute nachhaltig beschäftigen.

DER KÖNIG, DER SICH ENTSCHLOSS, EDELMÜTIG ZU SEIN
Es war einmal ein König von Persien, der sagte zu einem seiner weisen Ratgeber: »Erzähl mir eine Geschichte!«
»Der angesprochene Weise antwortete: »Euer Majestät, ich werde Euch die Geschichte von Hatim Tai, dem arabischen König erzählen, einem sehr edelmütigen Mann; denn wenn Ihr sein könntet wie er, so wärt Ihr in der Tat ein wirklich erhabener lebender König.«
»So sprich!« sagte der König. »Aber wenn Du mich nicht zufriedenstellst und meinen Edelmut geschmäht hast, kostet es Dich den Kopf.« Er sprach in diesem Ton, weil es in Persien bei Hof Sitte ist, dem Monarchen zu sagen, er besäße unter allen Königen der ganzen Welt, in Vergangenheit, Gegenwart und Zukunft, die alleraußerordentlichsten Tugenden.

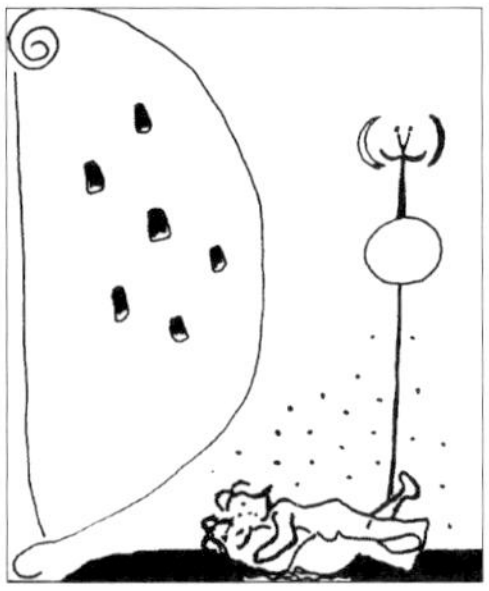

»Höre weiter«, sagte der Weise, den man nicht leicht entmutigen konnte. Und er erzählte die Geschichte Hatim Tais:
»Ein anderer arabischer König trachtete einst nach den Besitztümern, den Dörfern und Oasen, sowie den Kamelen und Soldaten des Hatim Tai. Darum erklärte er Hatim den Krieg und sandte ihm einen Botschafter mit der Aufforderung:
'Ergib Dich, andernfalls werde ich - das ist gewiß - Dich und Dein Land überrennen und mich in den Besitz Deines Thrones bringen.'
Als diese Botschaft den Hof Hatims erreichte, schlugen die Ratgeber sogleich vor, man solle die Krieger zur Verteidigung des Königreichs einberufen; sie sagten:
'Unter all Deinen Gefolgsleuten ist bestimmt nicht ein einziger gesunder Mann oder eine einzige gesunde Frau, die nicht mit Freuden ihr Leben für die Verteidigung unseres geliebten Königs geben werden.'
Aber entgegen der Erwartung des Volkes sagte Hatim:
'Nein, statt daß Ihr auszieht und Euer Blut für mich vergießt, werde ich fliehen. Ich würde den Pfad des Edelmuts weit verfehlen, wenn ich schuld daran wäre, daß das Leben auch nur eines einzigen Mannes oder einer einzigen Frau geopfert würde. Wenn Ihr Euch friedlich ergebt, wird dieser König sich mit Euren Diensten und Steuern begnügen, und Ihr werdet keinen materiellen Verlust erleiden. Wenn Ihr aber auf die übliche kriegerische Weise Widerstand leistet, ist er berechtigt, Eure Besitztümer als Kriegsbeute zu betrachten, und wenn Ihr den Krieg verliert, seid Ihr bettelarm.'
Nach diesen Worten nahm er nichts weiter als einen handfesten Stock und wanderte in die nahegelegenen Berge, wo er eine Höhle fand und in tiefe Kontemplation versank.
Ein Teil des Volkes war tief beeindruckt, daß der König Reichtum und Macht ihretwegen geopfert hatte. Andere jedoch, vor allem solche, die sich gerne einen Namen auf dem Felde der Ehre erworben hätten, murrten: 'Wer sagt uns, daß dieser Mann nicht einfach ein Feigling ist?' Und wieder andere, die nicht viel Mut hatten, murrten gegen ihn und sagten: 'Eigentlich ist es so, daß er sich selbst gerettet hat, und uns hat er einem unbekannten Schicksal überlassen. Vielleicht müssen wir die Sklaven dieses fremden Königs werden, der nach allem doch ein großer Tyrann zu sein scheint; hat er nicht uns, seinen Nachbarn, den Krieg erklärt.'
Wiederum andere, die nicht wußten, was sie von all dem halten sollten, verhielten sich ruhig, bis die Umstände es ihnen erlauben würden, sich eine Meinung zu bilden.
Und so geschah es, daß der tyrannische König, begleitet von seinen prächtigen Heerscharen, Hatim Tais Reich in Besitz nahm. Er erhöhte die Steuern nicht, er maßte sich nicht an, mehr vom Volk für sich selber zu beanspruchen, als Hatim zum Ausgleich dafür, daß er ihr Beschützer und der Verwalter des Rechts war, genommen hatte.
Eines jedoch störte den neuen Herrn: Er hörte munkeln, daß er sich

zwar in Besitz eines neuen Reiches gesetzt habe, dies aber doch nur Hatim Tai verdanke, der es ihm durch eine Tat des Edelmuts überlassen habe, - denn das war es, was einige Leute sagten.

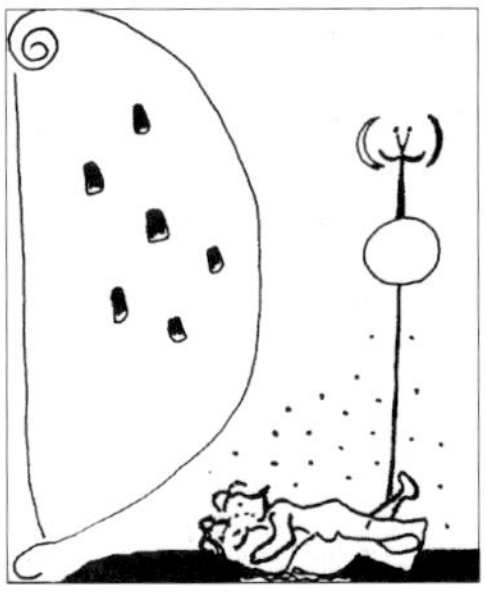

'Ich kann erst dann der wahre Herr dieses Landes sein', so erklärte der Tyrann, 'wenn ich Hatim Tai selbst gefangengenommen habe. Solange er lebt, bleibt ihm ein Teil des Volkes im Herzen treu. Das bedeutet, daß sie mir nicht völlig untertan sind, auch wenn sie sich nach außen hin so verhalten, als ob sie es seien.'

So gab er einen Erlaß heraus, wonach derjenige, der ihm Hatim Tai bringen würde - wer es auch sei - zur Belohnung fünftausend Goldstücke erhalte. Hatim Tai wußte nichts davon bis zu dem Tag, an dem er vor seiner Höhle saß und das Gespräch zwischen einem Holzfäller und seinem Weib anhörte.

Der Holzfäller sagte. 'Liebe Frau. Ich bin jetzt alt, und Du bist viel jünger als ich. Wir haben kleine Kinder, und nach der natürlichen Ordnung der Dinge muß ich damit rechnen, vor Dir zu sterben, solange unsere Kinder noch klein sind. Wenn wir nur Hatim Tai finden und fangen könnten, wofür von dem neuen König eine Belohnung von fünftausend Goldstücken ausgesetzt ist, wäre Deine Zukunft gesichert.'

'Schäme Dich!' sagte sein Weib. 'Besser wäre es, Du würdest sterben, und ich und unsere Kinder würden hungern, als daß wir unsere Hände mit dem Blut dieses edelmütigen Mannes, der alles um unseretwillen geopfert hat, beflecken.'

'Das ist alles gut und schön', sagte der alte Mann, 'aber der Mensch muß an seinen eigenen Vorteil denken. Schließlich trage ich die Verantwortung. Und auf jeden Fall gibt es jeden Tag mehr Leute, die glauben, daß Hatim ein Feigling sei. Es ist nur eine Frage der Zeit, und sie haben alle möglichen Schlupfwinkel durchsucht und ihn gefunden.'

'Der Glaube an Hatims Feigheit wird angefacht durch die Liebe zum Gold. Wenn noch länger auf diese Weise geklatscht und gehechelt wird, hat Hatim umsonst gelebt.'

Da stand Hatim Tai auf und gab sich dem erstaunten Paar zu erkennen. 'Ich bin Hatim Tai', sagte er, 'bringt mich zu dem neuen König und verlangt die Belohnung.'

Der alte Mann war beschämt, und seine Augen füllten sich mit Tränen. 'Nein, großer Hatim', sagte er reuevoll, 'das kann ich nicht tun.'

Während sie noch sprachen, kamen Leute, die auf der Suche nach dem flüchtigen König waren, und stellten sich dazu.

'Wenn Du nicht tust, was ich sage', sagte Hatim, 'werde ich mich dem König selbst stellen und ihm sagen, daß Du mich versteckt gehalten hast. Dann wirst Du wegen Verrats hingerichtet.'

Als der Mob merkte, daß Hatim vor ihm stand, kamen diese Leute heran, ergriffen ihren ehemaligen König und brachten ihn vor den

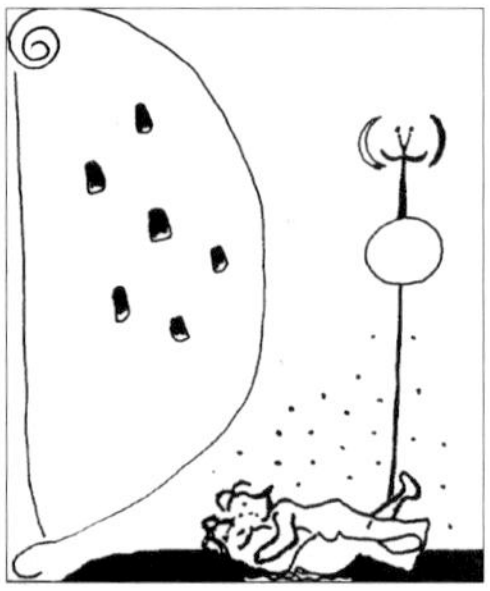

Tyrannen. Der unglückliche Holzfäller folgte ihnen.
Als sie an den Hof kamen, behauptete jeder, er sei derjenige, der Hatim gefangengenommen habe. Als der ehemalige König seinem Nachfolger Unentschlossenheit ansah, bat er um die Erlaubnis zu sprechen: 'Wisse, o König, daß auch mein Zeugnis gehört werden sollte. Ich wurde von diesem alten Holzfäller gefangengenommen und nicht von jenem Mob. Darum gib ihm die Belohnung und mache mit mir, was Du willst...'
Da trat der Holzfäller vor und sagte die Wahrheit über Hatim, der sich selbst als Opfer für eine gesicherte Zukunft seiner Familie angeboten habe. Der neue König war so überwältigt von dieser Geschichte, daß er seinem Heer befahl, abzuziehen. Hatim Tai aber setzte er wieder auf seinen Thron, er selbst zog sich in sein eigenes Land zurück.«
Als der König von Persien diese Geschichte gehört hatte, vergaß er die Drohung, die er ursprünglich gegen den Weisen ausgesprochen hatte (aus SHAH Idries <c> S 37).

15. JENSEITS VON GEBEN UND NEHMEN

Im Gleichgewicht
liegt die große Chance zur Ausgewogenheit:
Gerechtigkeit, Ausgleich.

THESEN

- Zufriedenheit und Erfüllung sind eine Frage des Gleichgewichts.
- Gleichgewicht ist eine Frage der Verteilung.
- Wem es über den notwendigen und guten Verdienst hinaus vor allem um Gewinn geht, dessen Waagschale senkt sich einseitig auf der Seite des Nehmens, auch wenn er glaubt, er sei ein Geber.
- Wer über Geben und Nehmen, über Gewinn und Verlust nachdenkt, ist noch nicht im Gleichgewicht.
- Menschen, die ihre Taten und Gaben aufrechnen, Dankbarkeit fordern und Gegengaben erwarten, geben noch nicht wirklich. Sie glauben nur, dies zu tun. Wirkliches Geben und Nehmen steht außerhalb jeder Handelsbeziehungen. Es ist so wertvoll, daß es mit Geld nicht aufzuwiegen ist.
- Die tatsächlichen Geschenke sind nicht bezahlbar, auch wenn viele dies nicht glauben können.
- Die äußersten Gaben sind immaterieller Natur.
- Wer wirklich gibt, ist schon beschenkt.

16. WERTSCHÄTZENDE PARTNERSCHAFT IM LICHT VON AUFGABEN, FUNKTIONEN UND HIERARCHIEN

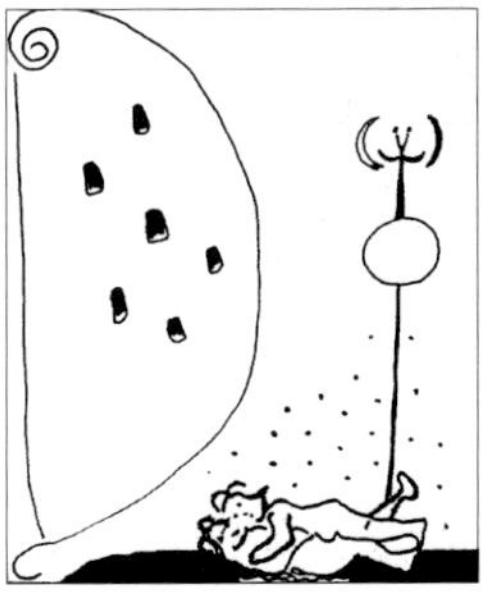

THESEN

- Gegenseitige und uneingeschränkte Wertschätzung ist wesentliche Beziehungshilfe und Garant für Partnerschaft und Zusammenarbeit, für *wirklichen* Erfolg.
- Es gibt überall Hierarchien. Hierarchien ergeben sich überall und von selbst aufgrund der unterschiedlichen Fähigkeiten, Begabungen und folglich unterschiedlichen Aufgaben und Funktionen, die das Sozialgefüge in sich birgt.
- Die meisten Menschen schließen nun aufgrund der unterschiedlich vorhandenen Fähigkeiten und Begabungen auf eine unterschiedliche Wertigkeit der Menschen. Das ist der wesentliche Trugschluß.
- Paradoxerweise sind die Menschen und Wesen trotz ihrer unterschiedlichen Fähigkeiten, trotz ihrer unterschiedlichen Stellungen in den Hierarchien und trotz ihrer unterschiedlichen Aufgaben und Funktionen im Ganzen alle samt und sonders gleichwertig. Jedem einzelnen gebührt die gleiche und uneingeschränkte Wertschätzung als Wesen, als Teil des einen, ungeteilten, aber differenzierten Seins.

HILFEN ZUM VERLIEBTBLEIBEN

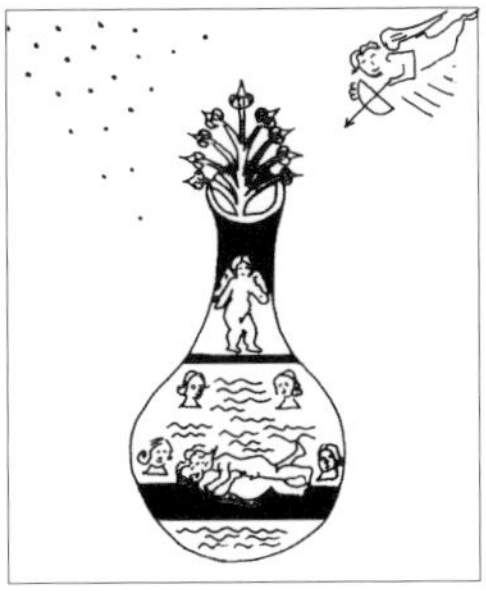

EINLEITUNG

Gibt es viel Schöneres als verliebt zu sein?
Ewig verliebt in das Leben, ewig verliebt in die Schöpfung, ewig verliebt in die Menschen. Es ist unvorstellbar. Oder vielleicht doch nicht? Wer weiß schon, was es zwischen Himmel und Erde noch gibt, welche Überraschungen bereit gehalten sind, die das Herz mit Dankbarkeit bestürmen.

Wege, um verliebt zu bleiben, sind nichts für Mutlose. Wandelnd kommt man auf ihnen voran, ohne Hast und Eile, mit friedlichen Schritten, in kraftvoller Gelassenheit, sich dem Nächsten übergebend, sich ausliefernd, sich hingebend, sich ganz vergessend in des Lebens Herrlichkeit.

1. VERLIEBTHEIT UND LIEBE

THESEN

✷ Erste Verliebtheit: die meisten Menschen können sich verlieben, aber bei weitem nicht so viele sind liebesfähig.

✷ Einen Partner, eine Beziehung einzuschätzen ist günstig nach dem Abflauen der ersten Verliebtheit.

✷ Wenn die anfängliche Verliebtheit aufgehört hat, eröffnet sich die Möglichkeit zur Liebe.

✷ Es ist wichtig zu unterscheiden zwischen:
dem Beziehungsbeginn - der gelebten Beziehung - der möglichen Endphase einer Beziehung.

✷ Zweite Verliebtheit: über die anfängliche Verliebtheit hinaus, gibt es Möglichkeiten, so bewußt und achtsam miteinander zu leben, daß diese Frische und Kraft des Lebens als gereifte Form eines achtsamen Lebens einen in jedem Augenblick in Gestalt der Lebensfreude und Lebendigkeit, in Form der zweiten Verliebtheit ergreift.

✷ In diesem Sinne: Verliebe Dich täglich in Deinen Partner!

An der Häufigkeit ihrer
alltäglichen Verliebtheit
werdet Ihr die Kunst ihrer Liebe erkennen.

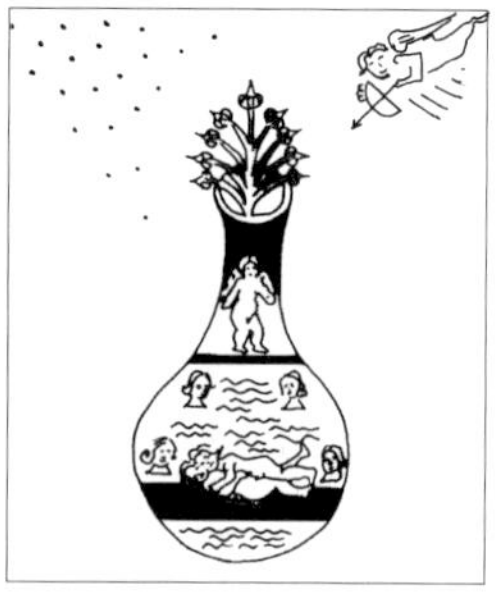

In einer Beziehung ist es günstig, drei Hauptphasen zu unterscheiden:

- den verliebten Beginn,
- die gelebte Mitte und
- das Ende.

BEGINN UND ENDE DER BEZIEHUNG - Der häufig aufregende Beginn und das oft aufregend-dramatische Ende einer Beziehung sind Sondersituationen. Am Beginn und am Ende einer Beziehung sind die Intensität und der Kontakt zwischen zwei Menschen meistens sehr hoch. Die Natur hat am Beginn einer Liebesbeziehung ein Übermaß an Energie zur Verfügung gestellt, um durch hohe Attraktion fast mühelos in die gegenseitige Anbindung zu gelangen. Es ist wichtig, daß die Verliebtheit entstehen kann. Noch wichtiger ist, daß sich in der Folge die Liebe entfaltet.
DIE GELEBTE BEZIEHUNG - Die meisten Menschen können sich verlieben, aber nicht annähernd so viele sind liebesfähig.
Die Stunde der Wahrheit ist die Art der gelebten Alltagsbeziehung. Nachdem die erste Verliebtheit vergangen ist, zeigt sich, ob man gut zusammenpaßt, ob man friedlich und befriedigend zusammenleben kann. Aus diesem Bereich lassen sich Ableitungen machen, ob der andere ein wirklich ernstzunehmender Partner ist und ob man selbst dem anderen ein ernstzunehmender Partner sein kann. Viele Menschen übersehen, daß der Alltag der Beziehung erst beginnt, wenn die Zeit der großen Verliebtheit zu Ende gegangen ist. Die inhärente Weisheit der Natur hat gewissermaßen die wunderbare Verliebtheit geschaffen, um es den Menschen leicht zu machen, zueinander zu finden. Um so wichtiger ist es, zwischen Verliebtheit und Liebe zu unterscheiden. Verlieben tun wir uns fast alle, es geht von selbst. Lieben hingegen bedeutet, aktiv Verantwortung zu übernehmen und mit dem anderen durch die sich wandelnden Phasen der Beziehung und des Lebens würde-, respekt- und liebevoll zu gehen.
Die Kunst der Alltagsbeziehung liegt darin, sich immer wieder aufs neue in den anderen zu verlieben. Das ist die zweite Verliebtheit. Sie kann nur durch eine bestimmte Art von Bewußtsein, durch innere Lebendigkeit und durch einen achtsamen Lebensstil bewirkt werden. Wenn es möglich ist, sich immer wieder neu zu verlieben, diese Frische der Wahrnehmung des anderen zu erhalten, dann ist es möglich zu sagen: wir sind glücklich.
DAS ENDE DER BEZIEHUNG - Häufig ist der Verlauf so, daß der verliebte Beginn wunderbar ist, daß der Beziehungsalltag schmerzvoll oder frustrierend ist, daß man sich dann überlegt, die Beziehung zu beenden und nun unter dem Eindruck des Auseinandergehens der andere plötzlich wieder jene Qualitäten zu zeigen beginnt, die man braucht, um gut bleiben zu können, und die auch in der Phase

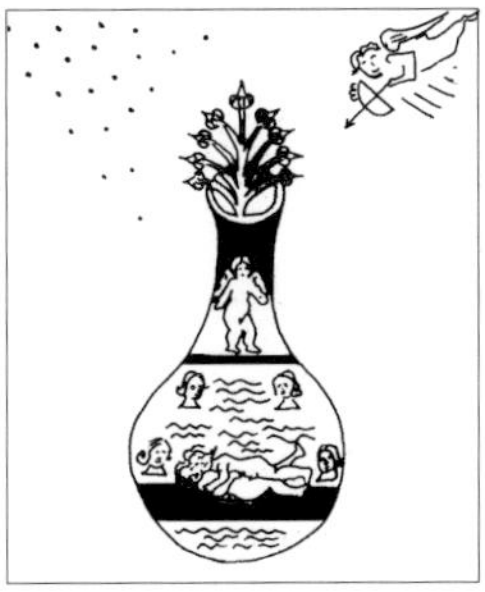

der ursprünglichen Verliebtheit zu sehen waren. übersehen wird, daß diese Qualitäten häufig nur unter dem Eindruck des drohenden Endes hervorkommen und unter dem Eindruck der Angst vor der bevorstehenden Trennung möglich sind. Sobald das Thema des Auseinandergehens sich wieder beruhigt hat, zeigt sich meistens sehr rasch wieder das wenig befriedigende, frustrierende oder lieblos eingeschliffene Alltagsverhalten.

2. NICHTS IST SELBSTVERSTÄNDLICH

THESEN

- Nichts ist selbstverständlich.
- Nichts, was jemand tut oder nicht tut, sollte jemals als selbstverständlich angesehen werden.
- Bewußt zu leben bedeutet, in jedem Moment hellwach zu sein, das Augenmerk ständig auf das Ganze richtend ein jedes Ereignis, in seiner Einzigartigkeit bemerkend, zu betrachten.
- Ein ständig belebendes Prinzip ist: In jedem Moment des Lebens jeden Atemzug, jeden Schritt, jedes Wort so aufmerksam zu tun wie beim allerersten Mal.
- Anhaltende Aufmerksamkeit wirkt wie ewiges Verliebtsein, den Sinn der Sinne einsetzend, lotet man die Tiefen des Seins restlos aus.
- Jeden Augenblick bewußt zu leben ist das Leichteste und Schwerste zugleich. Es ist, als ob man mit einem leuchtenden Pfeil das Innerste und Äußerste zugleich trifft.
- Jemand Gescheiter hat einmal gesagt: Achtsamkeit ist Erleuchtung.

Selbstverständlichkeiten sind Abgründe, in die Dunkel und Achtlosigkeit gemeinsam hineinstürzen.
Die Selbstverständlichkeit ist der Tod der Beziehung. Jede Form von Selbstverständlichkeit ist ein Rückfall in die Dunkelheit des Unbewußten.

Im Grunde genommen
ist nichts selbstverständlich.
Das Nicht-Selbstverständliche
drängt zur Krönung des Lebens,
zum höchsten Bewußtsein.

Manche wissen, daß sie ihre Frau lieben und ihren Partner schätzen, aber sie tun es nicht. Sie behandeln ihre Frau nicht täglich liebevoll,

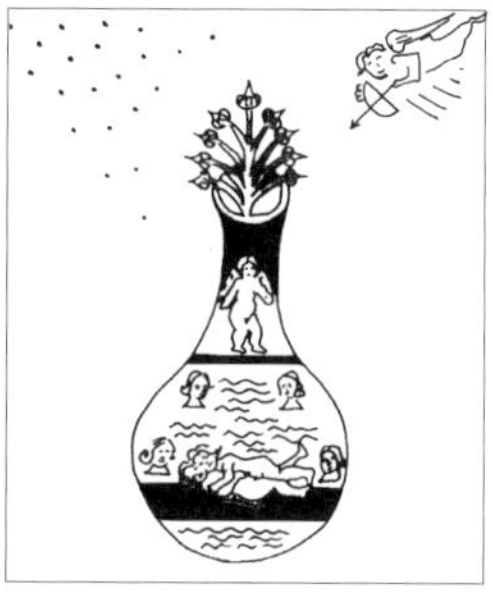

und sie begegnen ihren Partnern nicht täglich von neuem achtsam. Irgendwann wundern sie sich dann, wieso ihre Ehe oder ihre Lebensgemeinschaft nicht (mehr) befriedigend ist, ihre ehemals guten Partner frustriert, welk oder verlorengegangen sind. Unachtsamkeit. Beginnt man das einen Umgebende als selbstverständlich hinzunehmen, gibt man die Kraft der Achtsamkeit aus der Hand. Es ist so, wie wenn man eine wertvolle Pflanze ohne Wasser und Sonne läßt; die bewußte und anhaltende und wohlwollende Beachtung dessen, was uns Nahestehende tun, ist wie Sonne und Wasser. Die folgende Geschichte des wunderbaren Narren Nasrudin Hodja mag diese Situation verdeutlichen.

ICH HÄTTE MEHR ZEIT GEBRAUCHT
Der Mulla Nasrudin kaufte einen Esel. Jemand sagte ihm, er müsse ihm täglich soundsoviel Futter geben. Das erschien ihm aber zuviel. Er wollte, so entschied er, den Esel an weniger Futter gewöhnen. Darum verringerte er täglich die Futtermenge.
Als der Esel schließlich so gut wie gar kein Futter mehr bekam, fiel er um und war tot.
»Schade«, sagte der Mulla, »ich hätte nur noch ein wenig mehr Zeit gebraucht, um ihn daran zu gewöhnen, von gar nichts zu leben.«
(aus SHAH Idries <a> S 110)

Ein belebendes Prinzip ist, wie gesagt: in jedem Augenblick des Lebens alles so zu tun, als ob man es zum ersten und letzten Mal tut. Man schaut die Menschen, denen man begegnet, so an, als ob man sie zum ersten Mal sieht, - auch wenn man sie schon dreißig Jahre kennt. Man sieht ihr Lächeln, diese kleine Falte, die Form ihrer Lippen, die Durchlässigkeit ihrer Augen, die Botschaft ihres Ganges, man beachtet die Art der Berührung ihrer Hand. Man schaut aus der Sicht der Frische und benetzt so alles wie der Tau am jungen Morgen. Man tut seine Arbeit mit der gleichen Intensität und Frische wie am ersten Tag. Man sieht diesen wunderbaren Baum am Weg zur Arbeit so an, als ob man ihn in seiner Pracht zum ersten Mal entdeckt.
Unsere einzige Chance zu leben und lebendig zu sein ist, unsere Bewußtseinsräume ganz zu öffnen, ganz präsent zu sein, unsere Sinne voll einzusetzen und dadurch aufzuwachen, da zu sein, wach zu sein.
Das Wesen der Verliebtheit zeigt den Wert großer Aufmerksamkeit. In der Phase der Verliebtheit hat die Natur so viel überschüssige Energie zur Verfügung gestellt, daß man spielerisch in höchster Aufmerksamkeit jede Bewegung, jede Geste des Geliebten/der Geliebten und sogar der Umgebung sehr klar sieht. In der Verliebtheit sieht man den anderen und die Natur mit veränderten Augen. Man erlebt die Welt aus dem Zustand des kosmischen Bewußtseins. In der Zeit der Verliebtheit und zu fremden Menschen ist man häufig

aufmerksamer als zu Vertrauten, obwohl unser Wohl und Wehe in viel größerem Ausmaß von den uns Altvertrauten abhängt. Die Kunst des bewußten, intensiven und achtsamen Lebens besteht darin, mehr und mehr so zu leben, als ob man dauernd verliebt wäre, und die Achtlosigkeit des Alltags besiegend abzuwerfen. Man geht durchs Leben wie ein Fremder durch nie gesehene Landstriche.

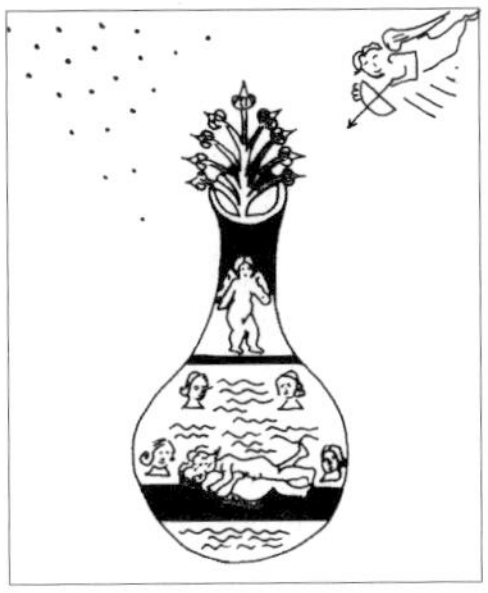

Hätte ich das erste Kapitel des Buches »Fülle und Nichts« von David STEINDL-RAST gelesen, bevor ich hier zu schreiben begann, vielleicht hätte ich es ganz und gar ihm überlassen, uns in »das Land des Nichtselbstverständlichen«, in das Land der ewig Verliebten zu führen. Das erste Kapitel in seinem Buch lautet »Staunen und Dankbarkeit« und betrifft eben das Nichtselbstverständliche, oder wie er es nennt, das Überraschende. Und man höre, er schreibt:

> »Selbst das Vorhersagbare wird zur Überraschung,
> wenn wir aufhören, es für selbstverständlich zu halten.
> Wüßten wir, wie das gesamte Universum funktioniert,
> dann wäre es immer noch überraschend,
> daß es das Universum überhaupt noch gibt.«

Nur wer im Zustand wiedererwachter, erwachsener Unschuld lebt, - sprich: sich selbst und anderen eingesteht, nichts zu wissen, nichts wirklich unter Kontrolle zu haben -, ist imstande, über das, was ist, genauso frisch, wie ein Kind es tut, zu staunen und davon überrascht zu sein, daß es ist, wie es ist. Auch wenn ich scheinbar weiß, wie es ist, wenn ich eine Vorstellung von vergangenen Erfahrungen unvermeidlich in mir trage, es von neuem erlebend, vom Tiefgang der Sinne ergriffen, werde ich überwältigt im Staunen. Wer die Wirklichkeit durch Vor-Stellungen kontrolliert, ist gefangen, schläft.
Das ist Aufwachen und tatsächlich leben. Aufwachen heißt, sich vom Jetzigen ganz ergreifen zu lassen und im vollkommenen Ergriffensein wie ein Born der Dankbarkeit Bewegtheit, Freude und Licht wieder auszustrahlen. Die Kontinuität der Unmittelbarkeit der Erfahrung des Erfahrenden allein zählt. Aufgewacht!

EIN ÜBUNGSANGEBOT

Eine kleine praktische Übung dazu ist, wie angedeutet, sich zum Beispiel vorzunehmen, seinen Partner, seine Freunde, seine Arbeitskollegen ein Jahr lang jeden Tag sehr bewußt von neuem anzusehen, so als ob man sie jeden Tag zum ersten Mal sieht.
Ich fahre jeden Tag mit dem Fahrrad am Morgen in Salzburg über die Salzach. Jahrein, jahraus werfe ich bewußt einen Blick über den Fluß, die Altstadt, die Festung Hohensalzburg ungefähr von jener Stelle aus schauend, wo Alexander Humboldt staunend stand. Jeden Tag ist die Aussicht eine völlig andere, anders schöne. Ich habe seit Jahren noch an keinem Tag dort dasselbe gesehen.

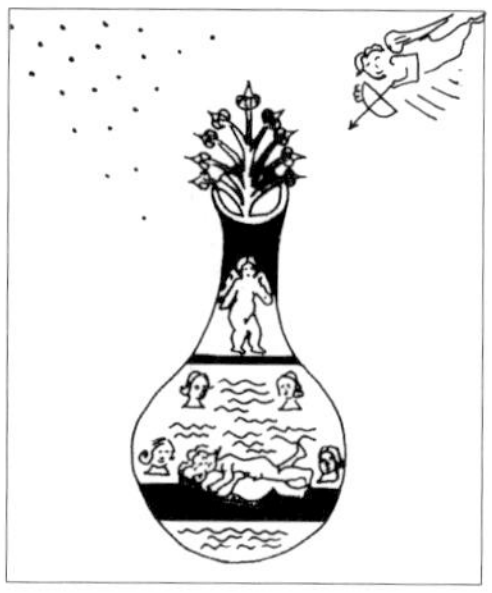

3. BEWUSST AUSGEFÜHRTE ALLTAGSRITUALE: ACHTSAMKEIT

Kraft entsteht
durch bewußtes Tun.

THESEN

- Alltägliche Rituale werden oft automatisch abgespult und sind folglich kraftlos.
- Bewußt ausgeführte Alltagsrituale sind hingegen kraftvoll, weil sie mit Sinn, Gefühl, Zuwendung, Achtung und Liebe erfüllt sind.
- Bewußt ausgeführte Alltagsrituale - beispielsweise von Begrüßung und Verabschiedung - aktivieren und bestärken tiefe und für uns Menschen notwendige Bindungen, erinnern uns an die Einheit des Ganzen.
- Wir sollten ständig dasselbe Maß an Bewußtheit in den Alltagsritualen mit unseren Partnern, Freunden und Bekannten einsetzen, wie wir es jemand Fremden gegenüber tun oder wie wir es tun, wenn wir verliebt sind.

Bewußte Rituale heben uns
aus dem Unbewußten ins Bewußte,
aus dem Bewußten ins Überbewußte.

Alltagsrituale sind etwas Wesentliches für uns Menschen. Soferne sie lebendige Rituale sind, schaffen sie Verbindungen, festigen soziale Kontakte, sind »Salz der Kultur«.
Einem anderen Menschen zum Beispiel bei der Begrüßung oder Verabschiedung die Hand zu geben, ist ein alltägliches Ritual. Es ist nicht gleichgültig, ob ich dem anderen die Hand automatisch gebe oder bewußt und mit bestimmten Gefühlen, bewußten Wünschen und Gedanken. In den kurzen Momenten von Begrüßung und Verabschiedung ereignet sich zwischen Menschen Wesentliches, häufig im unbewußten und halbbewußten Bereich, was auf die Beziehungen nachhaltige Auswirkungen hat.
Von dieser Tatsache abgesehen, werden viele Personen ihren Partnern, Freunden und Vertrauten gegenüber mit der Zeit paradoxerweise nachlässig, wo man eigentlich annehmen könnte, daß man den wichtigsten Menschen im Leben die höchste Aufmerksamkeit angedeihen läßt.
Eigenartigerweise sind jedoch viele fremden Menschen gegenüber viel aufmerksamer und zuvorkommender als altvertrauten. Der Schlendrian der Unachtsamkeit ist ein Zeichen der Lieblosigkeit. Auf den Wegen zum Verliebtbleiben ist dieser Schlendrian kein brauchbarer Weggefährte.

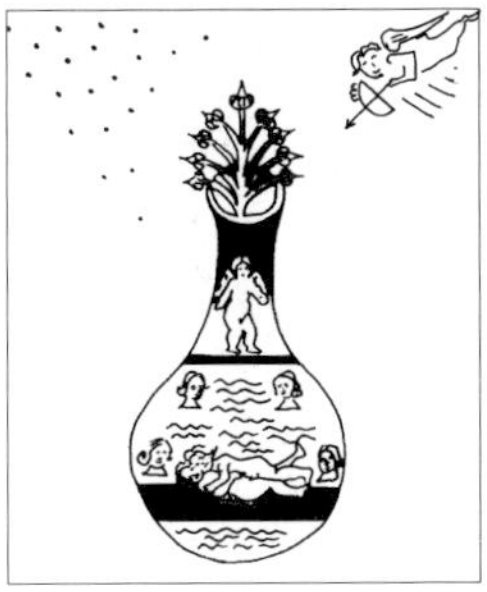

Günstig ist es, täglich darauf zu achten, daß man diese Rituale der Begrüßung, die Rituale beim Nachhausekommen, beim Verlassen des Partners, beim Zubettgehen nicht automatisch und gedankenlos ausführt. Kraft entsteht durch bewußtes Tun. Dieses Kraftvolle entsteht in den anderen und interferrierend in einem selbst. Das ist ein sehr interessanter Aspekt. Wo Rituale gewohnheitsmäßig betrieben werden, werden sie ihres inneren Lebens entkleidet, verkommen zum Unsinn. Wesentlich ist, wie man diese ritualisierten Berührungen und Handlungen ausführt, wie man seine Kinder zu Bett bringt und küßt, wie man jemandem die Tür aufhält, wie man jemanden ansieht und anlacht, wie man jemanden verabschiedet, wie man jemandem auf die Schulter klopft. Wiederum kann die Frische von Verliebten einem als Vorbild Hilfe sein, das Leben mit Intensität zu leben, jeden Augenblick mit Kraft, Freude, mit Faszination, Licht und Wachheit zu erfüllen.

Aus dem Kleinen kommend, beginnt es
und setzt sich fort
ins Ewige, Unausmeßliche.

4. MIT DEM SCHÖNEN BEGINNEN

THESEN

- Wer den Kontakt mit der Schau des Mangels des anderen beginnt, beschädigt ihn bereits und auch sich selbst.
- Wer es nicht von selbst tut, dem ist zu raten, bewußt mit der Betrachtung des Schönen und Wertvollen zu beginnen und daraus eine Übung für das Leben zu machen.
- Es geht nicht darum, über das Schöne nachzudenken. Es geht darum, das Schöne rundherum zu beachten und bewußt zu betrachten. In der Schönheit der Natur beginnend, zur Schönheit der Menschen fortschreitend, in die Schönheit des Ganzen eintauchend.

Schönheit ist eine Frage der Ganzheitlichkeit.
Organische Ganzheiten integrieren
Gesamtheit und Einzelnes,
Innen und Außen,
Oben und Unten.

»Sie hat viel zu viele Pickel, eine schiefe Nase und einen zu kleinen Busen; die Beine scheinen mir auch etwas krumm zu sein; an ihrer Stelle würde ich mich auch ganz anders anziehen und ihr Auto hat

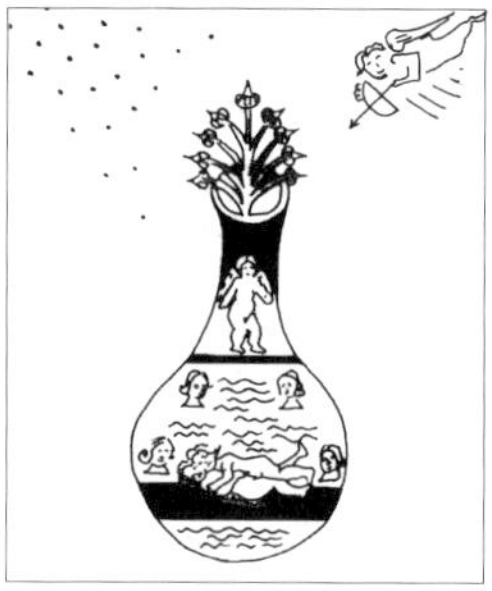

eine Beule, zudem noch ein ewigaltes Modell; außerdem, sie lacht ständig unmotiviert...«
Solche und ähnliche Gedanken sind alltäglicher innerer Dialog. Sigmund FREUD bemerkte, daß wir Menschen unbewußt viel moralischer sind als wir glauben. Im obigen Beispiel zeigt sich diese menschlich verständliche und alltäglich-kritische Haltung. Häufig kann man solche Gedanken den betreffenden Menschen schon am Gesichtsausdruck, an der Kopf- und Körperhaltung ablesen. Man kann sich in ihrem Blick nicht sonnen und nur schwer zu Höchstform auflaufen.
»Sie kann sich gut bewegen; feine und kräftige Bewegungen sind ausgebildet; sie muß offensichtlich nicht um jeden Preis auffallen; ihr Lachen perlt und kullert wie ein munterer Wasserfall; sie ist nicht offensichtlich auffällig und dennoch ist sie eine Persönlichkeit; ihre Nase verleiht ihr Charakter; trotz ihrer krummen Beine ist sie attraktiv und fraulich...«
Der Unterschied zwischen dem ersten und dem zweiten Denkbeispiel ergibt sich nicht durch die Anwendung eines Tricks. Menschen sind nur mit ihren Schatten, Schwächen und kranken Teilen schön und liebenswert, nicht ohne sie. Es ist also nicht eine Frage eines idealen Zustandes, sondern eine Frage der Entwicklung von menschlichem Bewußtsein.
Meine These ist: Wer den Kontakt mit der Schau des Mangels, der Schwäche und Kritik am anderen beginnt, beschädigt ihn bereits und auch sich selbst. Wirkliches Wohlwollen ist wunderbar.

Vor ein paar Jahren anläßlich einer Türkeireise waren wir tief berührt vom Wohlwollen und von der Freundlichkeit der Menschen. Noch nie zuvor hatten uns so viele Menschen in so kurzer Zeit guttuend angelächelt. Zuerst waren wir skeptisch, dachten sofort, daß die Menschen irgendetwas von uns wollten. Es gab auch solche. Doch nachdem uns viele Menschen von sich aus freundlich lächelnd angesprochen und so gut behandelt hatten, waren wir erschüttert über unser eigenes, mitgebrachtes Mißtrauen.

Man könnte nun fragen: Ja wenn man nun überhaupt keine Kritik mehr anbringen kann, wo führt denn das hin? Sinnvolle Kritik ist sinnvoll. Die Gewohnheit der Mangelschau jedoch sinnlos.

Eine zweite These ist: Es macht Sinn, all jene unguten, unachtsamen und negativen Aussagen, die einem andere über dritte erzählen, zustecken und anbieten, in sich selbst auszumerzen. Meistens haben solche Aussagen einen ziemlich intensiven Effekt in einem. Sie graben sich in die Tiefe, beschäftigen einen immer wieder, lassen einen nicht los. Gibt man solche Aussagen weiter oder läßt ihnen im Inneren Raum, ist man ziemlich beschäftigt. Viel Energie wird an

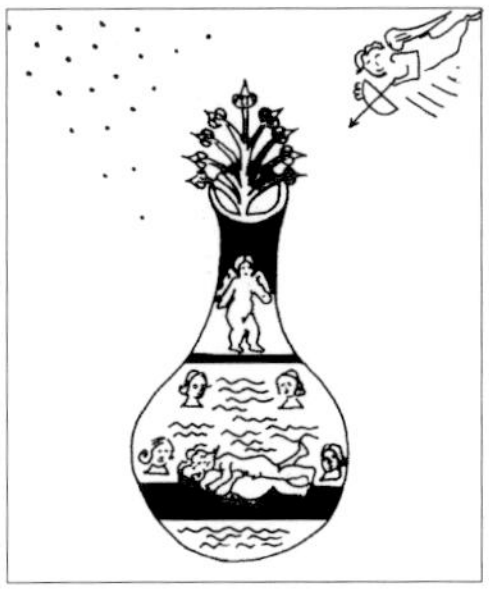

ihnen gebunden, die zu weniger als nichts führt. Deshalb sehe ich persönlich den einzig vernünftigen Weg darin, sich von solchen Aussagen innerlich zu trennen und sie in einem selbst auszulöschen und für immer zum Schweigen zu bringen. Solange ich dies nicht kann, werde ich alles tun, um sie auf keinen Fall irgendjemand anderem aufzuhalsen und weiterzugeben. Es ist nicht die gesunde Kritik, sondern es sind jene - menschlich verständlichen - aus Unbedachtsamkeit geäußerten kleinen giftigen Pfeile, die sich ins Fleisch bohren und die Atmosphäre zwischen Menschen vergiften. Meistens werden solche giftigen Botschaften von Menschen weitergegeben, die selbst ihre eigenen Schattenseiten wenig kennen und noch nicht integriert haben.

Ein wunderbares Beispiel wie auch unausgesprochene Gedanken die Atmosphäre nachhaltig prägen ist die folgende Zen-Geschichte.

SCHMUTZIGE STRASSE
Tanzan und Ekido wanderten einmal eine schmutzige Straße entlang. Zudem fiel auch noch heftiger Regen.
Als sie an eine Wegbiegung kamen, trafen sie ein hübsches Mädchen in einem Seidenkimono, welches die Kreuzung überqueren wollte, aber nicht konnte. »Komm her, Mädchen«, sagte Tanzan sogleich. Er nahm sie auf die Arme und trug sie über den Morast der Straße.
Ekido sprach kein Wort, bis sie des Nachts einen Tempel erreichten, in dem sie Rast machten. Da konnte er nicht mehr länger an sich halten. »Wir Mönche dürfen Frauen nicht in die Nähe kommen«, sagte er zu Tanzan, »vor allem nicht den jungen und hübschen. Es ist gefährlich. Warum tatest Du das?«
»Ich ließ das Mädchen dort stehen«, sagte Tanzan, »trägst Du sie immer noch?« (REPS Paul S 35)

Eine Geschichte, die noch eindrucksvoller zu verdeutlichen vermag, daß Innenwelt und Außenwelt unmittelbar zusammenhängen und wie wichtig es ist, sehr genau darauf zu achten, was man tut und noch mehr, was man denkt, ist die folgende:

DER TEMPEL DER TAUSEND SPIEGEL
Es war einmal ein kleiner Hund, der weit umherkam.
Lange war er schon gelaufen, da kam er eines Tages auf eine Lichtung, und vor ihm stand der Tempel der tausend Spiegel.
Schnurstracks lief er hinein und wedelte freudig mit seinem buschigen Schwanz. Da glitzerte es ihm entgegen, und als er aufsah, wedelten in tausend Spiegeln tausend kleine Hunde freudig mit ihrem buschigen Schwanz. Daraufhin kam er jeden Tag gerne auf diese Lichtung zu diesem Tempel der tausend Spiegel.

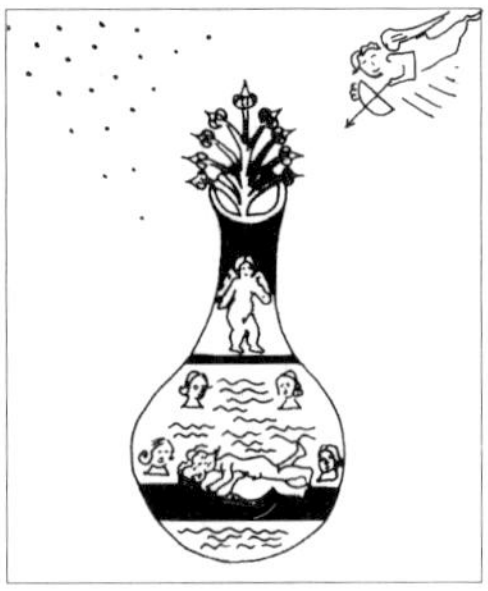

Tagsdarauf fand ein anderer Hund zu diesem Platz des Tempels der tausend Spiegel. Als er in die tausend Spiegel sah, zog er den Schwanz ein, fletschte etwas die Zähne und knurrte. Da zogen tausend Hunde den Schwanz ein, fletschten die Zähne und aus tausend Spiegeln knurrte es. Da beschloß er bei sich, nie wieder an diesen Ort zu kommen.
(Autor unbekannt; Nacherzählung: DIETRICH Reinhold)

Die Synchronizität
von Vorgängen, Bildern, Gefühlen und Erfahrungen,
die alle materiellen Räume durchdringt,
Innen und Außen transzendierend,
ist beobachtbar.

5. GESTALTUNGSMÖGLICHKEITEN: DER MENSCH ALS KÜNSTLER UND KUNSTWERK

THESEN

- ✹ Jeder Mensch ist für sich genommen ein wunderbares Kunstwerk, gestaltet durch die Weisheit der Natur, durch Personen, durch die Kultur.
- ✹ Jeder Mensch findet darüber hinaus ein enormes Potential an Selbst-Gestaltungsmöglichkeiten vor, welches für viele ein Leben lang unerkannt bleibt.
- ✹ Ein wirkliches Kunstwerk ist etwas Einzigartiges. Es wächst über den Rahmen des Alltäglichen und über das kulturell Genormte hinaus. In einem wirklichen Kunstwerk wird das zeitlos Universale spürbar.
  So ist der Mensch.
- ✹ Den inneren Reichtum eines großen Kunstwerks kann man höchstens erahnen, aber nie ganz begreifen.
- ✹ Wenn der Mensch begreift, daß er selbst Künstler sein kann, eingeladen ist, aktiv teilzunehmen an der Gestaltung dieses Kunstwerks seines ihm geschenkten Lebens, dann tun sich vor ihm diese wunderbaren Landstriche der Potentialität seines Seins auf.
- ✹ Faszination bedeutet, sich selbst als Kunstwerk erkennend, aufzumachen und fortan ein Meister der Gestaltung zu sein.

Erkenne, daß alles unbeständig
und ohne ewige Identität ist.

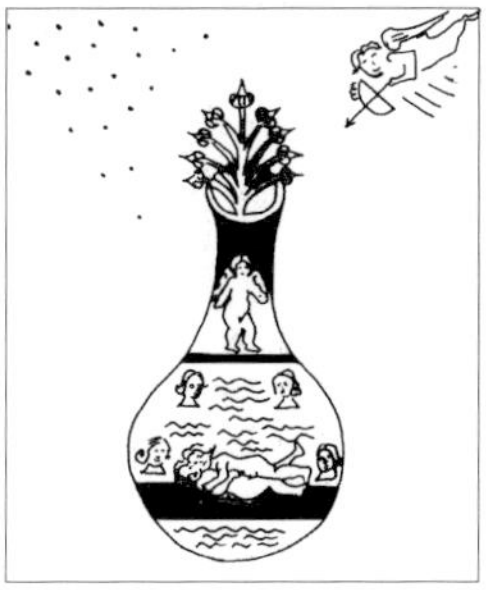

Erkenne, daß die Dinge, obgleich unbeständig
und ohne dauernde Identität,
nichtsdestoweniger voller Wunder sind.
Weder bist du durch das Bedingte
noch durch das Unbedingte gebunden.

Thich Nhat Hanh

Wir glauben, unsere Entfaltung sei abgeschlossen durch Kindererziehung, Pflichtschule, Berufsausbildung. Ich behaupte, sie hat im Grunde oft noch nicht einmal begonnen. Wenn wir um die enorme Gestaltbarkeit unserer selbst wüßten, wir würden nicht aufhören an der Entfaltung unseres Inneren zu arbeiten.

Auf dem Boden des Wissens um diese enorme Gestaltbarkeit unserer selbst bietet sich zum einen das Bild an, daß ein jeder in jedem Moment des Lebens zugleich Künstler und Kunstwerk ist. Er ist der Künstler, der das Kunstwerk seines Lebens durch den Spielraum des freien Willens gestaltet, nicht um sich und andere zu manipulieren, sondern um die Schönheit des Lebens zu preisen.

Ein Künstler, der sein Kunstwerk betrachtet, schaut dieses Kunstwerk mit einem ganz bestimmten Blick; er schaut auf das Ganze, läßt das Insgesamt von Außen und Innen in diesem Blick hindurchtreten, und augenblicklich tritt die Kraft des Schöpferischen hervor. Der Mensch kann also als einziges Wesen in der Welt Künstler und Kunstwerk in einem sein. Ein Kunstwerk, das das ganze Leben als eine einzige Quelle unaufhörlicher Inspiration zeigt; ein Künstler, der ein Leben lang schöpferisch die Potentialität des Seins hervorbringt und gestaltet, immer weiter an der Gestaltung dieses Kunstwerkes schaffend.

Wer seine Gestaltungskräfte nicht zur Freude und Erhöhung des Lebens einsetzt, sondern um irgendeiner Form der Manipulation zu frönen, - dies soll ja ein sehr moderner Zeitvertreib sein - fällt aus dem Reich des kraftvoll Schönen augenblicklich in den dunklen Kasten der Verunstaltung seiner selbst.

Um es mit einem anderen Bild zu verdeutlichen: Der Mensch ist nicht nur ein Samenkorn, das sich im Laufe des Lebens mehr oder weniger entfaltet. Im Menschlichen sind unzählige Samen enthalten, die alle anklopfen, die alle warten, die durchbrechen wollen, die alle jenes Moments harren, wo sie endlich befreit aufgehen und aufblühen. Die menschlichen Landschaften bestehen aus fruchtbaren und weniger fruchtbaren Gegenden. Die Faszination einer Wüste ist trotz Dürrheit umwerfend. Dennoch: Kaum ein Samenkorn kann in der Wüste aufgehen. Normalerweise denkt man nicht einmal daran, daß es in einer Wüstenlandschaft Samenkörner gibt. Es gibt Wüsten auf dieser Erde, in der unzählige Samenkörner schlummern, unsichtbar, verborgen, vergessen, wartend, Jahre, Jahrzehnte. Am Tag, an dem der

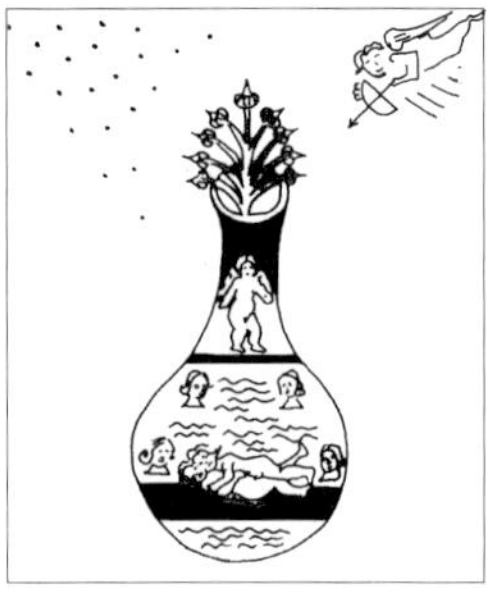

große Regen kommt, geschieht ein Wunder - die Wüste blüht. Die Wüste verwandelt sich in kürzester Zeit in ein Blütenmeer, in einen paradiesischen Garten. All diese vergessenen Samen gehen auf. Es ist das Bild der Potentialität in Blüte, das für die Potentialität der menschlichen Entfaltung steht.
Vor diesem Hintergrund stehend, ist der Mensch enorm gestaltbar, vorausgesetzt er macht sich auf, ein Meister der Gestaltung zu werden, sein Leben der Kunst zu widmen, ein Künstler zu werden, Lebenskunst. Natürlich gibt es auch ein Schicksal. Aber hier soll deutlich gemacht werden, wie viele Möglichkeiten aus Unwissenheit ungenutzt bleiben und wie sehr es von jedem einzelnen abhängt, ob er sich aufmacht, auf den Weg zu den vergessenen Samen, zum vergessenen Garten seiner selbst voranzuschreiten.
In einem Garten, den ein guter und achtsamer Gärtner bearbeitet, betreut, bestellt, werden viele Samen aufgehen können. Die Kunst des Lebens besteht darin zu erkennen, daß jeder einen Garten bekommen hat und jeder sich selbst ein Gärtner sein kann.

NUR DEN SAMEN
Ein junger Mann betrat im Traum einen Laden. Hinter der Theke stand ein älterer Mann. Hastig fragte er ihn: »Was verkaufen Sie, mein Herr?«
Der Weise antwortete freundlich: »Alles, was Sie wollen.«
Der junge Mann begann aufzuzählen:
»Dann hätte ich gerne die Welteinheit und den Weltfrieden,
die Abschaffung von Vorurteilen,
Beseitigung der Armut,
mehr Einheit und Liebe zwischen den Religionen,
gleiche Rechte für Mann und Frau und ...und...«
Da fiel ihm der Weise ins Wort:
»Entschuldigen Sie, junger Mann, Sie haben mich falsch verstanden. Wir verkaufen keine Früchte, wir verkaufen nur den Samen.«
(aus PESESCHKIAN Nossrat <c> S 246)

6. FREIHEIT: NICHTS MUSS SO SEIN, WIE MAN ES SICH VORSTELLT

THESEN

- Unsere Vorstellungen beruhen auf unseren Erfahrungen. Unsere Vorstellungen haben so großen Einfluß auf uns, daß sie sogar unsere Erwartungen vom Leben und in der Folge unsere Emotionen, unsere tagtägliche Grundstimmung beeinflussen.
- Aufgrund dieser Tatsache ist es wichtig, die Welt unserer persönlichen Vorstellungen sehr sorgsam zu beobachten und handzuhaben.

- Es besteht eine ständige Spannung, Auseinandersetzung und Wechselwirkung zwischen unseren Vorstellungen, Wahrnehmungen und dem Lebensgefühl. Vorstellungen sollten die sinnliche Wahrnehmung nicht behindern; man sollte genau darauf achten, ob man im Moment seine Vorstellungen von der Situation wahrnimmt oder mit seinen sinnlichen Möglichkeiten diese einzigartige momentane Situation.

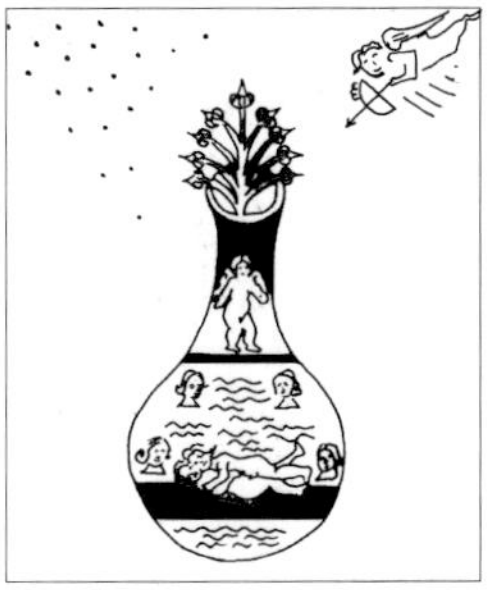

- Der springende Punkt besteht nicht in der Gegebenheit von Vorstellungen. Der springende Punkt besteht darin, ob man seine Vorstellungen loslassen kann. Hält man an seinen Vorstellungen fest, sie zwischen sich und die Wahrnehmungsobjekte schiebend, wird der Erlebnisraum wesentlich eingeengt, und man beginnt unter Umständen zu leiden.
- Die Vorstellungskraft ist innerhalb eines schöpferischen Prozesses ein äußerst kreativer Faktor.
- Die aus den Erfahrungen entstandenen Vorstellungen werden häufig, wie das Wort schon sagt, zu »Vor-Stellungen«. Die Gefahr besteht darin, daß man die Vorstellungen mit den momentanen Tatsachen verwechselt. Die Wirklichkeit ist jedoch nicht eine unveränderliche, sie besteht aus einem Kontinuum von unendlich vielen Wirklichkeiten; die Wirklichkeit ist immer anders, immer neu und nicht wiederholbar.
- Vorstellungen, die wir uns von uns selbst machen (Selbstbild), und Vorstellungen, die wir uns vom Leben und von der Welt machen (Weltbild), beeinflussen wiederum unsere Wahrnehmungen, unsere Stimmungen, unser Handeln, die Art unserer Erfahrung. Interessanterweise hängen Leid und Glück von dieser Gegebenheit ab.
- So günstig und sinnvoll auch Vorstellungen sind, man sollte sich und andere nicht in sie einsperren.

7. VON DER KRAFT WAHRER FREUNDLICHKEIT

THESEN

- Wahre Freundlichkeit ist etwas sehr Kostbares.
- Wahre Freundlichkeit ist Freundlichkeit aus sich selbst; es ist menschliches Wohlwollen, das nichts braucht, nichts will, nichts erwartet, nichts fordert.
- Wahre Freundlichkeit ist Ausdruck von Lebensfreude, ist einfache und bedingungslose Freude am Dasein, am Dasein des anderen, der Natur, der Existenz an und für sich.
- In wirklicher Freundlichkeit verbinden sich Freude, Klarheit,

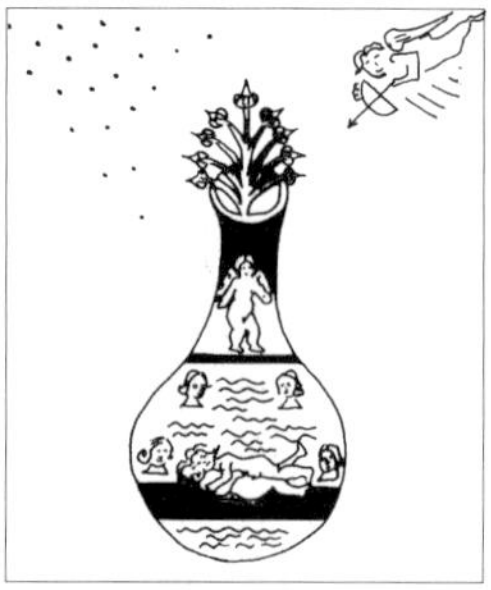

Direktheit, Schönheit, kraftvolle Schlichtheit, bewegende Weisheit, intensiver Kontakt und das Selbstverständnis tiefer menschlicher Teilhabe an allem Lebenden. Wirkliche Freundlichkeit strahlen kleine Kinder und manchmal auch alte Leute aus, die schon jenseits des Erfolgsstrebens, die »jenseits von Gut und Böse stehen«.

✸ Es gibt verschiedene Formen der Freundlichkeit: scheinbare und wirkliche.
- Wirkliche Freundlichkeit braucht nicht, sie strahlt aus, ist kraftvoll, gibt.
- Scheinbare Freundlichkeit ist aufgesetzt, ist in irgendeiner Weise zweckorientiert und selbstbezogen. Zwecke können Gewinne an Geld, an Zuwendung, an Aufmerksamkeit, an Einfluß, Prestige und Macht sein.

Der größte Traum ist,
einen Menschen wirklich glücklich zu machen.

Wirkliche Freundlichkeit ist etwas Wunderbares. Sie erfreut ohne Hintergedanken, ist frei von Nutzdenken, sie ist wie die Sonne, die wärmt und belebt.
Freundlichkeit ist umsonst, sie hat keinen Preis; sie ist unbezahlbar und unglaublich wertvoll, so wie die meisten wirklich wertvollen Dinge des Lebens, die überall sind, wo man sich aufhält, unbezahlbar und unkäuflich sind.

Einige Formen scheinbarer Freundlichkeit:
- Sie kann eine Maske sein, hinter der sich etwas anderes verbirgt.
- Das Lächeln kann ein Dauerschutz sein, das den anderen signalisiert, daß sie einen nicht angreifen sollen und daß man sich unterwirft. Hier ist die scheinbare Freundlichkeit ein Schutz, ein Abwehrsystem, das Angriffe abhalten soll.
- Eine bestimmte Art von Lächeln kann auch Ausdruck des Besserwissens sein.
- Oder die äußere Freundlichkeit besteht aus purem Geschäftssinn und ist so ein Trick, um anderen Güter und Geld abzunehmen.
- Die scheinbare Freundlichkeit kann eine lachende Maske aus scheinbaren Nettigkeiten sein. Genauer hinschauend, werden unter dem Deckmantel der lachenden Nettigkeit dauernd aggressive Hiebe und Gemeinheiten ausgetauscht.
- Eine andere Form scheinbarer Freundlichkeit besteht in einer Art frömmelnder Barmherzigkeit, die unter dem Banner hoher ethischer Gebote zwar gut sein möchte, aber es längst noch nicht

sein kann. Frömmelnde Formen der Freundlichkeiten verbergen im Hintergrund das Aggressive, das man aus moralischen Gründen und wegen strenger Verbote nicht sehen lassen darf und verdrängen muß. Es ist die Situation des Wolfes im Schafspelz.

- Eine weitere Form der falschen Freundlichkeit ist die Freundlichkeit des Schmeichlers, der sich mit seiner Schönfärberei ins Vertrauen des anderen einkaufen möchte, um Nutzen daraus zu ziehen.

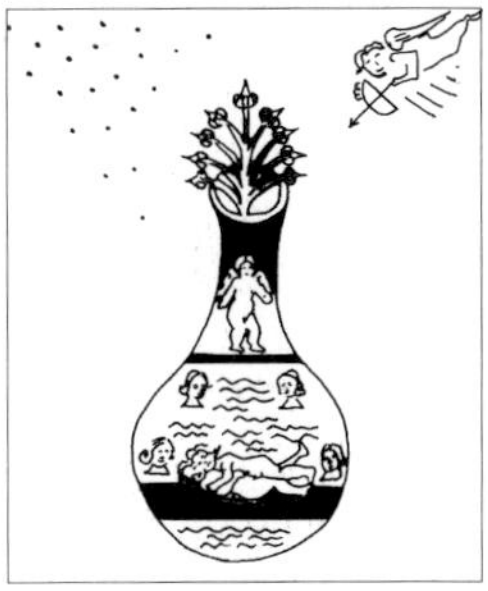

Eine Wurzel der Freundschaft
liegt im Lächeln wirklicher Freundlichkeit.

8. DER TOD ALS »FREUND UND STÄNDIGER RATGEBER«

THESEN

- Wer sich mit dem Tod beschäftigt, befaßt sich im selben Moment mit dem Leben.
- Lebendige Menschen sind sich ihrer irdischen Endlichkeit bewußt. Dadurch werden sie von Lebenskraft, von Lebensfreude, von Intensität, von Wachheit und Faszination erfaßt.
- Wer bewußt leben will, muß bereit sein, in jedem Moment alles zu geben. In jedem Moment des Lebens alles zu geben ist eine Art von Sterben, aber im Grunde ist es intensivstes Leben.

Der Tod ist der beste Ratgeber, um unsere Ideale und Werte nicht aus den Augen zu verlieren. Irgendwo am Ende des Horizonts spielt der Tod dem Leben in die Hand. Hier in jedem Moment spielt sich jener geheimnisvolle Prozeß ständigen Werdens und Vergehens ab. Alles kommt aus dem Wunder jenes Nichts hervor, und alles kehrt im selben Moment in jenes Wunder des Nichts zurück. Es geht nicht darum, mit falscher Sentimentalität auf ihn, den scheinbar Düsteren, zu blicken. Durch ihn wirkt das Lichtvolle erst. So ist er ständige Hilfe, kraftvolle Unterstützung, klare Grenze und Maß, in diesem Sinn ein wirklicher Freund, der zu bewußtem und erfüllendem Leben anleitet.

Ich erinnere mich jeden Tag von neuem,
ohne falsche Sentimentalität an ihn.
Er erinnert mich daran,
was im Leben wirklich wichtig ist.
Er ist mir größte Hilfe und bewahrt mich vor Ablenkungen und Blendungen des Alltags;
er weckt mich auf und hält mich wach.

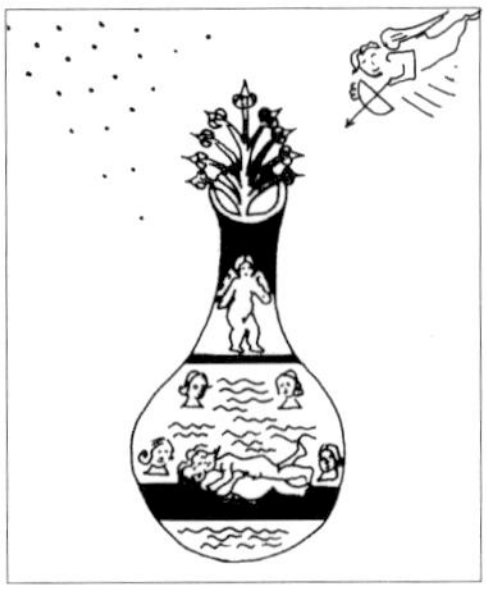

Er ist das Tor zum kosmischen Bewußtsein,
er ist Durchlaß zu umfassendem Bewußtsein;
er ist die Essenz der Verbindung von allem.
Er hilft kraftvoll mit,
die Oberfläche von der Tiefe zu unterscheiden.
Und er ist gerecht, denn er macht alle gleich.
Und er ist gründlich:
er nimmt alle mit und läßt alles zurück.

Der Gevatter Tod stellt die große Frage, die anklopft; sie enthält den Prüfstein des Wesentlichen, sie führt, richtig gestellt, in das Reich des Lebendigen:
»Wenn ich daran denke, daß ich vielleicht schon im nächsten Moment sterben werde, ist das dann wirklich wichtig, was ich jetzt tue, was ich jetzt anstrebe, was ich jetzt denke?«
Er ist gnädiger, als er aussieht; er macht einem zuerst wahrscheinlich Angst; macht man sich ihn jedoch zum Freund, verändert sich die Angst in Kraft, in Liebe, in Zuversicht, in Verständnis und Mitgefühl, in Hoffnung und Unerschütterlichkeit und in Gelassenheit.
Der Tod ist ein Erlöser, er ist das Ende vom Ende und der Anbeginn des Anbeginns, er ist das Nichts im Moment der Veränderung, er ist das Nu, aus dem das Leben ewig sattsam sprießt. Er wandelt das andere ins eine und das eine ins andere, er ist ein munterer Geselle und kennt keine Furcht.
Der Tod ist ein Verbündeter, er ist ein Idealist, er erlöst alles und alle aus materiellen Banden, er erlöst uns von der Zeit und führt ins undenkbare Strahlen der Ewigkeit. Das Leben führt zum Grab und das Grab führt zum Leben.
Die folgende Geschichte »Warum wir hier sind?« ist recht weit zu fassen; zuerst das Bild des einsamen Wanderers, dann das Bild einer Schar Reiter, die auf andere Weise wie er unterwegs ist.
Nasrudin, der weise Narr, ist nur scheinbar ein schreckhafter Knabe. Am unmöglichsten Ort versteckt er sich vor der scheinbar größten Gefahr und eröffnet die einzig wirkliche Gefahr im Leben, nämlich nicht danach zu fragen, »warum wir hier sind«. Er zeigt den Reitern das wahre Leben, das wirkliche Leben, das Lebendige an einem Ort, der dafür unmöglich geeignet zu sein scheint.
»Warum sind wir hier?« Um diese Frage zu beantworten, muß man zuerst Hindernisse mit den bloßen Händen aus dem Weg räumen und hohe Mauern überwinden. Und ganz zuletzt mag man fragen: Warum versteckt sich Nasrudin, dieser weise Schelm, paradoxerweise in der Nacht vor der Nacht?
Die verrückte Geschichte ist ein Gleichnis, das seinen tiefen Sinn nur leise andeutet und nur dem eröffnet, der bereit ist einzudringen, vorzudringen, durch die stacheligen Hindernisse des Rosenstrauchs zu den Rosen, zum Vollkommensten auf Erden.

WARUM WIR HIER SIND

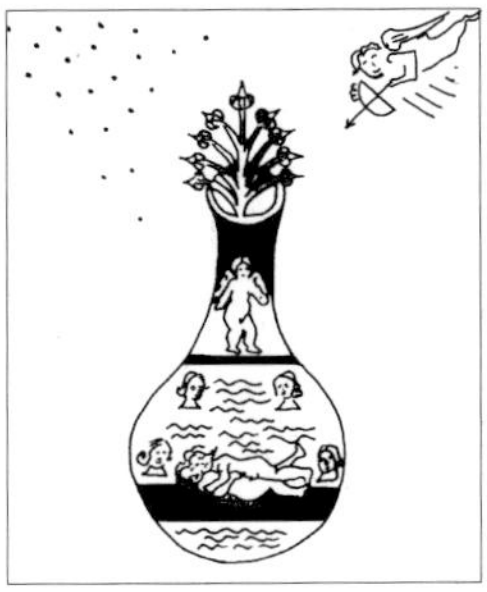

Eines Nachts, als Mulla Nasrudin eine einsame Straße entlangwanderte, sah er eine Schar Reiter, die ihm entgegenkam. Sie sehend, begann seine Phantasie sofort heftig zu arbeiten; er sah sich gefangen und als Sklave verkauft oder von ihnen in die Armee gepreßt.

Nasrudin nahm Reißaus, stieg über eine Mauer in einen Friedhof und legte sich in ein offenes Grab.

Verdutzt über das merkwürdige Betragen, folgten ihm die Männer, ehrbare Reisende, über die Mauer bis zum offenen Grab.

Dort fanden sie Nasrudin, ausgestreckt daliegend, angstvoll und zitternd.

»Was machst Du da im Grab? Wir sahen, wie Du davonliefst. Können wir Dir behilflich sein?«

»Daß Ihr eine Frage stellen könnt, bedeutet nicht, daß es auch eine schlichte Antwort darauf gibt« sagte der Mulla, dem jetzt aufging, was geschehen war. »Es hängt alles von Eurem Gesichtspunkt ab. Wenn Ihr es aber denn wissen wollt: Ich bin hier wegen Euch, und Ihr seid hier wegen mir.« (SHAH Idries <a> S 62)

9. MEIN GELIEBTER ESEL

THESEN

- Wer von seinem Esel weiß, wer ihn liebt und wer mit ihm Geduld und Verständnis hat, wird sich in der menschlichen Landschaft leicht bewegen können.
- Wer von seinem Esel nichts weiß, der schafft es nie, ihm endgültig die Knie zu binden und ohne ihn das weite Land der inneren Freiheit zu betreten.

Der Esel ist ein sehr weises und nützliches Tier, aber er ist auch störrisch, bockig, eigensinnig und eigenwillig. Oft will er nur an diesen Maulbeerbaum und nichts anderes als die schönsten Blätter den ganzen Tag lang fressen. Ich rede ihm zu, doch er tut, als ob er mich nicht hört. Ich schimpfe mit ihm, aber er zuckt nicht ein einziges Mal. Ich habe Geduld mit ihm, aber ihm ist das völlig gleichgültig; er macht mit dem, was ihm im Augenblick gerade in den Sinn kommt, ungestört weiter.

Oft wird der triebhafte Teil im Menschen mit einem Esel, einem Kamel, einem Pferd verglichen. Auf diesem sitzt der Reiter als Symbol des Seelischen, als Symbol eines himmlisch freien Willens. Der Esel als Symbol für das Triebhafte, das Begehrliche, für den primär handelnden und erdverbundenen Teil im Menschen ist mir am liebsten. Erstens scheinen Esel immerzu zu lächeln, und eben ihre Art an

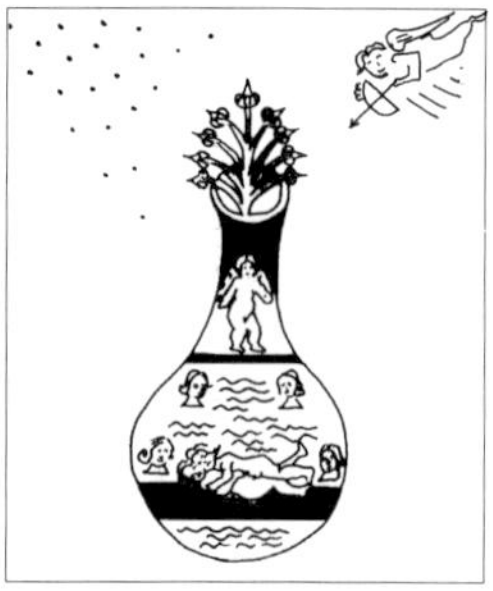

Eigenheit und Beständigkeit bringt sie mir emotional so nahe.

Oft geht es im Leben darum, zwischen Bedürfnis und Vernunft, zwischen antreibender Begierde und Weisheit einen befriedigenden Weg zu finden. Wer diese menschlichen Grundsituationen durch die Jahre meistert, wird ein Maß an Gelassenheit entwickeln.

Für diesen ständigen inneren Kampf zwischen Weisheit und Gier, zwischen Trieb und Vernunft, ist eine dieser paradoxen Geschichten des weisen Narren und Meisters Mulla Nasrudin besonders markant:

Beginnend mit der Geschichte des Mulla Nasrudin »Ich hätte mehr Zeit gebraucht«, die im dritten Kapitel erzählt wurde, zeigt sich das Wesen dieses Kampfes.

Eine zweite Geschichte beleuchtet einen weiteren Aspekt:

DER VERSCHWUNDENE ESEL

»Mulla, Dein Esel ist verschwunden.«

»Gott sei Dank habe ich nicht gerade auf ihm gesessen, sonst wäre auch ich verschwunden.« (SHAH Idries <a> S 119)

Und zu diesen beiden Geschichten noch ein Gruß vom lieben Kamel:

GUTE NACHRICHT

Mulla Nasrudin saß in Khanabad in einem Teehaus, als ein Fremder hereinkam und sich zu ihm setzte.

Der Neuankömmling fragte: »Warum schluchzt sich der Mann dort drüben die Seele aus dem Leib?«

»Weil ich gerade aus seiner Heimatstadt gekommen bin und ihm berichtet habe, daß das ganze Winterfutter seiner Kamele einem Feuer zum Opfer gefallen ist.«

»Es ist schrecklich, der Überbringer so schlechter Nachrichten zu sein«, sagte der Fremde.

»Es ist auch spannend, der Mann zu sein, der ihm bald gute Nachrichten bringen wird«, sagte Nasrudin. »Denn sieh, seine Kamele sind an einer Seuche zugrundegegangen, und daher wird er das Futter gar nicht mehr benötigen.« (SHAH Idries <a> S 113)

Eines Tages bemerkte ich, daß ich innerlich tatsächlich zu meinem Esel sprach. Ich war nicht schlecht erstaunt, daß es so etwas gibt. Seither habe ich mir angewöhnt öfter von ihm zu reden und laut zu ihm zu sprechen: »Mein Esel braucht jetzt dringend Futter, etwas zu trinken und zu essen«; »mein Esel ist ziemlich beleidigt, ich muß ihm jetzt gut zureden, damit er nicht allzusehr bockt«; »ich muß meinen Esel jetzt wegbringen und schlafen legen«; »ich merke, mein Esel will das jetzt gar nicht...«.

Ich liebe meinen Esel sehr, und ich rede zu ihm gern. Und ich achte darauf, daß ich mich mit ihm nicht dauernd verwechsle. So habe ich Geduld mit ihm und er Geduld mit mir. Probieren Sie es auch einmal!

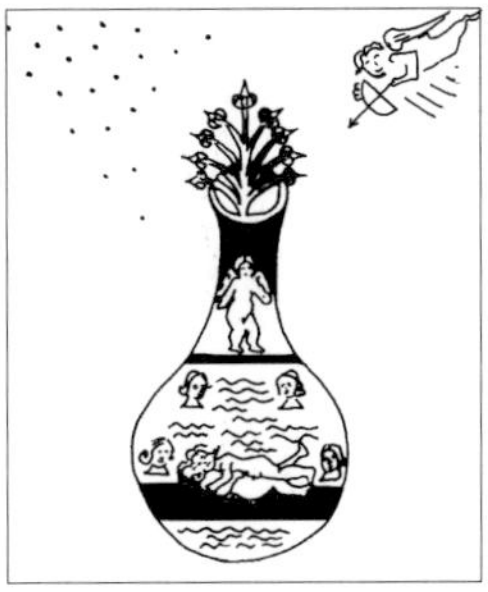

10. DIE AUSREDEN NICHT AUSREDEN LASSEN

FESTSTELLUNGEN UND FRAGEN

In diesem Leben kann ES noch gelöst werden!
Ausreden hindern uns daran.
Ausreden, Ausreden, Ausreden.

FRAGEN

✸ Was sind meine Ausreden, die mich daran hindern, das Wesentliche zu ergreifen, das Wesentliche zu tun, das Wesentliche aus meiner Sicht zu leben?

✸ Durch welche lebenslangen Ausreden hindere ich mich daran, die tiefsten und kraftvollsten Träume und Visionen zu leben?

✸ Lasse ich den Eimer täglich hinab in den Brunnen meiner tiefsten Sehnsucht?

✸ Welche Vorstellungen und Erklärungen halte ich ein Leben lang bereit, um mit dem, was mich lockt, reizt und fasziniert schon gar nicht zu beginnen?

✸ Was habe ich im Leben erreicht? Und bin ich mit dem, was ich erreicht habe, wirklich glücklich, wird mein Innerstes dadurch zahm und friedlich, »be-friedet«?

✸ Bin ich auf dem Weg, dem guten, braven, den man mir nahegelegt hat, den man von mir zu gehen erwartete, oder bin ich auf dem Weg, dessen Richtung sich durch die Stimmen aus dem innersten Sein entfaltet?

✸ Was ist meine Bestimmung als Wesen hier auf Erden, und werde ich ihr durch meine täglichen Handlungsweisen gerecht?

Nichts kann den Fluß aufhalten, er fließt unaufhaltsam seiner Bestimmung zu. Wenn wir es nicht allein schaffen, so können wir uns Hilfe holen. Meistens brauchen wir vorerst oder zeitweise Hilfe, damit wir auf dem Weg vorankommen und auf der Insel der Zufriedenheit landen können. Diese Insel der Zufriedenheit gibt es. Wer jetzt zweifelt, bekommt jetzt bestätigt, daß es ihm an Glauben fehlt. Und ohne Glauben gelingt es nicht.
In diesem Leben ist das Wunderbare, ein himmlischer Platz, erreichbar, nach dem die Seele unaufhörlich lechzt. Nicht dort und dann, sondern jetzt und hier. Tägliche Arbeit an sich ist die optimale Voraussetzung, aber Garantien gibt es keine. Mit Gnade läßt sich kein Handel treiben. Täglich ein kleiner Schritt und vieles wird in absehbarer Zeit anders sein.
Bewußte Selbstdisziplin gegen alle Arten von Ausreden gestellt! Disziplin eingesetzt wie Gärtner, die das Seelenschloß des Herzens

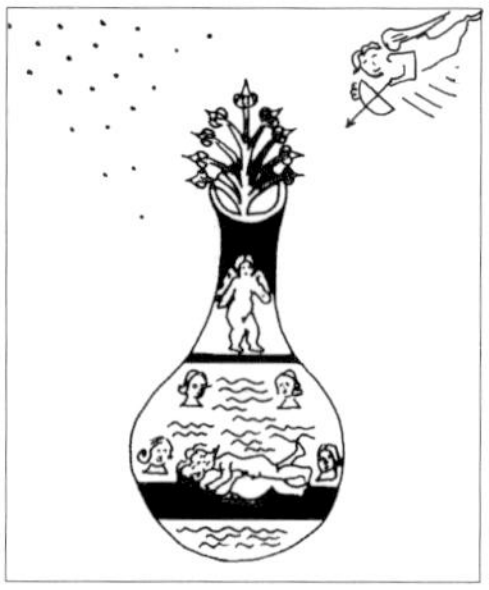

sorgsam umhegen und täglich darauf achten, daß es sich nicht in Dornen hüllt und mit Gestrüpp überwächst.
Durch Wahrhaftigkeit zu sich selbst, durch achtsame Disziplin kann mit der Zeit dieser Spalt gefunden werden, durch den sich der Weg drängt und durch den das Licht der Erkenntnis dringt. Ohne Ausreden können wir in ihm glücklich aufgehen.

Die folgende Parabel zeigt unterschiedliche Behinderungen und Ausreden auf dem Weg der Entwicklung in diesem irdischen Leben.
Da ist der Lahme.
Da ist der Blinde.
Da ist der Stumme.
Da ist der Taube.
Da ist der Fremde, der Dritte.
Wir alle haben etwas von diesen Behinderungen an uns. Die größten Behinderungen liegen in unseren Vorstellungen von unseren Möglichkeiten. Es geht wesentlich darum, die Vorstellungskraft zu stärken und zu entfalten. In den Innenwelten ist viel mehr möglich als unsere Vorstellungskraft reicht.
Wie kann ich mich bewegen , wenn ich lahm bin?
Wie kann ich sehen, wenn ich blind bin?
Wie kann ich mich mitteilen, wenn ich stumm bin?
Wie kann ich hören, wenn ich taub bin?
Und der Dritte, der Fremde! Der Unbekannte, ganz andere, den wir brauchen! Er bringt vielleicht Erleichterung, erhellende Einsicht, Licht, Mittel, Richtungen, Erneuerung.
Es gibt Wege, die unvorstellbar sind.

DER LAHME UND DER BLINDE
Ein Lahmer betrat eines Tages ein Wirtshaus (Serai) und setzte sich neben einen Mann, der dort schon saß. »Nie werde ich am Festschmaus des Sultans teilnehmen können«, seufzte er, »denn durch mein Gebrechen kann ich nicht schnell genug laufen.«
Der andere Mann hob den Kopf und sagte: »Auch ich bin eingeladen, aber meine Lage ist noch schlimmer als Deine. Ich bin blind und kann den Weg nicht sehen, obgleich auch ich eingeladen wurde.«
Ein Dritter, der ihr Gespräch mit angehört hatte, sagte: »Begreift doch, daß Ihr beide zusammen euer Ziel erreichen könnt. Der Blinde kann mit dem Lahmen auf dem Buckel gehen. Du kannst Dich der Füße des Blinden bedienen, und Dich können die Augen des Lahmen führen.«
Auf diese Weise konnten die beiden das Ende der Straße erreichen, wo das Fest sie erwartete.
Sie machten jedoch auf ihrem Weg in einem anderen Wirtshaus Halt, um sich auszuruhen.
Dort erklärten sie zwei anderen Männern, die trostlos beisammen

saßen, ihre Lage. Von diesen beiden war der eine taub, und der andere war stumm. Auch sie waren beide zu dem Fest geladen. Der Stumme hatte es gehört, aber es war ihm nicht möglich, es seinem Freund, dem tauben Mann zu erklären. Der Taube konnte sprechen, aber wußte nichts.
Weder der eine noch der andere kam zum Fest; denn diesmal war kein dritter Mann da, ihnen zu erklären, daß es da eine Schwierigkeit gab, - geschweige denn, wie sie sie lösen konnten.
(SHAH Idries <c> S 110).

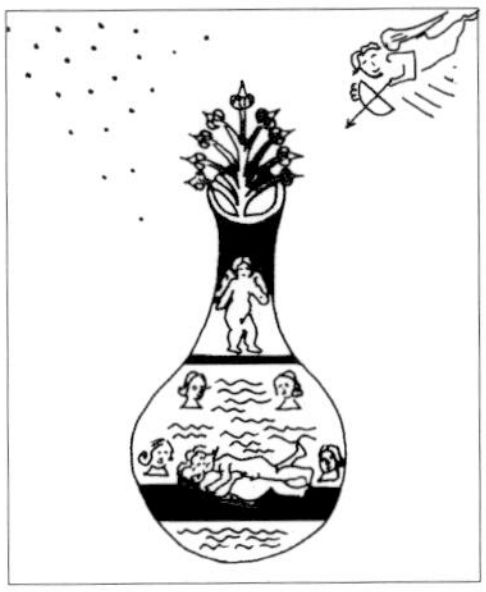

Auf einen einzigen Schritt kommt es an:
wenn Du fähig bist, einen friedvollen Schritt zu tun,
bist Du auch fähig für zwei.

Thich Nhat Hanh

WEGE ZUR KONFLIKT-KULTUR

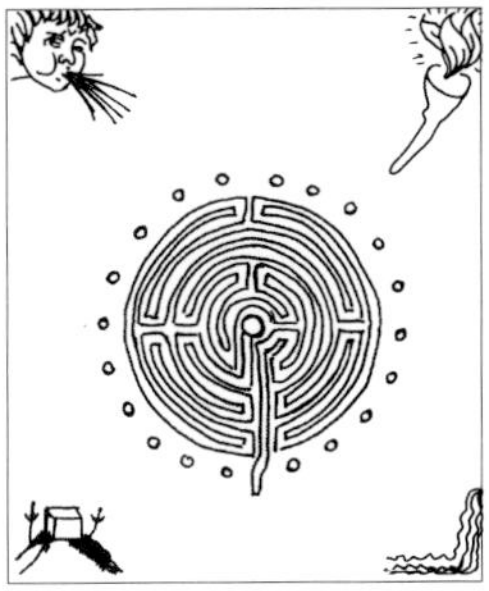

1. DIE WERTVOLLE ARBEIT AN DER KONFLIKT-KULTUR

Es geht darum,
Konflikte in Aufgaben zu verwandeln.

THESEN

✸ Wo die Kultur zerbricht, gibt es nicht Konflikte, sondern Krieg, Gewalt, Folter, Zerstörung, Vernichtung.

✸ Jede Kultur ist dadurch gekennzeichnet, daß sie das soziale Leben der Menschen sinnvoll, menschlich und möglichst gerecht regelt.

✸ Das Kulturbildende beginnt in jedem einzelnen Menschen und überträgt sich dann auf das Ganze.

✸ Es gibt eine klare Grenze zwischen konstruktivem und destruktivem Verhalten. Diese gilt es immer wieder, bei sich selbst beginnend, zu erkennen. Diese Grenze bezeichnet das Land der Konflikt-Kultur, das Land des Friedens.

✸ 4 Grundprinzipien für eine sinnvolle Konflikt-Kultur sind:
- Gegenseitige, uneingeschränkte Achtung und Wertschätzung,
- das Prinzip des Dialogs (miteinander sprechen - aktiv zuhören),
- das Anstreben klärender Gespräche anstelle wilder Streitereien und
- das Miteinander anstelle des Gegen-einanders.

✸ Konflikt-Kultur bedeutet auch, daß manchmal energische und lautstarke Verhaltensweisen und Vorstöße wertvolle Anstöße in festgefahrene Situationen bringen können.

✸ Konflikt-Kultur zeigt sich unter anderem darin, daß das Konflikthafte, das in einem Nagende, das Ungerechte..., innerhalb der hierarchischen Ebenen sozialer Gebilde, zwischen allen Ebenen ausgesprochen werden kann: zwischen unten und oben, zwischen gleich und gleich, zwischen oben und unten.

Kunst ist eine Frage der Kultur,
Kultur eine Frage des Bewußtseins.
Das Bewußtsein strebt zur umfassenden Sicht.
Umfassende Sicht kann nur eine Sicht auf das Ganze sein,
Leib und Seele, Persönliches und Soziales,
Natur und Kultur, Kosmisches und Transzendentes miteinbegreifend.
Der Ausdruck »Konflikt-Kultur« weist darauf hin:

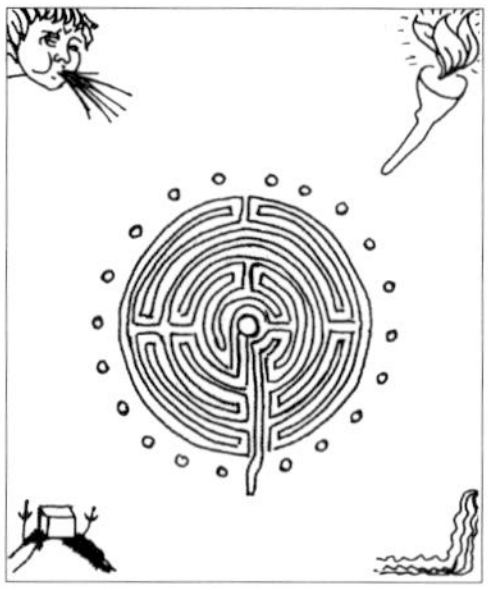

Ohne aktive Haltung der Wert-Schätzung und Würde,
ohne menschlichen Respekt füreinander,
ohne Kultivierung des Umgangs,
ohne Gefühl für die Grenzen des Tragbaren und menschlich Erlaubten werden beim Versuch der Lösung von Konflikten und besonders in unausweichlichen Auseinandersetzungen mehr neue Probleme gemacht statt jener eine befriedigend erledigt.

Jede Minute der Arbeit in Beziehungen und in Organisationen, in der geduldig am Stil unausweichlicher und sinnvoller Auseinandersetzungen gearbeitet wird, ist äußerst wertvoll. Ein wertschätzender Stil wird sich als Hilfe und spürbare Erleichterung jedes einzelnen und des Ganzen in die Zukunft hinein auswirken.
Im folgenden habe ich ein paar aus meiner persönlichen Sicht hilfreiche Punkte als Grundprinzipien zusammengestellt, die mir im Alltagsgetriebe immer wieder wertvolle Begleiter sind, und die man beliebig erweitern kann.

Solche Grundprinzipien einer sinnvollen Konflikt-Kultur können sein:
- Achtung
- Dialog
- klärendes Gespräch
- Wert des Miteinanders

2. DIE VIER PRINZIPIEN DER KONFLIKT-KULTUR

Frieden ist
eine Folge der Konflikt-Kultur.

A. DAS PRINZIP DER ACHTUNG

Für befriedigende Kontakte und für eine befriedigende Zusammenarbeit ist vor allem wichtig, daß jeder einzelne aktiv auf das Erhalten der gegenseitigen, umfassenden, gleichen und uneingeschränkten Achtung und Wertschätzung aller anwesenden Personen schaut. Dieser Faktor »gegenseitige Achtung und wertschätzender Umgang« ist immens wichtig, ist vertrauensbildend, aufbauend, kräftebildend. Dieser Faktor schafft Menschenwürde.

B. DAS PRINZIP DES DIALOGES

Überall, wo es um Kontakt und Konflikt geht, ist das dialogische Prinzip der grundlegende Faktor für befriedigenden Kontakt und Austausch, für das Vorwärtskommen, Lösen und Klären im Mitmenschlichen und Betrieblichen.

Das Prinzip des Dialoges ist sehr einfach:
Jeder achtet aktiv darauf, daß der Dialog erhalten bleibt, daß die Anwesenden miteinander sprechen.

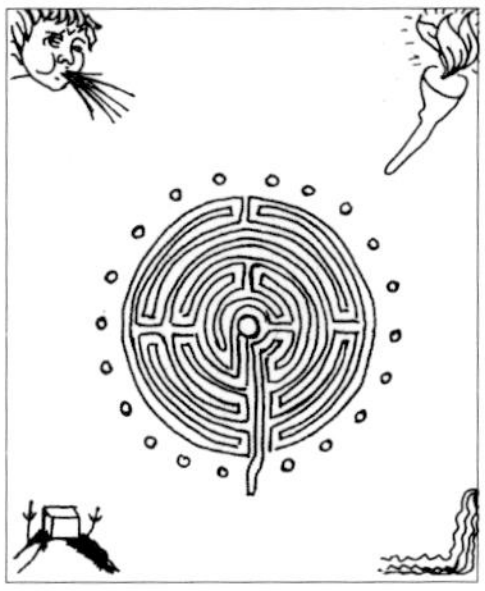

Ein Dialog findet dann statt, wenn
(a) abwechselnd gesprochen wird,
(b) wenn man den anderen ausreden läßt und
(c) wenn man aktiv zuhört, das Gesagte wirklich - nicht nur scheinbar - darauf eingehend, aufnimmt und verarbeitet.

C. DAS ANSTREBEN KLÄRENDER GESPRÄCHE

Der Begriff »Konflikt-Kultur« reizt ein Bild an, das sich von wilden Streitereien abgrenzt und einen kultivierten und menschenwürdigen Umgang auch und gerade in Zeiten unausweichlicher Auseinandersetzungen anstrebt. Auch ein klärendes Gespräch kann, aber muß nicht, emotional geführt werden, ohne daß man dabei ausufert und in entwürdigendes Verhalten verfällt.

Konflikt, als Begriff für sich genommen, stellt eigentlich schon eine sehr intensive Auseinandersetzung dar. Im folgenden habe ich beliebige und sich steigernde Situationen dargestellt, um im Überblick deutlich zu machen, daß Konflikt, Streit und Krise schon sehr heikle und äußerst problematische Situationen darstellen.

Den Hauptpfad auf dem Weg zur Konflikt-Kultur sehe ich - und dies möchte ich mit Nachdruck betonen -im Bereich des sinnvollen, weil klärenden Gespräches:

Korrigieren eines Mißverständnisses,
Verdeutlichen und Anerkennen von unterschiedlichsten Standpunkten,
einen Fehler von sich aus zurücknehmen und sich entschuldigen,
ein klärendes Gespräch führen,
eine sinnvolle Auseinandersetzung betreiben,
einen Konflikt austragen,
einen heftigen Streit führen,
eine Krise bewältigen (Krisensitzung),
blindes Um-sich-Schlagen (wilde Auseinandersetzungen),
Eskalation, Chaos,
Destrukivität,
Gewalt,
Folter,
Zerstörung, Vernichtung,
Krieg, Nekrophilie.

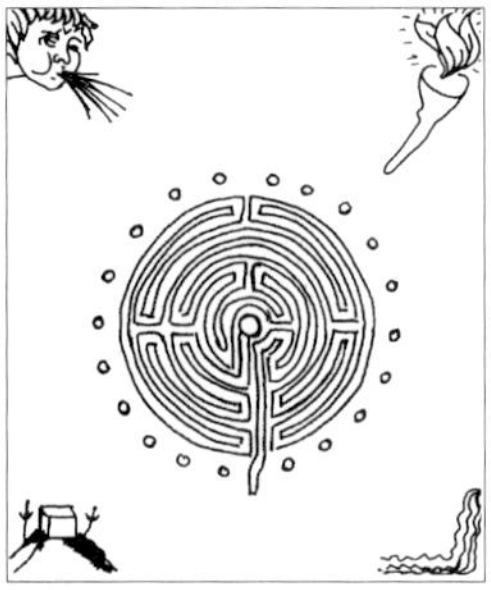

D. MITEINANDER STATT GEGENEINANDER

Das Miteinander macht das Wesen einer Konflikt-Kultur aus.
Das Miteinander ist weitaus wichtiger als das Brillieren einzelner.
Die Bedeutung des Miteinanders sei vor dem Hintergrund einer Zeitkultur, die die Bedeutung des Einzelnen (Starkult) einseitig und fälschlicherweise in den Vordergrund stellt, spielerisch anhand eines musikalischen Beispiels angedeutet.
Anläßlich einer Aufführung der h-Moll Messe Johann Sebastian Bachs hatte ich Gelegenheit, den Salzburger Bachchor im Großen Saal des Mozarteums in Salzburg zu hören. Es ist beeindruckend, dreißig bis vierzig Sängern plus Orchester zuzuschauen und sie bei der gemeinsamen Arbeit (miteinander) zu beobachten.
Chor und Orchester von dieser Größe stellen schon eine beträchtliche Organisationsform dar, eine Großgruppe, eine kleine Gesellschaft.
Im folgenden habe ich ein paar Punkte ausgeführt, die mich an diesem Abend, angestoßen durch das orchestrale Miteinander, beschäftigt haben.

a. Sinn, Verständnis, Dichte
entstehen dort, wo die einzelnen Stimmlagen sich auf die anderen und auf das Ganze konzentrieren. Wo einzelne nur für sich allein dahinarbeiten, den Kontakt mit dem Ganzen aus dem Auge verlieren, bricht das Sinnerlebnis ab. Sehr interessant ist folgende Tatsache: Wenn einzelne Stimmlagen in gemeinsamen Passagen laut hervortreten, wirkt das störend.

b. Der Zusammenklang
ist der wesentliche Aspekt. Zusammenklang ist eine Frage des kontinuierlichen Miteinanders, des beweglichen Wechsels von Hintergrund und Vordergrund; einzelne Teile des Ganzen treten hervor und werden von den anderen im Hintergrund gut unterstützt; dann treten diese wieder in den Hintergrund und unterstützen andere, die inzwischen in den Vordergrund getreten sind.

c. Die Einheit des Ganzen
im Auge behaltend, treten Schönheit, Kraft, Intensität und Sinn hervor. Wenn jeder einzelne im Chor im Auge behält, daß es um das Zusammenspiel des Ganzen geht, der Erfolg und die Befriedigungsmöglichkeiten allein von diesem Faktor abhängen, wird das Werk gelingen. Umso mehr der Einheitsgedanke im Bewußtsein eines jeden da ist, desto intensiver wirkt die Zusammenarbeit als alle bewegende Klangqualität.

d. Die Qualität des einzelnen potenziert sich im Miteinander.

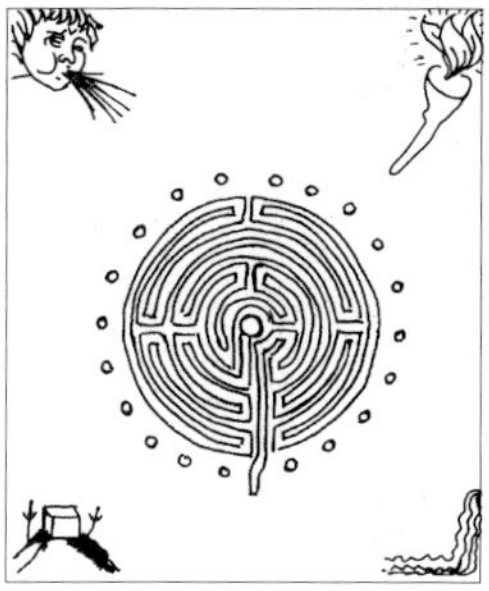

e. Sinnvolle Abstimmungen potenzieren die Wirkung des Miteinanders.
Umso mehr Abstimmungen durch einzelne oder durch einzelne Gruppen gegenüber einzelnen und anderen Gruppierungen gemacht werden können, desto stärker tritt die Wirkung des Ganzen hervor. Beispiel: orientieren sich die Musiker wirklich an der Stimmkraft der Solisten - statt nur von ihrer Partitur auszugehen - bringen sie deren Fähigkeit optimal zur Wirkung.

f. Der hohe Wert der Kontaktqualitäten für das Zusammenspiel
Was ganz deutlich wird, ist der hohe Wert der Kontaktqualitäten. Das Zusammenspiel, der Zusammenhang, befriedigende Zusammenarbeit kann nur erreicht werden, wenn möglichst viele mit möglichst vielen und dem Ganzen bleibend in Beziehung stehen. Die technische Virtuosität der einzelnen innerhalb eines bestimmten Rahmens ist auch wichtig. Im Vergleich zur Kraft des Zusammenspiels tritt jedoch die technische Virtuosität einzelner eindrucksvoll in den Hintergrund. Immer dann, wenn das Miteinander im Zusammenspiel und Zusammenklang erreicht wird, flammt Begeisterung, Faszination, Intensität auf, wird man vom Gesamtgeschehen im Innersten gepackt.

g. Das Miteinander und der Einzelne
Das Miteinander ist nur möglich, wenn zugleich immer wieder klar gemacht wird, daß jeder Teil für das Ganze wertvoll ist. Dies ist im Chor gut zu erkennen. Wertschätzung und Achtung für jede einzelne Funktion im Ganzen ist notwendig.

h. Aufeinander hören, aufeinander Eingehen, miteinander sein
Das genaue aufeinander Hören, aufeinander Eingehen ist entscheidend für die Qualität der Zusammenarbeit. Ohne diese beiden Faktoren immer wieder äußerst kraftvoll in den Vordergrund der Aufmerksamkeit zu stellen, ist ein stimmiges Miteinander nicht möglich.

i. Verständnistiefe der leitenden Funktion
Ohne die Verständnistiefe des Dirigenten, der anleitenden und führenden Funktion, ist die Intensität des Miteinanders nicht möglich. Der große Leonard BERNSTEIN legte auch sehr viel Wert und Nachdruck bei seiner Arbeit mit dem Orchester auf die Verankerung des Einheitsgedankens im Bewußtsein der einzelnen.

j. Kontaktqualität der leitenden Funktion
Nur wenn der Leiter, der Dirigent, mit den unterschiedlichsten Personen und Gruppierungen in Kontakt ist, kann er den Sinn des ganzen Stückes im Bewußtsein der einzelnen zum Leben erwecken.

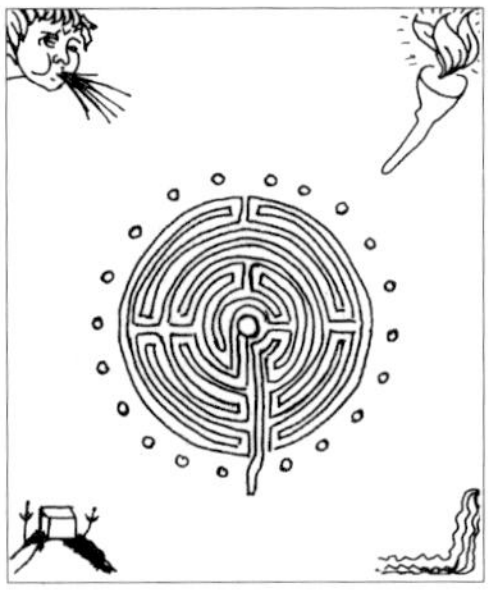

Die wertvolle Arbeit an der Konflikt-Kultur beginnt im Bewußtsein des einzelnen und endet in der Lebendigkeit des Ganzen. Der Mensch als soziales Wesen erlebt Befriedigung durch ein immer wieder zu erreichendes Miteinander. Auf dem Boden dieses sinnvollen Miteinanders kann er auch über weite Strecken Befriedigung aus sich selbst erleben. Dazu die folgende Bildsequenz:

»WILLST DU DAS LAND IN ORDNUNG BRINGEN...«
Willst Du das Land in Ordnung bringen,
mußt Du erst die Provinzen in Ordnung bringen.
Willst Du die Provinzen in Ordnung bringen,
mußt Du die Städte in Ordnung bringen.
Willst Du die Städte in Ordnung bringen,
mußt Du die Familien in Ordnung bringen.
Willst Du die Familien in Ordnung bringen,
mußt Du die eigene Familie in Ordnung bringen.
Willst Du die eigene Familie in Ordnung bringen,
mußt Du Dich in Ordnung bringen.
(aus PESESCHKIAN Nossrat <b> S 157)

Die Normen und Werte, wie man miteinander umgeht, sollten unentwegt sorgsam, in sich selbst beginnend, in Beziehungen, Familien, Gruppen, Organisationen und Gesellschaften bewußt gemacht, reflektiert und neu ausgehandelt werden. Nur so können die Gefahren, in Destruktivität und kriegerische Auseinandersetzungen zu verfallen, minimiert werden. Diese klar abgesprochenen Umgangsformen werden besonders für klärende Gespräche und in Krisensituationen sehr hilfreich sein, um sich gegenseitig zu helfen, nicht auszuufern oder zu eskalieren.
Über dieses Thema »Konfliktmodelle, Beziehungsmodelle, Organisationsmodelle, Gesellschaftsmodelle« gäbe es noch sehr viel zu sagen.

Was ist ein Frieden mit jemandem wert,
der nicht kämpfen kann?
Was ist ein Frieden mit jemandem wert,
der sehr gut kämpfen könnte,
aber dennoch friedlich bleibt?

3. DIE WIRKUNG GUTER AUSSAGEN

Wer über andere Gutes sagt,
tut mehr als nur Gutes.

THESEN

- Die unterschiedlichen Fähigkeiten anderer gehören immer wieder, tagtäglich, vor allem anderen bemerkt.

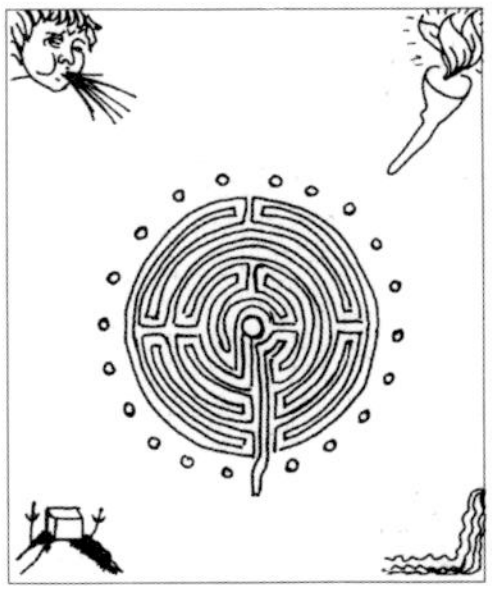

- Diese Fähigkeiten gehören durch Aussagen bestätigt, anerkannt und verbreitet.
- Die Wirkung solcher Aussagen kann nicht hoch genug eingeschätzt werden.

Es geht hier nicht um einen Trick oder eine raffinierte Finte, die erlernt und auf Selbstzweck ausgerichtet die Wirkungen egoistischer Ziele optimieren und potenzieren soll. Die von so manchen propagierte Strategie des sogenannten »positiven Denkens« ist nicht Wert und letztendlich nicht wirklich wertfördernd, wenn sie nicht aus menschlich stimmigen Einstellungen ganzheitlich hervorkommt.
Es geht hier, im Rahmen der Konflikt-Kultur, um die Entwicklung menschlicher und sozialer, weil auf hohen Bewußtseinsebenen aufgerichteter Einstellungen. Wer Tricks und Kniffe anwendet, um sich Vorteile im Namen irgendeines zweifelhaften »Erfolgs« zu verschaffen, betrügt sich selbst; er hat die andere Richtung eingeschlagen, wo nicht daraufstand: »Zur Quelle des Glücks«.

Aus dem Blickwinkel der Wirksamkeit ist jede gute Aussage über andere nicht nur wohltuend; die Wirkung solchen Tuns geht weit darüber hinaus. Es ist, als ob ein Gärtner einen Samen setzt, der bald aufzublühen beginnt, um viele zu erfreuen. Gute Aussagen über andere, bringen Dritte bereits zusammen, während eine schlechte Aussage im Moment, wo sie gemacht wird, in die Seelen Keile treibt und entzweit. Gute Beobachtungen und Erkenntnisse über andere gehören verbreitet, ausgesät wie Samen, damit sie in den Augen anderer gedeihen und im Sozialwesen Früchte tragen. Ein seinsorientiertes Denken und Handeln wird die Fähigkeiten anderer anerkennend, verbreitend und unterstützend beleuchten.

Sind Sie bereit zu einem kleinen Experiment? Ja?
- Dann achten Sie ein paar Monate lang oder das nächste Jahr zuerst auf das Wohltuende, Anerkennenswerte, Bemerkenswerte von Familienangehörigen, Arbeitskollegen, Vorgesetzten, einem unterstellten Mitarbeitern, Freunden, Bekannten und Unbekannten und teilen Sie ihnen, wo es angebracht ist, diese Beobachtungen mit;
- halten Sie als zweiten Aspekt die Wirkung dieses Tuns im Auge: beobachten Sie, wie andere Menschen Ihre unterstützenden Aussagen sofort oder verzögert beantworten, welche Wirkung mit der Zeit aus diesem Tun erwächst.
- Wenn Sie diese Aussagen nicht stimmig mitteilen und nur als Trick des sogenannten »positiven Denkens« (dies ist die Ebene von Verrat und Betrug) einsetzen, werden die Wirkungen andere sein.
- Sagen Sie nicht »ich weiß schon, was da herauskommt«. Wenn Sie wirklich interessiert sind und lernen wollen, lassen Sie sich zuerst auf das Experiment lange genug ein, bis Sie wirklich eindeutige und

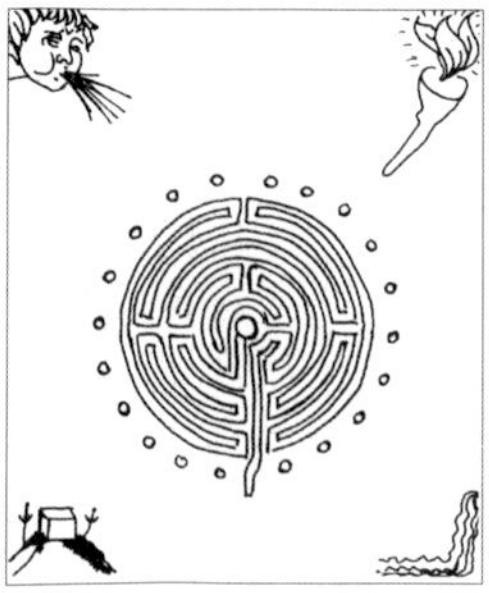

brauchbare Erfahrungen gemacht haben. Stellen Sie sich diese Aufgabe nicht nur einen Tag, um sie dann, scheinbar wissend, abzuhaken; führen Sie die Aufgabe unbedingt über lange Zeit durch, dann kommen Sie sicher zu griffigen Ergebnissen.

Die Macht der Worte und Gedanken ist sehr groß. Was wir nur für uns innen drinnen zu denken meinen, hat bereits deutliche Auswirkungen. Es ist wichtig, darauf zu achten, wie und was wir denken, weil jeder Gedanke auf uns insgesamt und auf andere Auswirkungen hat. Man sagt, daß Denken »Handeln im kleinen« bedeutet. Einen Menschen, über den wir wohlwollend denken, schauen wir in einer ganz anderen Weise an, wenn wir ihn unvermutet auf der Straße treffen. Wenn wir aus Gewohnheit häufig Schlechtes über andere denken oder über einen bestimmten Menschen dunkle Gedanken hegen, so ist uns dies sofort mindestens in der Feinstruktur unserer ganzen Mimik und Gestik und in den Tiefenschichten unserer sich ausbreitenden Emotionalität anzumerken. Wer über andere Schlechtes verbreitet, erzielt eine verheerende Wirkung.
Es ist menschlich klar, daß wir alle unsere Schwächen haben. Spätestens ab jetzt brauchen wir keine Sündenböcke, keine »besonders schlechten Menschen« mehr suchen, denn die Schwächen, die wir suchen, sind allgemeinmenschliche, also auch unsere eigenen. Und der einzige Weg, diese Schwächen erkennend und sich zu ihnen bekennend zu meistern, besteht darin, in sich selbst die Schatten des Lebens entdeckend, liebevoll korrigierend zu beginnen, - mit Geduld und mit noch mehr sinnvoller Disziplin.
Wenn man bewußt beobachtet, was ungute Aussagen über Dritte, die man von einem Gesprächspartner oder sogar Freund zu hören bekommt, in einem anrichten, weiß man Bescheid. Solche Aussagen graben sich zumeist unvergeßlich ins Bewußtsein ein. Sieht man dann den Betreffenden, über den diese Aussagen gemacht wurden, wieder, stoßen diese Aussagen auf; Verdächtigungen, die man nie hatte, melden sich; Zweifel werden laut, und man ertappt sich insgeheim dabei zu überprüfen, ob nicht doch an den negativen Aussagen ein wenig »Wahrheit« dranhängt. Betreffen diese negativen Aussagen einen Menschen, den man sowieso nicht sonderlich mag oder schätzt, so reicht eine einzige solche Aussage, um ihn endgültig zu disqualifizieren. Fühlt man sich angehalten, dem Betreffenden noch zu erzählen, daß der andere vorher schlecht über ihn gesprochen hat, dann wird die verheerende Wirkung noch potenziert.

Dementgegen können günstige Prinzipien für eine wachsende Konflikt-Kultur sein:
- Es ist günstig, das Gute an anderen laufend zu beachten und zu verbreiten, was für alle, für jeden einzelnen und für jede Form von Gemeinschaft und Organisation nährend und unterstützend ist.

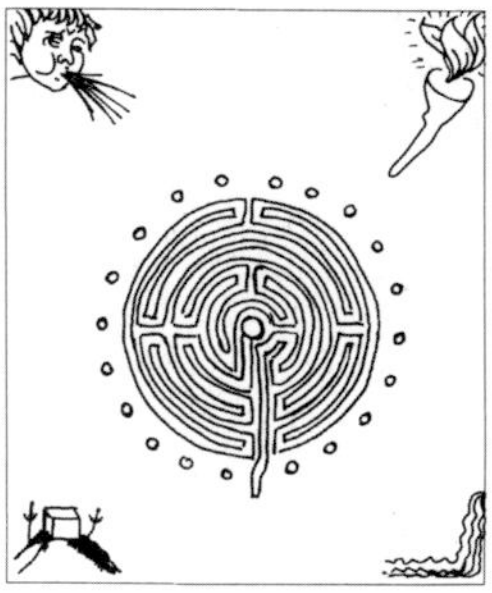

- Weiters ist es günstig, sich bewußt zu machen, daß wir alle unsere Schwächen haben und sich zu entschließen - nachdem dies ja ab jetzt bekannt ist - diese nicht über Dritte weiterzuverbreiten und zu vermehren, sondern für sich zu behalten.
- Kritische Anmerkungen, wo sie unumgänglich sind, sollten den Betreffenden möglichst direkt gesagt werden und möglichst nicht über Dritte Verbreitung finden.
- Es ist günstig, schlechte Aussagen über andere, ruftötenden Tratsch in einem selbst durch Toleranz und Verständnis zu neutralisieren, in sich selbst auszulöschen (das heißt, diese Aussagen möglichst vollständig und sofort zu vergessen) und nicht weiterzugeben. Günstig ist auch bei Beschäftigung mit negativen Aussagen über Dritte, Nichtanwesende, die Blickrichtung zu wechseln und sich sofort die Vorzüge der entwerteten Person anzusehen und zu vergegenwärtigen.
- Weiters ist es günstig, das Gute, Schöne, Bemerkenswerte über den oder die Betreffenden nicht für sich zu behalten, sondern in derselben Situation unverzüglich weiterzuverbreiten (Zu diesem Thema siehe auch im ersten Kapitel, »Die Macht der Gedanken«.)

Achte auf jeden Deiner Gedanken.
Ein jeder Gedanke ist ein lebendiges Wesen,
das sich unweigerlich übermittelt und wirkt.

DER SINN EINER BITTEREN MELONE
Ein Herr hatte einen Diener, der ihm sehr ergeben war. Eines Tages gab er dem Diener eine Melone, die reif und köstlich aussah, nachdem sie aufgeschnitten war.
Der Diener aß ein Stück, dann noch eines und noch eines mit großem Genuß, bis fast die ganze Melone aufgegessen war. Sein Herr wunderte sich sehr darüber, daß sein Diener ihm nichts anbot. So nahm er das letzte Stück der Melone, probierte es und befand es als übermäßig bitter und ungenießbar.
»Warum ist sie bitter? Fandest du es nicht auch so?«
»Ja, mein Herr«, antwortete der Sklave, »sie war bitter und unangenehm, aber ich habe so viel Süßes von Deinen Händen gekostet, daß eine bittere Melone nicht erwähnenswert war.«
(aus PESESCHKIAN Nossrat <b> S 229)

4. VERSTEHEN - VERSTÄNDNIS:
AUS DER SICHT DES ANDEREN

THESEN

✹ Um einen Menschen wirklich zu verstehen, muß man bereit sein, der andere zu sein (Auflösen der Subjekt-Objekt-Schranke).

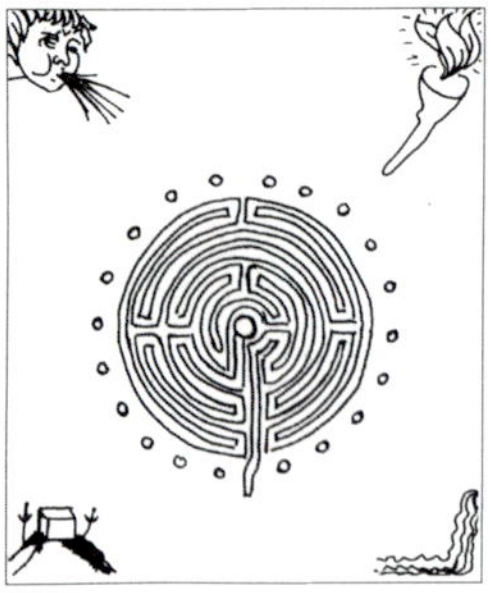

- Wirkliches Verständnis bedeutet dann, den anderen nicht aus meiner Sicht zu betrachten, sondern aus seiner.
- Die eine Konsequenz daraus ist das Aufgeben jeder Selbstgerechtigkeit, nämlich mit dem eigenen Maßstab andere messen zu wollen.
- Die andere Konsequenz daraus ist, sich täglich selbst daran zu erinnern, daß Verständnis nicht etwas situativ und punktuell Begrenztes ist, sondern etwas Ganzheitliches, das ganze Leben des anderen Einbegreifendes.

Würdest Du das ganze Leben des anderen,
ihn betrachtend, miteinbeziehen,
Du würdest ihn staunend in völlig anderem Licht erblicken.

Ähnlich wie im Kapitel »Wissen und Begreifen« ist hier die Rede von einem einerseits eher oberflächlichen Verstehen und einem tiefen ganzheitlichen Verständnis. Die Chance im Leben besteht darin, dorthin unterwegs zu sein, sich mehr und mehr in den Tiefen des menschlich Bewegenden tummeln zu dürfen, im Reich des Sinnvollen, Ergreifenden, Mitfühlenden, sich in jedes und alles hineinversetzend.
Es bedarf viel Mutes, sich auf andere ganz einzulassen, so weit, daß der Ansatz des Verstehens in tiefes Verständnis übergeht. Man könnte sagen, man bewegt sich dabei auf einem Kontinuum vom Menschen zum Mitmenschen. Die Qualität des Mitmenschlichen vermittelt sich im Mitgefühl. Ohne Bereitschaft ein- und dieselbe Situation auch radikal aus der Sicht des anderen betrachten zu wollen, wird Verständnis nur klein geschrieben werden.
Echte Konfliktlösungen werden mit der Feder des wirklichen Verständnisses geschrieben. Konfliktlösungen, die auf anderen Fundamenten ruhen, sind nur ein Auf- und Weiterschieben, sind ökonomisch, menschlich und energetisch unrentabel.

BERICHTIGUNG
Abdullah ben Yahya zeigte einem Besucher ein von ihm verfaßtes Manuskript.
Dieser Mann sagte: »Das Wort hier ist falsch geschrieben.«
Sofort strich Yahya das Wort aus und schrieb es so, wie der Besucher vorschlug.
Als der Mann gegangen war, wurde Abdullah gefragt:
»Warum habt Ihr das getan, die sogenannte 'Berichtigung' war doch verkehrt, und Ihr schriebt das falsche Wort anstelle des richtigen?«
Er antwortete: »Es geht hier um ein menschliches Problem. Der Mann glaubte, mir zu helfen, und hielt seine zum Ausdruck gebrachte

Unkenntnis für ein Zeichen von Bildung. Ich verhielt mich so, wie es Erziehung und Höflichkeit gebieten, nicht wie es die Wahrheit verlangt hätte, denn wenn jemand Höflichkeit und menschlichen Kontakt sucht, kann er die Wahrheit nicht ertragen.
Hätten wir eine Beziehung wie Lehrer und Schüler gehabt, lägen die Dinge anders. Nur Dummköpfe und Pedanten glauben, sie müßten jeden belehren. Die Menschen suchen im allgemeinen nicht Belehrung, sondern wollen auf sich aufmerksam machen«.
(aus SHAH Idries <b> S 63)

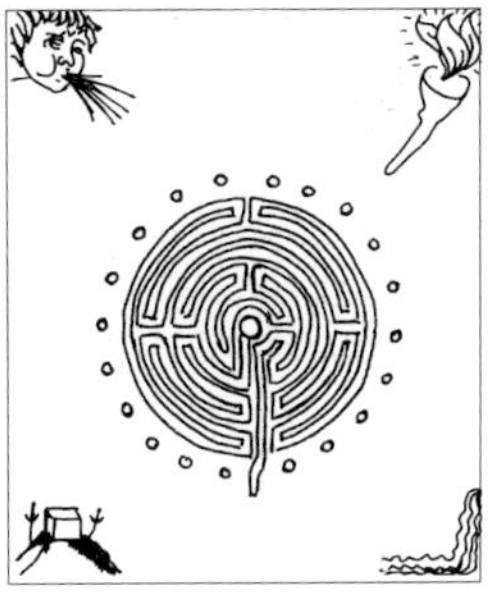

5. ZWEI ALTERNATIVEN ZU VORWURF UND ÄRGER

MITTEILUNGEN STATT VORWURF UND JAMMER

Wer die Kraft hat, ständig zu nörgeln,
zu fordern oder zu jammern,
hat auch die Kraft,
etwas Sinnvolles zu tun.

THESEN

- Wer hauptsächlich fordert oder/und jammert, tauscht noch nicht hilfreiche und leicht zu verarbeitende Informationen aus.
- Menschen, die grundsätzlich fordern, sind meistens auch offensichtlich oder unterschwellig vorwurfsvoll.
- Jammer ist ein versteckter Vorwurf, eine versteckte Forderung.
- Mit Menschen, die zu ständigen Forderungen und zu ständigem Jammern neigen, kann man sich schwer bis gar nicht einigen.
- Fordernden und jammernden Menschen kann man es in der Regel nicht recht machen, sie lassen sich nicht zufriedenstellen. In ihnen herrscht unbewußt ein tiefer Zweifel hinsichtlich der Befriedigungsmöglichkeiten.
- Gewohnte Haltungen übermäßigen Forderns und Jammerns zeigen sich in Zeiten der Meinungsverschiedenheiten als stetige Hemmnisse gegen Lösungen.
- Es ist günstig, nicht zu versuchen, es fordernden und jammernden Menschen recht zu machen. Es ist sinnvoll, ihnen eher hin und wieder aufzuzeigen, daß man es ihnen schwer recht machen kann.
- Um befriedigende Lösungen zu erreichen, ist es oft notwendig, daß man von sich aus signalisiert, daß man an das Erreichen eines befriedigenden Ergebnisses glaubt.

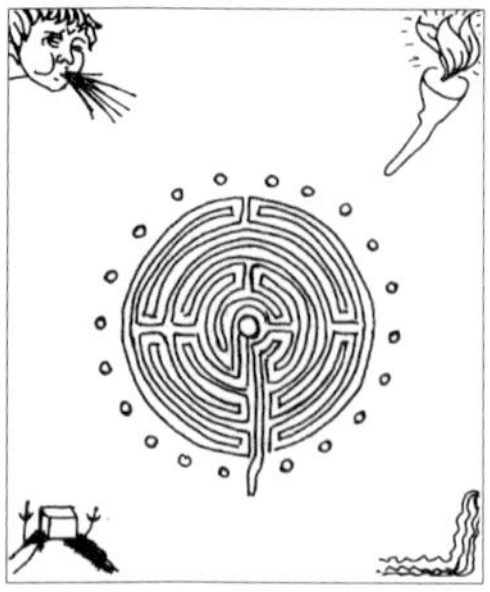

Der Hintergrund von Vorwürfen und ärgerlich vorgebrachten Forderungen sind meistens persönliche Wünsche, eine Fülle von unbewußten Ressentiments, und fixe Vorstellungen, die man einseitig durchzudrücken versucht.
Menschen, die zu dauernd forderndem Verhalten neigen - und das sind in unserer Kultur nicht wenige -, haben in ihrer Kindheit eine Einstellung entwickelt, aus der heraus sie glauben, andere müßten ganz einfach das tun, was sie sich vorstellen. Auch nur sehr abgemilderte Formen solcher Art sind entschieden Hemmnisse auf dem Weg zu einer produktiven Arbeitsweise und menschenwürdigen Konflikt-Kultur.
Um eine gemeinsame Konflikt-Kultur in Familien und Organisationen zu entwickeln, braucht es viel menschliche Disziplin, um Informationen ohne Beimischung von maßlosem Ärger, Jammer und Vorwurf zur Verfügung zu stellen. So können sinnvolle Entscheidungsgrundlagen und eine Basis des Gesprächs und der Zusammenarbeit entstehen.
Vorwurfsfreie Mitteilungen zu machen bedeutet nicht, sich nur auf der sachlichen Ebene zu bewegen. Alle Mitteilungen sind emotional gefärbt, von mehr oder weniger sicht- und spürbaren Gefühlen, Wünschen und Interessen getragen. Man sollte in Gesprächen sehr genau unterscheiden, ob man sich
(a) auf der Ebene von Vorwürfen und Schuldverschreibungen oder
(b) auf der Ebene des Austausches von Mitteilungen bewegt, die emotional geführt sein können.

Befriedigender Kontakt besteht dort, wo Menschen miteinander sprechen und Wesentliches austauschen. Menschen mit einer ständig vorwurfsvollen Haltung sind im Kontakt stark eingeschränkt, obwohl sie das Gespräch oft ein Leben lang in Gang halten können. Viele Gespräche werden im Beziehungs- und Berufsalltag auf der Ebene der Vorwürfe, der versteckten Forderungen und Schuldverschreibungen in Gang gehalten. Wenn Frau Maier Herrn Müller trifft und das Gespräch mit Sätzen wie »Haben Sie schon gehört Herr Müller...ist das nicht schrecklich; und den haben sie auch masakriert..., und das Flugzeug ist abgstürzt...« eröffnet, wird Herr Müller wahrscheinlich rasch einstimmen und auch einige schreckliche Geschichten beitragen. Beide bewegen sich auf der schrecklich-fordernd-vorwurfsvollen Ebene eines harten und unbeugsamen Über-Ichs, einer unbeugsamen Moral. Grundgefühle, die durch solche Gespräche verewigt werden, sind Frustration und Unzufriedenheit.
Um es noch einmal herauszustellen: Menschen, die fordernde oder jammernde Einstellungen als Grundhaltung entwickelt haben, glauben unbewußterweise und unrichtigerweise, daß sie von anderen das, was sie sich wünschen, fordern können. Ähnlich wie im Kleinen Prinzen von Saint Exùpery sehen sie, bildlich gesprochen, jeden

Zeitgenossen als Untergebenen an, dem sie Aufträge erteilen können und weit mehr noch, den sie sogar mit Forderungen beschäftigen können. Der Kleine Prinz kommt auf seiner Reise auf einen Planeten, auf dem ein großer Herrscher lebt. Dieser möchte ihm eben wie gewohnt den ganzen Tag lang Aufträge und Befehle erteilen. Doch dem Kleinen Prinzen wird das sehr bald langweilig; er denkt an seine Blume auf seinem eigenen kleinen Planeten, die er so sehr liebt, und daran, wie gut sie es miteinander haben. Und so verläßt er ganz einfach diesen Planeten des Herrschers und geht wieder seines Weges.

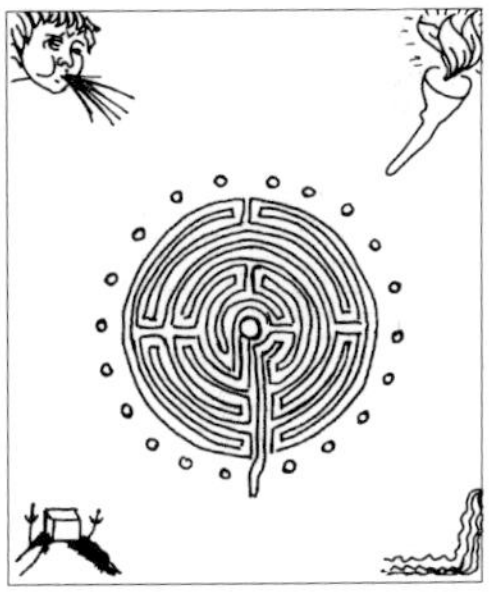

Wie schnell geht es in einer Auseinandersetzung, daß einer der Gesprächspartner zu fordern oder Vorwürfe zu machen beginnt; wie schnell läßt sich dann oft der andere in den Chor der Vorhaltungen und Ansprüche mithineinziehen. Die langen Messer werden gewetzt, und am Ende weiß keiner mehr, wie der Scherbenhaufen zustandegekommen ist.

Wer sich seiner Wünsche und Grenzen bewußt ist,
braucht nicht grenzenlos zu fordern.

Wer sich seiner Wünsche bewußt ist,
kann aus der inneren Freiheit heraus,
den anderen freilassend, bitten und Angebote machen.

ZWEI HERREN ALS SKLAVEN

Einst ritt der Sultan durch die Straßen von Istanbul, umgeben von Soldaten und Höflingen. Die Bevölkerung der ganzen Stadt kam auf die Straßen und Plätze, um ihn zu sehen. Alle verbeugten sich, als der Sultan vorbeizog, mit Ausnahme eines einzigen Mannes.

Der Sultan ließ den Umzug anhalten und den Mann, der sich als Derwisch entpuppte, zu sich bringen. Der Sultan wollte dringlichst wissen, warum er sich nicht vor ihm verbeugt hatte.

Der Derwisch antwortete: »Laß all diese Leute sich vor Dir verneigen. Sie alle wollen, was Du besitzt - Geld, Macht, Rang. Gott sei Dank bedeuten die Dinge mir nun nichts mehr. Außerdem, warum sollte ich mich vor Dir verneigen, wenn ich zwei Sklaven habe, die Deine Herren sind?«

Die Menge schnappte nach Luft, und der Sultan wurde kreidebleich vor Wut. »Was willst Du damit sagen?« schrie er.

»Meine beiden Sklaven, die Deine Herren sind, heißen Ärger und Gier«, sagte der Derwisch ruhig und schaute dem Sultan gerade in die Augen.

Da er in dem, was er gerade vernommen hatte, die Wahrheit erkannte, verneigte der Sultan sich vor dem Derwisch
(OZAK Muzzafer S 27).

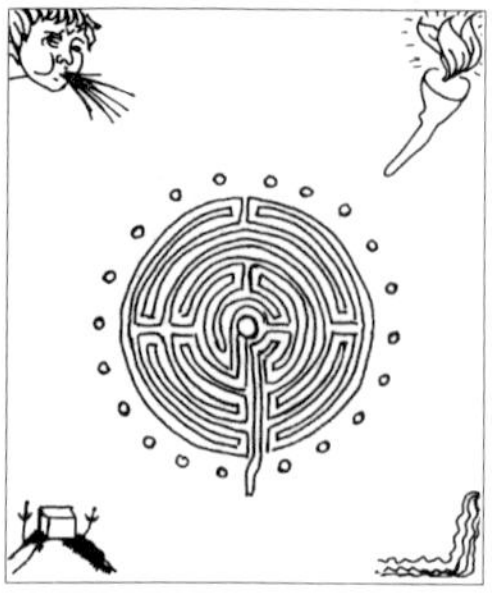

Wer das Wesen der beiden Sklaven »Ärger und Gier« erkennt, wird auch seine maßlosen Forderungen und seinen grenzenlosen Jammer als grundlegend menschliche Hemmnisse beim Lösen von Aufgaben und Problemstellungen erkennen. Im vierten Kapitel »Wünsche und Forderungen«, findet sich mehr zu diesem Thema.

BETROFFENHEIT ÄUSSERN, STATT VORWURFSVOLLEM ÄRGER ODER RÜCKZUG

THESEN

- Häufig werden Vorwürfe gestartet, statt sinnvollerweise die persönliche Betroffenheit mitgeteilt.
- Die Betroffenheit zuerst zu äußern bedeutet, defensiv vorzugehen; man teilt dem anderen die Wirkung seiner Aussagen und Aktionen mit, statt gleich »loszuschießen«.
- Das Äußern der Betroffenheit oder des Getroffenseins paßt gerade bei vielen Männern nicht in das noch vielerorts übliche und unemanzipierte Bild vom »harten Mann«.
- Das Äußern des persönlichen Betroffenseins, die Mitteilung, daß man das Vorgehen des anderen nur schwer auszuhalten vermag, Aussagen, daß bestimmte Worte und Handlungsweisen einen zutiefst verletzen, sind im Dialog meistens viel effektiver als mit gleicher Münze alles zurückzugeben oder hart zurückzuschlagen.

Beispiel: Jemand macht unabsichtlich eine gefühlslose Aussage nach der anderen, startet Untergriffe und Übergriffe am laufenden Band. Häufig platzt einem irgendwann der Kragen, und man beginnt aus der Verletztheit heraus gereizt loszuschlagen, seinerseits seinen gestauten Ärger dem anderen in Form von Vorwürfen an den Kopf zu werfen. Das ist nicht immer, aber meistens sinnlos und ein vergeblicher Kraftakt, der leicht zur Eskalation führt. Manchmal jedoch ist es sinnvoll, gezielt auf den Tisch zu hauen, manchmal heißt sehr selten.
Ich möchte hier kurz zwei sehr wichtige Seitenthemen streifen:
(a) Einmal steckt hinter jeder geäußerten Wut meistens eine Menge Verletztheit; eine Verletztheit, die übersehen oder nicht eingestanden und verdrängt wird.
(b) Zum anderen stecken hinter permanenten Schuldgefühlen große Verletztheit und oft auch eine Menge nie geäußerter, alter Ärger.
Zurück zum Thema. Viele, die nicht streiten wollen und dem Konflikt ausweichen können, werden sich nichts von der inneren Verletztheit anmerken lassen und sich stillschweigend zurückziehen.
Kann oder will man nicht ausweichen, so ist es häufig viel effektiver, dem anderen mitzuteilen, was dessen Aussagen in einem bewirken. Man sagt ihm zum Beispiel, daß bestimmte Aussagen ziemlich weh

tun, daß spezifische Verhaltensweisen für einen sehr anstrengend, verletzend, frustrierend und schwer auszuhalten sind oder in einem ziemlich heftige Impulse zum Weglaufen oder Aufrufe zu sinnlosem Tumult anreizen. Meistens ist dem so direkt Angesprochenen nicht bewußt, wie er auf andere wirkt. Läßt man sich nicht provozieren, so folgt sehr oft auf wiederholte Mitteilungen der Wirkung seines Verhaltens Einsicht. Menschen, die von vorneherein eine uneinsichtige Haltung aufgebaut haben, werden auch hier zu keiner Einsicht gelangen.

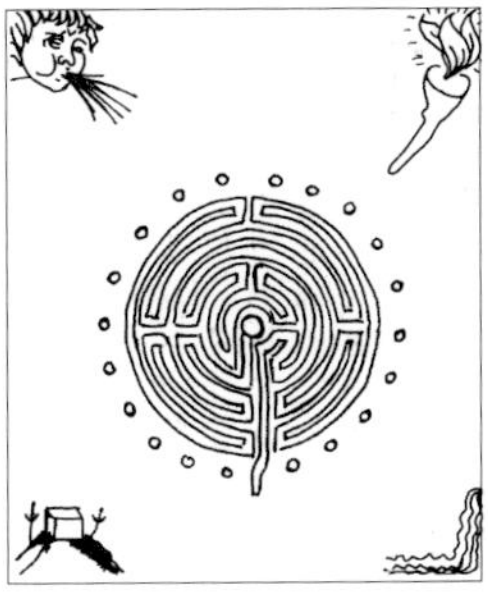

SICH NICHT PROVOZIEREN LASSEN

THESEN

- Daß ein Mensch fähig ist, seinen Ärger zu äußern, ist lebenswichtig.
- Es gibt jedoch Menschen, die einen ständig provozieren, ärgerlich zu werden, oder einen auch dazu provozieren, sie vorwurfsvoll herunterzumachen.

Es ist nicht sinnvoll, sich durch provokante Menschen zu reaktivem Ärger und Streit hinreißen zu lassen. Im Moment bringt das Loswerden der durch die Provokation sich aufbauenden Spannung scheinbare Erleichterung. Hinterher spürt man, daß man erstens sehr lange braucht, um eine solche Situation zu verkraften; es dauert manchmal einen ganzen Tag oder tagelang. Und zweitens spürt man, daß man dem anderen irgendwie in eine Falle gegangen ist.
Eine feine Geschichte aus China, die diese Grundsituation verdeutlicht, ist die folgende, die ein Schüler des Lao-Tse geschrieben hat.

DIE KAMPFHÄHNE
Ein König wollte einen besonders starken Kampfhahn und gab daher einem seiner Untertanen den Auftrag, einen Hahn entsprechend auszubilden. Dieser lehrte dem Hahn zunächst die Technik des Kämpfens. Nach zehn Tagen fragte der König: »Kann man mit dem Hahn jetzt einen Kampf veranstalten?« - Doch der Ausbilder sagte: »Nein, nein, nein! Er ist stark, doch diese Stärke ist leer. Er will immerzu kämpfen. Er ist aufgeregt und seine Kraft ist unbeständig.«
Zehn Tage später fragte der König wieder: »Nun, kann man jetzt den Kampf beginnen?« - »Nein, nein, noch nicht!« war die Antwort. »Er ist noch voller Leidenschaft und will immerzu kämpfen. Wenn er einen anderen Hahn hört, selbst aus dem Nachbardorf, so kommt er in Wut und will sich gleich in den Kampf stürzen.«
Nach nochmals zehn Tagen Übung fragte der König aufs neue: »Geht es jetzt?« - Der Ausbilder antwortet: »Jetzt zeigt er keine Leidenschaft mehr, und wenn er einen anderen Hahn hört oder sieht,

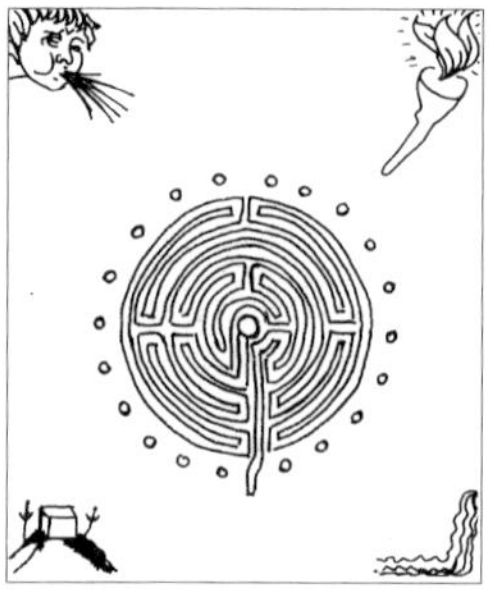

bleibt er ruhig. Seine Haltung ist aufrecht, und er zeigt kraftvolle Spannung. Er kommt auch nicht mehr in Wut. Seine Energie und seine Kraft zeigen sich nicht mehr an der Oberfläche.«
»Also ist es in Ordnung mit dem Kampf?« fragte der König. Der Ausbilder gab zur Antwort: »Vielleicht.« Man brachte eine große Anzahl Hähne und veranstaltete ein Turnier. Doch die anderen Hähne waren unfähig, sich dem Hahn des Königs zu nähern. Sie flohen erschreckt! So brauchte er überhaupt nicht zu kämpfen. Der Kampfhahn war zu einem Hahn aus Holz geworden. Er hatte die Stufe der technischen übung, des waza, hinter sich gelassen. Er hatte starke innere Energie, die sich nicht in Äußerlichkeiten zeigte. Seine Kraft lag in ihm, und die anderen konnten sich nur noch vor seiner stillen Sicherheit und seiner wahren, verborgenen Kraft verneigen.
(aus DESHIMARU-Roshi S 87)

6. MAN KANN NUR MENSCHEN, DIE MAN ACHTET, ETWAS NAHEBRINGEN UND BEIBRINGEN

THESEN

✸ Im Persönlichen und Zwischenmenschlichen ist Achtung die Triebfeder für jede Entwicklung.

✸ Effektive Vermittlung, in welcher Lebenssituation auch immer, ist einerseits entscheidend verbunden mit der Art der Beziehung, die man einzugehen vermag, und andererseits damit, ob der Vermittelnde eine tragende, unterstützende, weil wertschätzende Atmosphäre aufzubauen und zu halten vermag.

Die Atmosphäre, die jemand aufzubauen vermag,
ist entscheidend für seine Effektivität.

Im Persönlichen, im Bereich der Beziehungsebene wird man vor allem Menschen, die man achtet, auf Dauer Wesentliches nahe- und beibringen können.
Achtung ist die beste Voraussetzung für einen guten Kontakt.
Ein guter Kontakt ist die beste Voraussetzung, um auf Dauer wichtige Informationen zu vermitteln, diese aufzunehmen und umzusetzen.
Kontakt ist nicht nur Austausch von Sachinformationen.
Die Grundpfeiler des Kontakts zeigen sich
- in der Qualität der Achtung voreinander,
- in der Qualität und Tiefe der Emotionen füreinander,
- in der Qualität des Dialoges (zuhören - aufgreifen - eingehen) und
- in der Qualität der ausgetauschten Informationen.

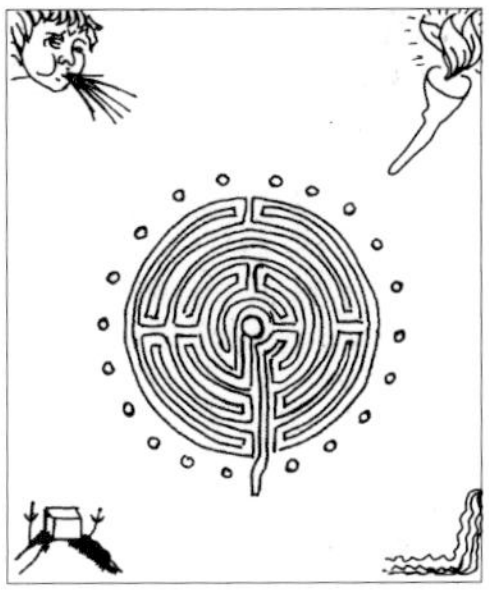

Kontakt ist nicht eine Frage, daß man mit jemandem spricht, sondern WIE man mit jemandem spricht. Die Qualität des Kontakts zeigt sich vor allem in der emotionalen Qualität der Begegnung. Das Herausstellen dieser Tatsache ist in einer zur Versachlichung neigenden Welt von größter Wichtigkeit. Auch hier ist zu wiederholen, daß ein wertschätzender Umgang nur dann wirklich greift, wenn diese wertschätzenden Einstellungen persönlich und menschlich erarbeitet, integriert und daher stimmig sind.
Auf scheinbare Kollegialität aufgebauter Kontakt, wird über kurz oder lang von den anderen durchschaut, bringt Verwirrung und zusätzlichen Unmut im Mitmenschlichen, weil ja das Nichtstimmige offensichtlich wird. So manche Chefs propagieren einen kollegialen Umgangsstil, weil sie meinen, damit im Sinne von »teamwork« zu Erfolg zu kommen, aber sind selbst nicht imstande einen wertschätzenden Kontakt aufzubauen und zu halten. Solche Inkongruenzen werden durchschaut und fallen auf die Betreffenden als Last und Erschwernis zurück.
Nochmals: Man kann nur spüren, ob man selbst und ob andere mit einem in Kontakt sind. Man kann zwar darüber nachdenken, aber über das Nachdenken findet man es letztlich nicht heraus. Ob einen andere achten, kann man primär nur spüren. Ist man gut geschult, kann man dies auch, zum Teil von der Körpersprache, aus Gestik und Mimik ablesen.
Letztlich ist die Atmosphäre, die ein Mensch aufzubauen vermag, das Entscheidende für die Art der Wirkung, die er in der Welt hat. Für alle wünschenswert, wäre eine Atmosphäre der Achtsamkeit und Achtung, ein durchgehender Tenor an Wert-Schätzung. Im Zwischenmenschlichen ist die Achtung die Triebfeder jeder Entwicklung, von den einfachsten bis zu den höchsten und unbeschreiblichsten Ebenen hin.
Im fachlichen Bereichen kann man Menschen auch durch Druck, durch autoritäres Verhalten, durch Unerbittlichkeit und in einer Atmosphäre der Herablassung etwas vermitteln. Allerdings ist sofort dazu zu sagen, daß der allgemeine Lernfortschritt mit zunehmender Achtlosigkeit, in einer menschlich unguten bis vergiftenden Atmosphäre umgekehrt proportional abnimmt. Wenn nicht Freude, spielerische Qualitäten und Achtung im vermittelnden Prozeß drinnenbleiben, so sinken die Lernmotivation, die Begeisterung, der erlebte Sinngehalt rapide, die Widerstände, etwas aufzunehmen und anzunehmen, nehmen im selben Moment zu.
Leichte, intensive und effektive Vermittlung in verschiedenen Situationen ist immer - und zwar in einem viel größeren Ausmaß, als oft angenommen wird - zugleich auch eine Frage der Beziehung und wertschätzenden Atmosphäre, die der Vermittelnde zu anderen Menschen, zu Klienten, zu Untergebenen, zu Vorgesetzten, zu Schülern, zu Kollegen aufzubauen vermag.

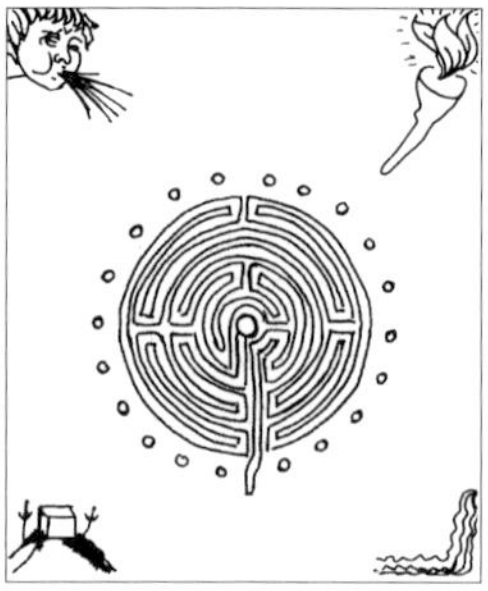

7. WÜNSCHE UND FORDERUNGEN

UNTERSCHEIDUNGEN: WÜNSCHE UND FORDERUNGEN

THESEN

- Für das Erreichen einer Konflikt-Kultur ist es von äußerster Wichtigkeit, zwischen Wünschen und Forderungen genau unterscheiden zu können.
- Weiters ist es wesentlich, zwischen punktuell sinnvollen Forderungen und einem stets wunschorientierten oder stets vorwurfsvoll-fordernden Verhalten zu unterscheiden.

Wer wunschlos glücklich ist,
hat seine Wünsche in gelebte Träume verwandelt.

WÜNSCHE

Wünsche sind etwas Wunderbares.
Wünsche sind Triebfedern des Menschlichen.
Wünsche sind Bekenntnisse von tiefen Sehnsüchten.
Wünsche sind die Flügel unserer kreativen Phantasie.
Wirkliche Wünsche lassen andere frei, auch wenn sie sich an andere richten können.
Wenn viele der Wünsche erfüllt sind, kann man wunschlos glücklich sein.
Die Möglichkeit zum leichten Aufschub von Wünschen ist genauso wichtig wie das Spüren und Bemerken der Wünsche.
Wünsche berühren existentielle Bedürfnisse auf verschiedenen Ebenen: Bedürfnisse nach Hunger, Nähe, Kontakt, Liebe, Genuß, Anerkennung, Unterstützung, Souveränität, Arbeit, Integrität, Sexualität, Lust, Spiritualität...

Die tiefste Sehnsucht
ist der Wunsch nach Seligkeit.

FORDERUNGEN

Wer fordern kann, kann sich durchsetzen, sich selbst behaupten. Zu Forderungen fähige Menschen sind willensstark, zielstrebig.
Ständiges Fordern ist in Beziehungen ein ungeeignetes Mittel der Auseinandersetzung.
Etwas fordern und verlangen zu können ist wichtig, um sich zu behaupten, standhalten und sich als gleichwertiger Mensch durchzusetzen.

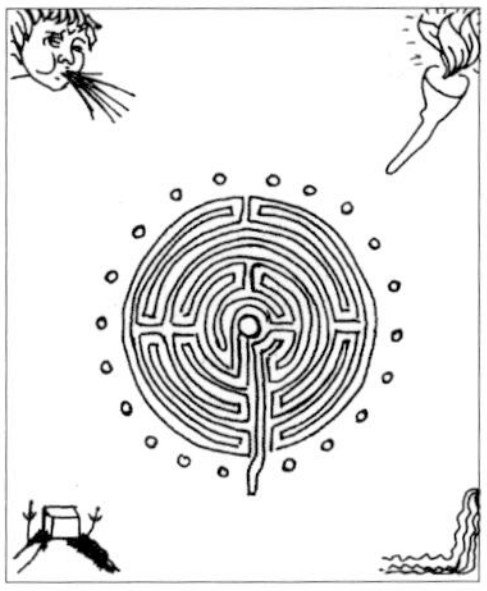

Sinnvolle Bedingungen stellen zu können ist beim Verhandeln von brauchbaren Normen und Regeln in Beziehungen und beim Aushandeln von Verträgen und Arbeitsverträgen von Bedeutung.

Einige mögliche Umgangsformen mit Wünschen und Forderungen als Unterscheidungshilfen in Auseinandersetzungen:

1. Verstandesorientierte Menschen (Sachorientierung)
Bedürfnisse werden überhaupt nicht zugelassen. Verstand und Gefühl werden aufgespalten. Wünsche und Gefühle werden radikal unterdrückt. Man lebt vorwiegend oder ausschließlich aus seinem Verstand heraus. Menschen, die so stark rational gepolt sind, erscheinen einem roboterhaft, automatenhaft. Sie funktionieren kräftig in sachlichen Bereichen, aber sie sind dabei unlebendig. Wünsche, Gefühle und Bedürfnisse werden als bedrohend erlebt.
2. Bedürfnisorientierte Menschen (Bedürfnisorientierung)
Es gibt Menschen, die bedürfnisorientiert leben. Bedürfnisorientiert bedeutet, daß vor allem die Macht der Wünsche und die Macht der Bedürfnisse im Leben zählen. Die eigenen Wünsche und Bedürfnisse sollen sofort erfüllt werden, Aufschub wird ungern in Kauf genommen. Die Frustrationstoleranz ist noch wenig ausgebildet.
3. Orientierung an fremden Bedürfnissen (Fremdorientierung)
Diese Gruppe kann ihre eigenen Wünsche und Bedürfnisse (nach Kontakt, Nähe, Zärtlichkeit, Sexualität) schwer bis gar nicht aktivieren. Trifft aber ein anderer Mensch ihre Bedürfnislage, so können sie, solange der andere diese Bedürfnisse empfindet, mitgehen. Sobald der andere befriedigt ist, stellen sie ihre eigenen Bedürfnisse auch wieder ab.
Wünsche mit Nachdruck vorzubringen oder direkt zu fordern und zu verlangen ist bei Sach-, Bedürfnis- und Fremdorientierung fast nicht möglich.
4. Wunschlos Unglückliche
Diese Gruppe von Menschen leidet meistens auch offensichtlich unter spezifischen unbefriedigten Bedürfnissen, aber hat sich irgendwann im Leben aus Gründen der Schmerzabwehr dazu entschlossen, diese vitalen Bedürfnisse nicht mehr bemerken zu wollen. Hilfreich und erweiterend ist hier, nachdrückliche Forderungen und Erwartungen stellen zu lernen.
5. Fordernde Menschen
Diese Personengruppe trägt ihre Wünsche im Gewand von druckvollen Forderungen und aggressiven Ansprüchen und dauernden Vorwürfen vor; dadurch wird das Eingeständnis der Bedürftigkeit kompensiert, vermieden, verleugnet. Fordernde Menschen haben uneingestanden Angst zu erkennen, daß sie von anderen Menschen abhängig sind, daß sie die Gunst, das Wohlwollen und die Liebe anderer Menschen brauchen, um befriedigend leben zu können.

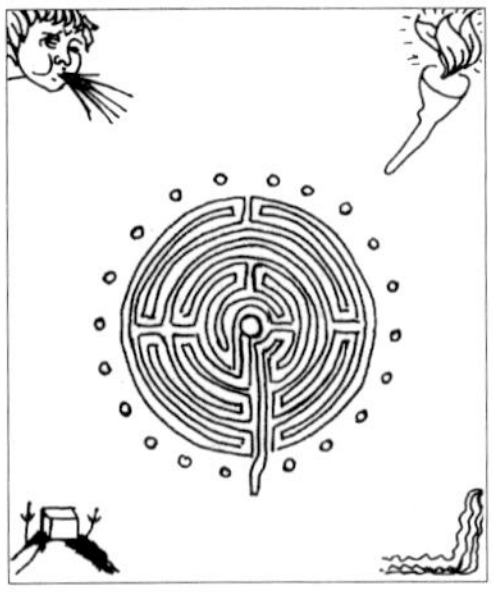

Zu forderndem Verhalten tendierende Menschen neigen zu Formen der Gewalt. Was sie sich in den Kopf setzen, muß geschehen, ob der andere das will oder nicht. Wenn ihre Partner ihren Vorstellungen nicht nachkommen, so setzen sie seelischen Druck ein und gehen unter Umständen auch bis zur körperlichen Gewaltanwendung. Sie neigen dazu, Inhalte geschickt zu verdrehen, verwirren ihr Gegenüber dadurch häufig und setzen ihre Wünsche ohne Rücksicht auf die Wünsche des anderen durch (Egoismus). Viele Menschen dieser Gruppe können schwer zwischen Wunsch und Forderung unterscheiden. Sie sagen zum Beispiel inhaltlich »ich wünsche mir so sehr, daß Du mir zuhörst«, bringen diesen sogenannten Wunsch aber mit solch einem unterschwellig oder offensichtlich vorwurfsvoll-fordernden Ton vor, mit so viel Druck, daß von einem freilassenden Wünschen gar keine Rede sein kann.

Hilfreich und erweiternd ist hier, sich tiefe Sehnsüchte und Wünsche einzugestehen, die Wünsche anderer im selben Maß bemerken und beachten zu lernen, um Hilfe bitten zu lernen und die Einsicht, daß man auf das Wohlwollen anderer als Mensch zutiefst angewiesen ist, zu entwickeln.

6. Jammernde Menschen

Die österreichische Krankheit - wie Erwin RINGEL sie genannt hat, - besteht im Jammern. Das Wesen dieses Nörgelns und Jammerns sind oft unterschwellige Wünsche, druckvolle Erwartungen und Ansprüche. Das an den Nerven nagende Jammern ist ein verdecktes Vorbringen von Forderungen und Vorwürfen.

Hilfreich und erweiternd ist hier, offen und direkt fordern und freilassend wünschen zu lernen.

7. Arbeits- und zielorientierte Menschen (Zielorientiertheit bis Sachzwang)

Diese Gruppe von Menschen verdrängt tiefgehende Wünsche und Bedürfnisse weitgehend; wenn Wünsche und Bedürfnisse auftauchen, werden sie sofort in Handlungs- und Arbeitsziele verwandelt oder sachlichen Zielen ständig untergeordnet, geopfert. Die leistungs- und zielorientierten Fähigkeiten werden gleichsam wunschtötend eingesetzt. Forderungen können, wo sie sinnvoll sind, eingesetzt werden. Auch hier wird ähnlich wie in Punkt 1 unentwegt Sachlichkeit vor Bedürftigkeit gestellt. Diese Personengruppe kann auch gezielt fordern und sinnvolle Erwartungen formulieren.

Hilfreich ist für diese Gruppe von Menschen, sich tiefgehende Bedürfnisse im allgemeinen wieder einzugestehen und ihre tiefgehenden Sehnsüchte nach umfassender Liebe, nach Sinnfindung, Glauben und Erlebnistiefe zu erlauben.

Wie kann man seine Wünsche, Träume, Visionen bewahren,
ohne die Grenzen des Erreichbaren aus dem Auge zu verlieren?

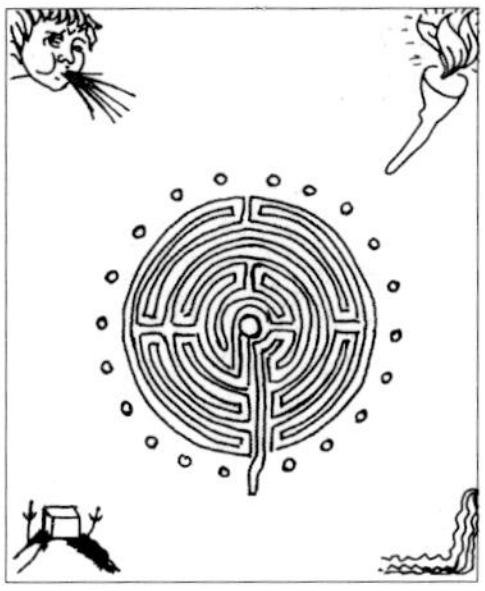

Selbstlosigkeit ist jenseits des Wünschens und Forderns und ist auf unerklärliche Weise für den, dessen Leben dafür bereit ist, äußerst befriedigend. Wirkliche Selbstlosigkeit ist nicht Wunschlosigkeit im dem Sinne, daß die Wünsche aufgegeben werden. Wirkliche Selbstlosigkeit braucht nicht mehr zu wünschen, da sie sich in einem Zustand der vollkommenen Zufriedenheit befindet, die nicht ohne Gnade erreicht werden kann; so bleibt nichts mehr zu wünschen übrig. Wünsche weisen also immer auf noch Unerfülltes hin. Wesentliche Wünsche wollen erfüllt werden; deren Verdrängung und/oder Abtötung ist kein Weg hin zur Erfüllung, Lösung, Be-friedigung. Davon handelt die folgende Geschichte auch:

ÜBER DAS EWIGE LEBEN
König Anoschirwan, den das Volk auch den Gerechten nannte, wandelte einst zur Zeit, als der Prophet Mohammed geboren wurde, durch sein Reich.
Auf einem sonnenbeschienenen Hang sah er einen ehrwürdigen alten Mann mit gekrümmtem Rücken arbeiten. Gefolgt von seinem Hofstaat trat der König näher und sah, daß der Alte kleine, gerade ein Jahr alte Stecklinge pflanzte.
»Was machst Du da?«, fragte der König.
»Ich pflanze Nußbäume«, antwortete der Greis.
Der König wunderte sich: »Du bist schon so alt. Wozu pflanzt Du dann Stecklinge, deren Laub Du nicht sehen, in deren Schatten Du nicht ruhen und deren Früchte Du nicht essen wirst?«
Der Alte schaute auf und sagte: »Die vor uns kamen, haben gepflanzt, und wir konnten essen. Wir pflanzen nun, damit die, die nach uns kommen, ernten können.«
(aus PESESCHKIAN Nossrat <a> S 134)

DIE DOMINANZ DER WÜNSCHE AUFGEBEN: FRUSTRATIONSTOLERANZ

THESEN

- Das Wünschen und Sehnen ist eine sehr wertvolle und intensive Kraftquelle.
- Viele Menschen können schwer zwischen Wünschen und Forderungen - wie im vorigen Kapitel ausgeführt - unterscheiden.
- Um ans Ziel zu kommen, ist es notwendig, die Dominanz der Wünsche aufzugeben; nur ihre Dominanz, aber nicht sie selbst.

Wünsche werden zu Träumen,
äußerste Träume führen zur äußersten Wirklichkeit.

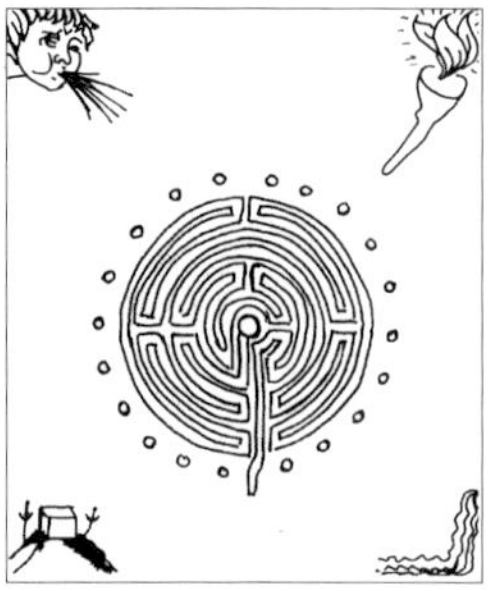

Es ist für den Menschen schwer, die Dominanz der Wünsche aufzugeben, ohne dabei die Wünsche selbst zu verlieren und zu verdrängen.
Viele Menschen werden von ihren Wünschen getrieben und lernen zeitlebens nicht, von ihnen auch Abstand zu nehmen. Sie befinden sich im Grunde in derselben Situation wie das Kind, das sich etwas wünscht und das Nein der Eltern nicht anzunehmen imstande ist. Ist es den Eltern nicht möglich, sich klar abzugrenzen, wird das Kind alles Mögliche probieren, um seinen Wunsch durchzubringen: lästig sein, fordern, kokettieren, aggressiv werden, trotzen, die Eltern mit einem Augenaufschlag verführen, aufstampfen, eine Szene machen, bitten bis nachgegeben wird, an den Nerven sägen, gegen die Schienbeine treten, usf. Die mangelnde Frustrationstoleranz und das mangelnde Verständnis für die Grenzen entstehen, wenn Eltern ständig nachgeben und inkonsequent handeln. In der Folge können sich Gier, Grenzenlosigkeit, Maßlosigkeit, Egoismen, Leidenschaften, ja Gewalt einstellen; sie weisen darauf hin, daß die eigenen Wünsche, der eigene Wille gegenüber der Bedeutung und dem Wert des sozialen Ganzen zu große Blüten treiben.
Es gibt verschiedene Wünsche, Bedürfnisse und Sehnsüchte. Die Freiheit ihres Seins ist eine wunderbare Sache.
Die sozialen Qualitäten eines Menschen zeigen sich darin, wie weit er gelernt hat - obwohl er seine eigenen Wünsche spüren kann - von ihnen, auf andere sinnvoll Rücksicht nehmend, auch Abstand zu nehmen. Die Dominanz der Wünsche kann nur aufgegeben werden, wenn man die Fähigkeit zur Frustrationstoleranz entwickelt und lernt, daß es auch befriedigend ist, anderen zuliebe von eigenen Bedürfnissen und Wünschen zurückzustehen.

DIE DOMINANZ DER FORDERUNGEN AUFGEBEN

THESEN

- Forderungen sind, begrenzt und gezielt eingesetzt, kraftvolle Mittel im sozialen Kontakt, im beruflichen Alltag, im gesellschaftlichen Leben.
- Darüber hinaus sind Forderungen im allgemeinen selten brauchbar; sie konstituieren eine Situation der Unfreundlichkeit und Friedlosigkeit.
- Es ist leicht, etwas zu fordern und schwer, etwas zu erfüllen.
- Fordernde Menschen sind meistens auch sehr kritisch. Harte Kritik ist selten ein taugliches Mittel in Auseinandersetzungen.
- Menschen, die unentwegt fordern, sind aus sich selbst heraus unerfüllt, obwohl sie so tun, als ob es an den anderen läge.

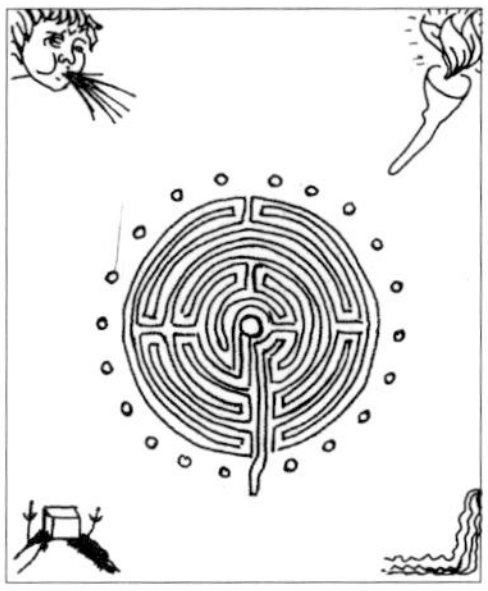

Ständig fordernde Menschen sind unangenehme Zeitgenossen, die in dieser Welt der maß- und sinnlosen Forderungen häufig »erfolgreich« sind. Man läßt sie oft weitermachen, weil ihnen auch mit härtesten Entgegensetzungen nicht beizukommen ist und einem nur die Möglichkeit bleibt, entweder einen riesigen Streit vom Zaun zu brechen oder ihre - ihnen unbewußten, aber deswegen nicht weniger wirksamen - schlechten und herzlosen Manieren einfach weiter auszuhalten. Wenn man sich in einem Gespräch belastet oder »überfordert« fühlt, kann man Ausschau halten nach fordernden Verhaltensmustern. Oft merkt man erst hinterher, daß man im Gespräch überfordert wurde.
Fordernden Menschen fehlt die Möglichkeit, ihre tiefen Wünsche und tiefen Sehnsüchte zuzulassen. Im Wünschen und Sehnen ist das Wissen enthalten, daß wir auf die Liebe und Güte anderer angewiesen sind, daß wir abhängig sind vom Wohlwollen anderer Menschen, um Wesentliches für unser Leben zu erhalten (siehe dazu auch im vierten Kapitel »Wünsche und Forderungen«).

Der Zusammenhang von fordernden Verhaltensweisen und falschen Versprechungen:

Menschen, die zu ständig fordernden Verhaltenweisen neigen, versprechen häufig viel und halten davon wenig bis nichts. Sehr häufig ist es so, daß jene Menschen, die am meisten fordern, das, was sie von anderen fordern, selbst gar nicht vorleben und einlösen. Sie selbst machen sich das zwar vor und geben auch vor, dies zu tun. überprüft man ihre Aussagen und Handlungsweisen, dann bemerkt man bald, daß sie ihre Versprechen oder das eindeutig Abgemachte nicht einlösen. Macht man sie darauf aufmerksam, streiten sie häufig alles ab, ignorieren unumstößliche Fakten und machen mit ihrem fordernd- aggressiven Stil einfach weiter. Spätestens an dieser Stelle wird der Mangel an Einsichtsfähigkeit ganz deutlich. Aber auch dieser Mangel an Einsichtsfähigkeit kann nicht eingesehen werden. Unsere leistungs- und wettbewerbsorientierten Gesellschaften bringen fordernde und aggressiv auftretende Personen, die viel versprechen und wenig halten, vermehrt in den Vordergrund. Scheinbar Befriedigung versprechende Produkte werden groß herausgebracht, aber letztlich können viele dieser materiellen Dinge eben jene Befriedigung und Erfüllung, nach der sich Menschen sehnen, überhaupt nicht bieten. Um wirklich und nicht nur scheinbar im Leben Zufriedenheit zu erlangen, müssen die Dominanz des Forderns, der Egoismus, aber nicht die gesunde Selbstliebe, aufgegeben werden.

Fordernden Personen fehlen oft wesentliche Eigenschaften und Werte, die das Salz menschlicher Kultur und somit auch einer menschlichen Konflikt-Kultur ausmachen:

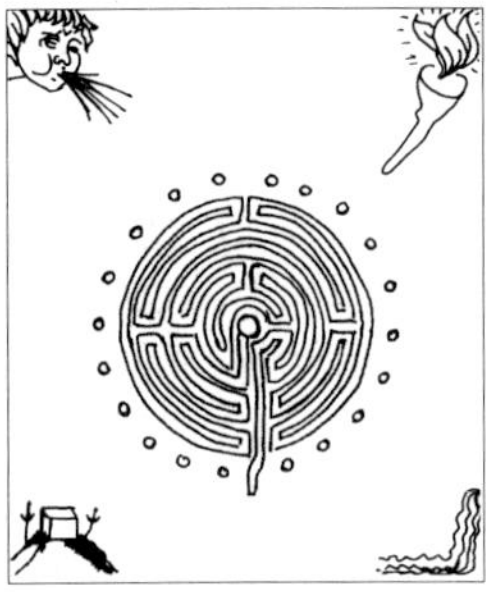

Wirkliche Freundlichkeit,
Demut,
Großzügigkeit,
Achtung vor der Freiheit und Integrität anderer,
Friedfertigkeit,
Weitherzigkeit,
Sanftmut,
Nachsicht,
Milde,
Güte,
wirkliches Verständnis,
tiefes Mitgefühl,
ein Gespür für die eigenen Grenzen,
freiwilliger Respekt vor den Grenzen anderer,
Feingefühl in jeder Form,
Barmherzigkeit,
menschliche Wärme,
ein Eingeständnis der eigenen Abhängigkeiten von fast allem,
Anhänglichkeit und Bescheidenheit,
tiefe Dankbarkeit,
die Bereitschaft, eigene Fehler und Schwächen von selbst einzusehen...

Aus der Sicht des Verständnisses ist das fordernde Verhalten eine Kompensation. Die unbewußte Angst vor dem Eingeständnis tiefster Wünsche, vor der Einsicht, daß man als Menschen abhängig, hilflos und in vielen Situationen ohnmächtig ist, läßt manche, diese Ängste kompensierend, zu diesen hartfordernden Haltungen greifen.

SELBST MIT DEM BEGINNEN, WAS MAN SICH WÜNSCHT: DAS ENDE DES WARTENS

THESEN

- Unsere Möglichkeiten von anderen Menschen das zu bekommen, was wir uns wünschen, sind begrenzt, aber:
- wir sind jederzeit frei, vieles von dem, was wir uns wünschen, selbst zu tun.
- Wenn wir mit dem, was wir uns wünschen, selbst beginnen, erfüllen sich Wünsche häufig am schnellsten.

Sehr oft macht man sich von den Handlungsweisen anderer fälschlicherweise abhängig. Man möchte zum Beispiel gerne freundliche

Menschen um sich, hält Ausschau nach solchen und kann nur hektische, angespannte, im Alltagsgetriebe eingespannte Menschen erspähen. Man sucht weiter nach Menschen, die mit einem freundlich umgehen, kann keine sehen und wird schon saurer und saurer. Häufig wartet man darauf, bis die anderen freundlich sind und ist dann selbst auch freundlich.

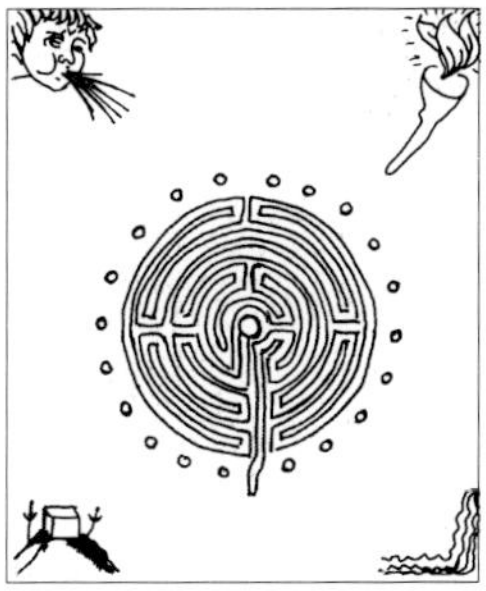

Eine andere Möglichkeit ist, stattdessen selbst mit dem, was man gerne hat, was guttuend ist, zu beginnen. Das könnte bedeuten: die anderen Menschen einfach freundlich zu behandeln, weil sie Menschen sind, ohne dies von irgendetwas abhängig zu machen. Sehr bald wird man bei vielen merken, daß sie auch freundlich werden. Sehr bald werden erstaunlicherweise mehr und mehr freundliche Menschen auftauchen. Es ist so, als ob sich die freundlichen Menschen vor einem versteckt hätten, solange man sich selbst im Zustand der Unfreundlichkeit aufgehalten hat.
In diesem Zusammenhang gibt es viele Freiheiten, wenn man die Muster seines eigenen Verhaltens erkennt. Viele Menschen handeln nach einfachen Mustern. Häufig sind es Muster der Abhängigkeit: Bist Du freundlich, bin ich auch freundlich; bist Du nicht freundlich, bin ich auch nicht freundlich. Die dritte Möglichkeit jedoch ist: Ich mag einfach freundlich sein, unabhängig davon, ob andere freundlich sind, - einfach weil freundliche Menschen gut tun und ich mich dafür entscheide. Man bezieht einen souveränen, autarken Standpunkt aufgrund verschiedenster Erfahrungen und entscheidet sich für eine bestimmte Position.

DAS ENDE FALSCHER VERSPRECHUNGEN

THESEN

- Fordernde Menschen neigen dazu, viel zu versprechen und wenig zu halten.
- In einer veräußerlichenden, entfremdenden, das Falsche als befriedigend versprechenden Welt, ist die Gefahr, dem äußeren Schein mehr zu glauben als dem inneren Sein, nur allzu groß.
- Keine einzige Sonnenblume konnte bis heute auf dem Boden falscher Versprechungen wachsen.
- Deshalb: Ein Ja zu Sonnenblumenfeldern.

Klare Abmachungen und falsche Versprechungen.
Nur auf dem Boden von klaren Abmachungen und deren Einhaltung können Lösungen gefunden werden, kann ein befriedigendes Miteinander hergestellt werden.

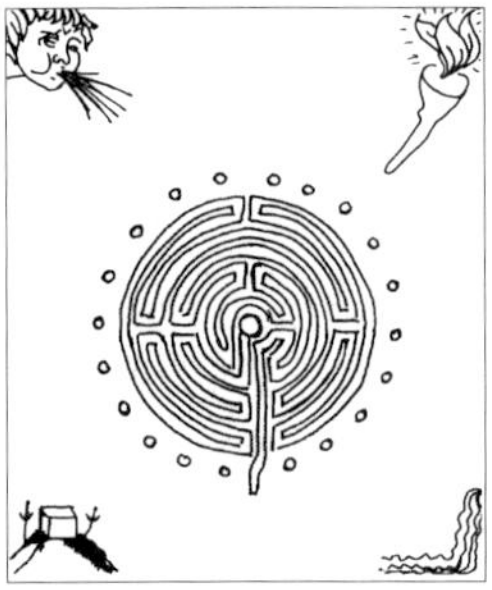

Viel Leid entsteht durch falsche Versprechungen. Bekannt für solche sind eine Unzahl von Personen in der politischen und wirtschaftlichen Landschaft, die heute zur ewigen Überraschung aller, alles vergessen haben, was sie gestern sicher zugesagt und versprochen haben. Konflikt-Kultur gibt es nur dort, wo jemand wirklich zu seinem Wort steht, nicht nur scheinbar. Deshalb ist es günstig, zuerst Erfahrungen zu sammeln und über längere Zeit genau zu beobachten, wie es der andere mit seinen Zusagen hält. Wir machen uns oft viel zu schnell ein Bild von einem Menschen, statt uns zuzugestehen, daß wir zu blenden sind, daß uns schöne Reden gut gefallen, daß man uns vielleicht sogar trotz unserer ganzen Erfahrung und Gescheitheit hereinlegen kann.
Um jemanden wirklich kennenzulernen, lasse ich mir eben aufgrund dieses Wissens sehr viel Zeit. Ich mache mir ein erstes Bild, aber lasse mir zugleich die Türe offen, weil ich weiß, daß es oft noch später überraschungen in der einen oder anderen Richtung gibt. Der erste und der zweite Eindruck täuschen oft: Es ist günstig, sich dies selbst - ohne die Spur einer Bitterkeit - immer wieder innerlich vorzusagen.

8. VORWURF UND SCHULDGEFÜHLE ALS »GARSTIGE GESCHWISTER«

THESEN

- Menschen brauchen eine menschliche und menschenwürdige Ethik, aber keine unmenschliche Moral.
- Strenge, harte Moral und sinnvolle Ethik muß man immer wieder genau voneinander unterscheiden.
- Vorwürfe und Schuldgefühle gehören in den Bereich der strengen Moral. Sie behindern die Lebensfreude und saugen die Lebenskraft auf. Deshalb sind sie zu vermeiden.
- In vereinzelten Situationen ist es bedeutsam, sehr klar, bestimmt und auch unnachgiebig streng - aber nicht verdammend oder verurteilend - zu sein; man setzt die Kraft seiner ganzen Autorität ein, um klare Grenzen deutlich zu machen, aber ohne vorwurfsvoll Schuldgefühle zu produzieren.

Menschen, die ständig vorwurfsvoll sind oder ständig jammernd unter Schuldgefühlen leiden, haben etwas gemeinsam: sie verbreiten beide in unterschiedlicher Form eine schlechte Atmosphäre und sind, ohne es zu wissen, überaus anstrengende Zeitgenossen.
Der ständig Vorwurfsvolle ist im Netz seiner dauernden Aggressivität gefangen. Der ständig Jammernde und von Schuldgefühlen Geplagte ist im Netz seiner unterschwelligen, indirekten Aggressivität gefan-

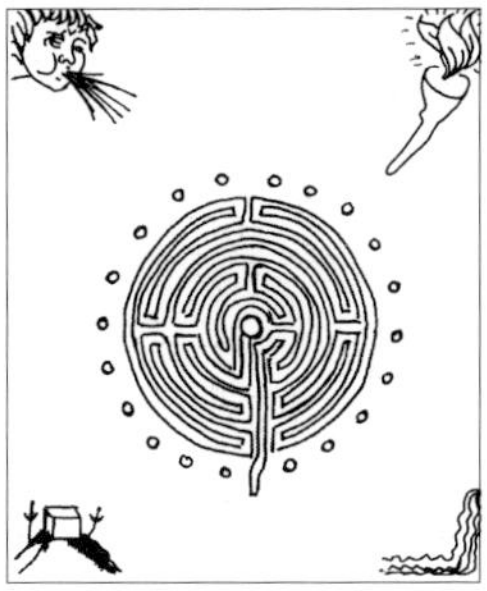

gen; er greift andere nicht direkt an, aber er macht ihnen das Leben unbewußt und indirekt schwer durch die quengelnde, an den Nerven sägende, druckvoll-jammernde Stimmung, die er um sich verbreitet.

Die beiden »garstigen Geschwister«, Vorwurf und Schuldgefühl, haben einiges gemeinsam:

(a) Beide können mit den Grenzen in Beziehungen nicht umgehen, sie wissen noch nicht genau, was »Mein« und »Dein« ist;

(b) beide haben im Leben noch nicht gelernt, ihre Kräfte (Aggression in Form von Tatkraft) gezielt und sinnvoll einzusetzen; sie sind in ihren Bewegungen noch nicht aufbauend wirkungsvoll;

(c) beide sind dauernd aggressiv-destruktiv, indem sie die andern mit Vorwürfen, Anschuldigungen, maßlosen Forderungen, mit Ansprüchen und Ressentiments direkt oder indirekt beschäftigen, ohne daß ihnen dies einsichtig wäre;

(d) beiden ist ein sehr strenges, hartes und unnachgiebiges, unbeugsames Über-Ich zu eigen;

(e) beide neigen zu einer Doppelmoral, die wiederum die Ebene der Schuldgefühle und des inneren Vorwurfs in stiller Stunde anheizt;

(f) beiden geht es sehr schwer bis gar nicht vom Herzen zu vergeben und zu verzeihen.

Wenn es den Eltern gelingt, ihren Kindern eine sinnvolle, gewährende und liebevoll abgrenzende Ethik des Herzens zu vermitteln und vorzuleben, ist das Wichtigste für das Leben vollbracht.

Ein Verhaltensmuster des Jammernden zeigt die folgende Eskapade Nasrudins:

ALLTÄGLICHES GESCHREI
Nasrudin schrie fürchterlich.
Erschreckt kamen Freunde und Nachbarn angelaufen: »Oh, Mullah, was ist Dir?«
Nasrudin antwortete kläglich: »Meine Freunde, ich habe Schmerzen!«
Die Freunde fragten besorgt: »Warum hast du Schmerzen?«
Mullah Nasrudin heulte: »Weil es weh tut!«
»Und warum tut es Dir so weh?« fragten die Freunde.
»Oh, wie dumm ihr seid! Es tut mir weh, weil ich mir diese große Nadel durch die Hand gestochen habe!«
Die Nachbarn schüttelten den Kopf: »Warum stichst Du Dir denn mit der Nadel in die Hand, wenn Du weißt, daß es Dir so weh tut?«
Nasrudin antwortete: »Weil ich sonst nicht schreien und jammern könnte.« (aus PESESCHKIAN Nossrat <b> S 201)

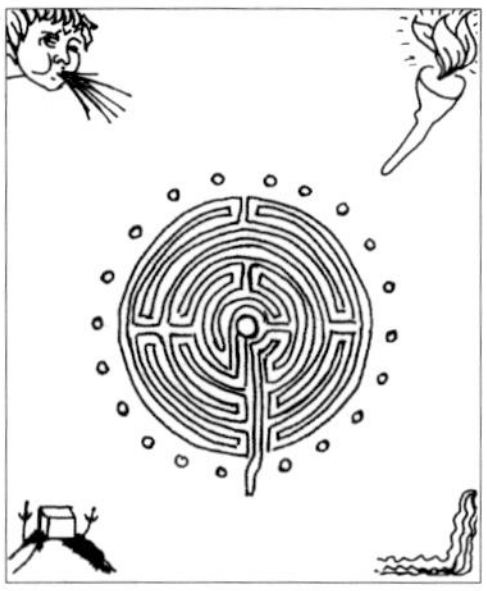

TRENNEN VON WIRKLICHER SCHULD UND SCHULGEFÜHLEN

THESEN

- ✸ Viele Menschen leiden unter Schuldgefühlen, die keiner wirklichen Schuld entspringen.
- ✸ Sehr vorwurfsvolle und fordernde Menschen haben die Tendenz, in anderen Schuldgefühle hervorzurufen, vor allem in ihren Kindern.
- ✸ Es ist nicht der Sinn des Lebens, die Erwartungen und Forderungen anderer zu erfüllen.
- ✸ Wirkliche Schuld ist in den meisten Lebensgeschichten etwas äußerst Seltenes.

Menschen werden häufig Schuldgefühle gemacht,
wo gar keine wirkliche Schuld vorliegt.

Wir sind verantwortlich für das, was wir tun.
Wir können im gesellschaftlich-rechtlichen Sinne nicht zur Verantwortung gezogen werden für das, was wir denken und für das, was wir empfinden.
Im Persönlichen sind wir jedoch dafür verantwortlich und noch mehr direkt und indirekt betroffen durch das, was wir denken und sogar dafür, was wir empfinden.
Häufig werden uns jedoch Schuldgefühle gemacht, wo gar keine wirkliche Schuld vorliegt.
Viele Menschen leiden an nagenden Schuldgefühlen, an Schuldgefühlen, die sich an nichts anderem entzünden als an alten Vorwürfen und Vorhaltungen, die von den Eltern dem Kind gegenüber jahrelang geäußert wurden und in der Folge eine schuldbeladene Haltung, ein schuldbeladenes Selbstbild erzeugt haben.

EINE HILFREICHE ÜBUNG

a. Es ist günstig, sich einmal Zeit zu nehmen und sein ganzes Leben genau zu durchforsten, genau nachzuschauen, wo man sich tatsächlich echt schuldig gemacht hat, und wo einem durch andere Schuldgefühle aufgeladen, zugeschoben, unterschoben wurden. Man macht sich eine Liste der Personen.

b. In einem zweiten Schritt distanziert man sich klar und deutlich von falschen Schuldgefühlen.

Dies ist eine kraftvolle Reinigungs- und Klärungsübung.

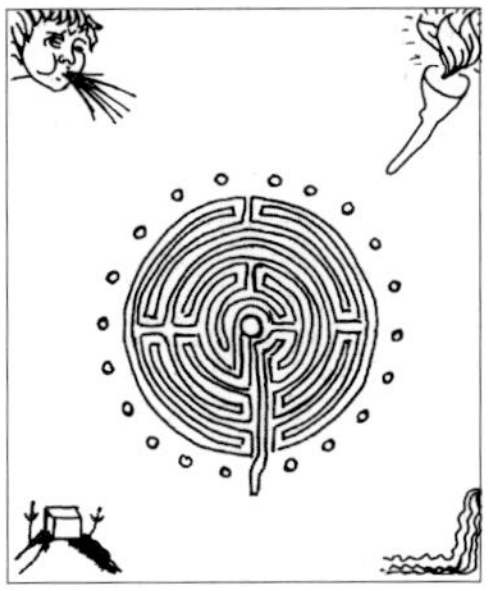

LEBEN
OHNE SCHULDVERSCHREIBUNGEN

THESEN

- Schuldverschreibungen sind ein weit verbreitetes menschliches Phänomen.
- Schuldverschreibungen sind kontraproduktiv.
- Menschen, die zu Schuldverschreibungen neigen, zeigen eine herabgesetzte Einsichtsfähigkeit ihren eigenen Fehlern gegenüber.
- Menschen, deren Einsichtsfähigkeit vermindert ist, leiden an verborgenen Minderwertigkeitsgefühlen und tendieren zur Selbstüberschätzung.

Worin besteht das Wesen von Schuldverschreibungen?
Statt die eigenen Grenzen, die eigene menschliche Fehlerhaftigkeit, statt sich und anderen den alltäglichen Hang zu Schwächen einzugestehen und anzunehmen, schiebt man anderen rasch die Schuld zu.
Statt Verantwortung für sein eigenes Handeln und Denken zu übernehmen, schiebt man anderen die Schuld zu.
Statt Toleranz zu üben...
Statt zu vergeben und zu verzeihen...
Statt Ursachen herauszuarbeiten, ohne vorwurfsvoll zu werden und Schuldgefühle zu verschreiben...

9. ERWARTUNGS-HALTUNGEN

THESEN

- Man kann vom Leben allerhand erwarten.
- Wer zu ständigen »Er-wartungs-haltungen« neigt, wartet.
- Starke Erwartungshaltungen sind häufig unterschwellige und indirekt zum Ausdruck gebrachte Forderungen, grenzenlose und unerfüllbare Ansprüche.
- Wer die Energie hat zu warten, hat auch die Energie, etwas zu tun.

Es gibt eine Art der Erwartung, die von berechtigter Vorfreude getragen wird. Es ist eine spannende Vorfreude auf kommende und mit Sicherheit eintreffende Ereignisse. Man denke nur an die kommende Geburt eines Kindes.
Eine ganz andere und menschlich weit verbreitete Art der Erwartungs-

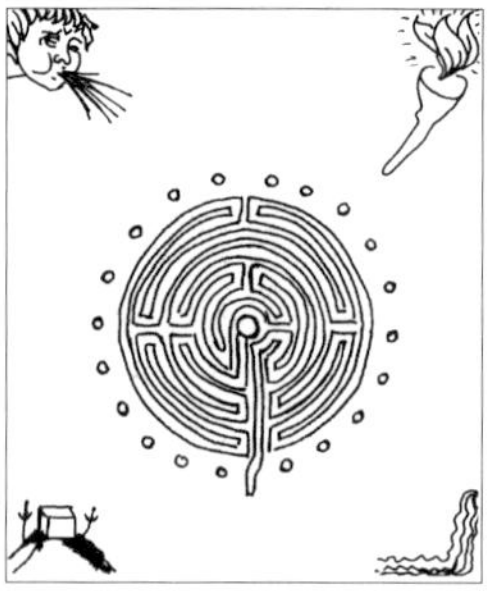

Haltung ist hier gemeint; sie betrifft das Thema der »verpaßten Gelegenheiten«. Ihr Wesen ist, eine gewohnte und andauernde Haltung des Abwartens, der Passivität. Statt die Dinge selbst in die Hand zu nehmen und auf Ereignisse sofort oder rechtzeitig sinnvoll einzuwirken, beschäftigt man sich damit, was andere machen sollten. Man übersieht den eigenen Handlungsspielraum, unterschätzt die kleinen persönlichen Aktivitäten und legt die Hände resignierend, zweifelnd, untätig in den Schoß. Aber dementgegen muß betont werden: Jede kleine Aktion ist bedeutsam und nichts, was getan wird, ist umsonst oder verloren.
Menschen, die zu großen Erwartungen neigen, fehlt die aktive und selbsttätige Komponente. Sie neigen unbewußt dazu, diejenigen in der einen oder anderen Weise unrichtigerweise zu bestrafen, die ihre Erwartungen nicht erfüllen.
Andere Menschen sind jedoch nicht da, um unsere Erwartungen, Forderungen und Wünsche zu erfüllen. Wenn andere uns eine Freude machen oder auf sinnvolle Forderungen in Verhandlungen eingehen, ist das natürlich schön. Aber jede Vorstellung von einem »Muß« zeigt ein Stück Grenzenlosigkeit und Unselbständigkeit desjenigen, der es in der jeweiligen Situation vertritt. Die Erwartungen und Wünsche eines Kleinkindes sollten idealerweise aufgrund seines Entwicklungsstandes in den dafür vorgesehenen Jahren der Kindheit und Jugendzeit erfüllt werden. Der Erwachsene sollte diese Entwicklungsstadien idealerweise überwunden haben.

Man ringt um Ergebnisse
und erwartet nichts dabei.

10. DIE ZAUBERWORTE »JA« UND »NEIN«: »JA-SAGENDE«, »NEIN-SAGENDE«, »JA-ABER-SAGENDE« MENSCHEN

THESEN

- Es gibt »ja-sagende«, »nein-sagende«, »ja-aber-sagende« Menschen.
- »Ja-sagende« halten sich zuviel bei ihren unerfüllbaren Wünschen, »Nein-sagende« zuviel bei unerfüllbaren Forderungen, »Ja-aber-Sagende« zu viel bei unerfüllbaren Erwartungen auf.
- Die Verbindung von »Ja« und »Nein« ergibt zauberhafte Menschen.

Diese kleinen Worte »Ja«, »Nein« und »Ja, aber...« haben es in sich. Legt man in der Beobachtung von Menschen wirklich Augenmerk auf diese Aspekte, kann man in kürzester Zeit Wesentliches herausfinden und sinnvolle Orientierungen und Entscheidungshilfen entwickeln.

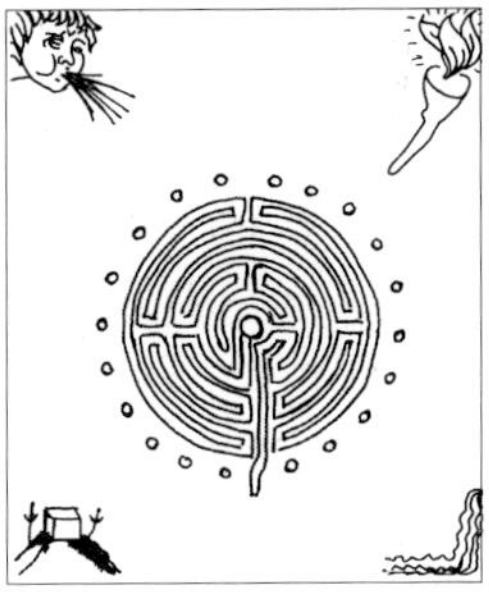

Wer ein volles »Ja«
und ein volles »Nein« zur Verfügung hat,
ist integerer und ein wirklicher Partner.

Häufig steht Menschen nur eine Form zur Verfügung, entweder das »Ja« oder das »Nein«. Eine Spezialform des »Neins« ist das »Ja, aber...«.

»NEIN-SAGENDE«: Fordernde Menschen - wie im letzten Kapitel ausführlich beschrieben - zählen zu den Nein-Sagern; sie versagen sich anderen Menschen durch ihre ständigen Forderungen, bauen sich selbst unentwegt als Gegner und Kontrahenten auf; das ist ihre Form des Sich-Versagens und letztlich des Versagens. Ihre Fähigkeit besteht darin, leicht »nein-sagen« zu können, leicht abzulehnen, sich leicht zu verweigern... Das »Nein« kommt oft nicht sprachlich zum Ausdruck, sondern zeigt sich darin, daß sie unentwegt dagegen sind, dagegen reden und so das Gespräch (für sich und andere letztlich tief frustrierend) in Gang halten. Im Grunde genommen ist ihr ganzes Leben, jede Aussage, jeder Ausdruck und jede Geste ihres Lebens ein einziges »Nein«. Sie leben wie eine geballte Faust. Beobachtet man sie genau und über lange Zeiträume, wird einem auffallen, daß sie kaum Übereinstimmungen (»Ja«) herstellen können, daß ihnen äußerst schwer fällt, wirklich zufrieden zuzustimmen, anderen Bestätigungen (ohne Hintergedanken) zu geben, freudig einzuwilligen, im Grunde überhaupt nachhaltig nach Übereinstimmung zu streben. Sie gebärden sich, auch in noch so schönen Anzügen, rebellisch, rechthaberisch, provokant auftrumpfend und machtvoll (nicht kraftvoll).

»JA-SAGENDE«: Menschen, denen es schwer fällt zu fordern, etwas Lebensnotwendiges zu verlangen, etwas kraftvoll und selbstsicher durchzusetzen, neigen zum »Ja-Sagen«. Sie werden so potentiell zu Gegenspielern und Opfern der »Nein-Sagenden« und auch der »Ja-aber-Sagenden«, der sich tendenziell verweigernden und andere beherrschen wollenden Menschen.
Alle »Nein-Sager« und »Ja-aber-Sagenden« repräsentieren für die »Ja-Sager« Qualitäten von hoher Eigenschaft, die es für die letzteren zu entwickeln und zu entfalten gilt. Die Fähigkeiten der letzteren bestehen darin, eben »ja« sagen zu können, folgen zu können, sich einordnen zu können, nicht von ihrem Eigenwillen beherrscht zu sein

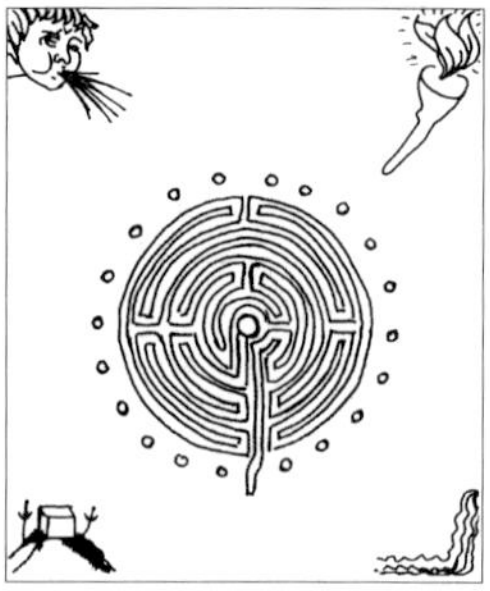

wie die ersteren, sich dankbar unterordnen zu können, zu dienen, zuhören und aufnehmen zu können, sich etwas sagen lassen zu können und anderes mehr. Die Gefahr besteht darin, daß »Ja-Sager« zu bloßen Befehlsempfängern werden; daß sie kritiklos folgen müssen; daß sie widerspruchslos alles glauben und ausführen, was ihnen gesagt wird; daß sie sich ständig von anderen bestimmen lassen, fremdgesteuert statt selbstgesteuert sind; daß sie nicht gut unterscheiden können, wer sie unterdrückt und knechtet oder wer sie gut führt; daß sie...

»JA-ABER-SAGENDE«: Menschen, die sich im Grunde genauso verweigern wie die »Nein-Sagenden«, aber sich diese Verweigerung nicht offen zum Ausdruck zu bringen trauen, zählen zur Gruppe der potentiellen »Ja-aber-Sagenden«. Fast auf jede Aussage folgt ein Einwand.
Die Fähigkeit der »Ja-aber-Sagenden« besteht in der Verzögerung von zu raschen Entscheidungsprozessen, im Anbringen von kniffligen Einwänden, Vorbehalten, Bedenken und Zweifeln. Durch die »Ja-aber-Gespräche« werden Dialoge über lange Zeit in Gang gehalten; das »Ja-Aber« wirkt wie ein Schwungrad, und indem die Gesprächspartner der »Ja-aber-Sagenden« die vorgetragenen Zweifel zu zerstreuen versuchen, wird eine Fülle von Informationen mitgeteilt.
Die sprachlichen und gestisch-mimischen Formen dieser entgegnenden Einwände können vielfältig sein; häufig sind sie in »Ja- aAber-Formulierungen« sichtbar. Die entgegnenden Einwände, entgegnenden Zweifel, entgegnenden Entmutigungen sind für den Gesprächspartner sehr anstrengend, frustrierend und auf die Dauer sogar quälend und rufen häufig als Gegenreaktion Ärger hervor.
Wie die »Nein-Sagenden« ist es für »Ja-aber-Sager« äußerst schwierig, klare Übereinstimmungen zu äußern und sich auf eine Plattform gemeinsamer Entscheidungen zu stellen. Gemeinsame Entscheidungen setzen ein gegenseitiges »Ja« voraus, was dem »Ja-aber-Sagenden« ja nicht möglich ist. Wenn er »ja« sagt, so vielleicht weil es unter dem Druck nicht anders geht, aber sicher nicht gerne, freudig und aus freien Stücken.

EIN GRUND, DANKBAR ZU SEIN
»Ich brauche Geld, kannst Du mir hundert Tuman borgen?« fragte ein Mann seinen persischen Freund.
»Ich habe das Geld, aber ich gebe es Dir nicht. Sei mir dankbar!«
Ärgerlich fuhr der Freund auf: »Daß Du Geld hast und es mir nicht geben willst, kann ich zur Not noch verstehen. Daß ich Dir aber dafür noch dankbar sein soll, ist nicht nur unverständlich, sondern eine Unverschämtheit.«
»Lieber Freund«, antwortete der andere, »Du hast mich um Geld

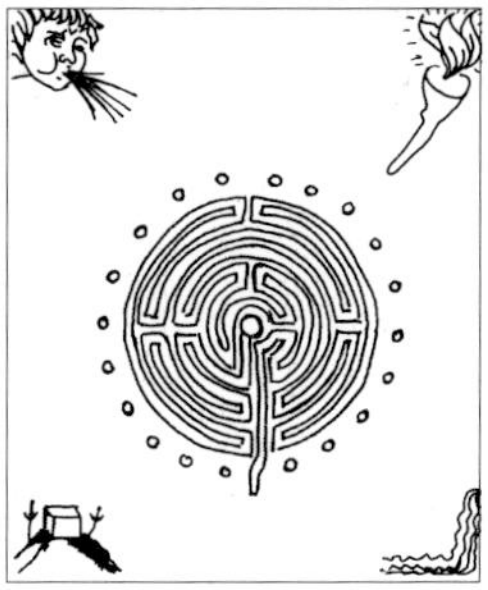

gebeten. Ich hätte sagen können, 'Komm morgen'. Morgen hätte ich gesagt, 'Das tut mir aber leid, ich kann es Dir heute noch nicht geben, komm doch übermorgen'. Wenn Du dann zu mir gekommen wärst, hätte ich gesagt, 'Komm doch am Ende der Woche'. So hätte ich Dich hinhalten können, bis ans Ende der Tage oder wenigstens so lange, bis Dir irgendein anderer des Geld gegeben hätte. Aber den hättest Du gar nicht gefunden, da Du immer damit beschäftigt gewesen wärst, zu mir zu kommen und Du immer auf mein Geld gerechnet hättest. So sage ich Dir aber ehrlich, daß ich Dir das Geld nicht gebe. Du kannst es also irgendwo anders versuchen und dort Dein Glück machen. Sei mir also dankbar!«
(aus PESESCHKIAN Nossrat <a>S 96)

INTEGRIERTES »JA« UND »NEIN«: Erst die Verbindung von »Ja-Möglichkeiten« und »Nein-Möglichkeiten« macht diese beiden kleinen Worte zu Zauberworten. Nur auf dem Boden der Möglichkeit wirklich »ja« sagen zu können, wird ein »Nein« erst wirklich sinnvoll und umgekehrt. Die Freiheit, jederzeit zustimmen, ablehnen oder die Entscheidung aufschieben zu können, ist Zeichen von Selbständigkeit, personaler Integrität und Souveränität.

Eine eigenwillige Geschichte zur nein-sagenden Grundhaltung ist das folgende, aus der Erinnerung niedergeschriebene erotische Märchen aus Rußland:

EROTISCHES MÄRCHEN AUS RUSSLAND
Ein Mann mußte auf eine Reise gehen. Bevor er sich aufmachte, prägte er seiner jungen Frau ein, immer mit »Nein« zu antworten, was immer man auch zu ihr sage.
Nicht lange und ein junger Mann kam des Weges. Sogleich überkam es ihn, als er die Erbauliche sah. Und er rief leise seufzend aus: »Ist heute nicht ein wunderschöner Tag!«
Sich ihres Versprechens entsinnend, sagte sie: »Nein, ganz und gar nicht!«
Der junge Mann jedoch konnte nicht von ihr lassen und drängte etwas näher: »Bist Du so ganz allein?«
»Nein, das bin ich nicht«, sprach sie.
Sich umblickend sah er aber weit und breit niemanden.
Sie noch mehr bedrängend fragte er: »Du hast noch niemals einen Mann zurückgewiesen?«
»Nein, noch niemals!«
Sich an ihre Rückseite drängend, flüsterte er ihr ins Ohr: »Gewisse Dinge darf man niemals tun!«
»Nein, niemals!«
Daraufhin konnte er nicht mehr länger an sich halten und rammelte

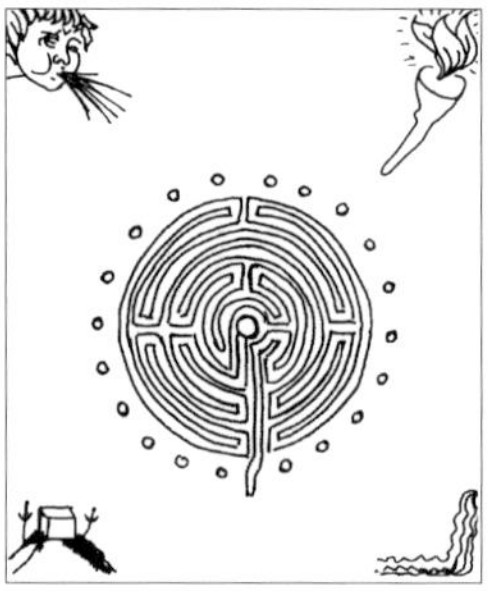

sie mit seinem Schwengel so fürchterlich, daß Lustschreie ihren süßen Lippen entkamen.
»Du wirst es nie wieder mit einem wie mir treiben!« schrie er dabei auf.
»Nein, nie wieder! Nein, nie wieder! Nein, nie wieder!...«, brach es immer wieder aus ihr hervor.
Als ihr Mann von seiner Reise heimkehrte, fragte er seine Frau sogleich: »Hat Dich während der Zeit meiner Abwesenheit irgendjemand angesprochen?«
Und sie sagte: »Nein, niemand hat mich angesprochen.«
Da wußte er, daß sie es recht getan hatte.
(Nacherzählung: DIETRICH Reinhold)

11. AGGRESSION ALS SINNVOLLES TUN: KULTURBILDENDE TATKRAFT

Der Grad unserer Friedlichkeit und Lebendigkeit
zeigt sich in der Gesundheit unserer Natur.

THESEN

- Der Maßstab des Sinnvollen zeigt sich heute im Blick auf das Ganze.
- Der Maßstab sinnvollen Tuns zeigt sich im Bewahrenden, die Vielfalt der Möglichkeiten des Lebens Fördernden, in menschheits- und lebenserhaltendem und kulturbildendem Tun.
- In Abgrenzung zur Destruktivität ist Aggression im Sinne der Tatkraft dann - auf dem Boden der obigen Aussagen - jede Art von sinnvollem, auf das Wohl des Ganzen gerichteten Lassen und Tun.
- Das Errichten einer Konflikt-Kultur steht und fällt mit der Emanzipation der Männer und Frauen, mit der Erneuerung des Selbstbildes der Geschlechter auf dieser Erde.
- Konflikt-Kultur benötigt Zusammenarbeit, Achtung und Partnerschaft zwischen Frauen und Männern, zwischen den Menschen und zwischen den verschiedensten Völkern und Religionen.

Die entscheidenden Faktoren sind:
unsere Denkweise
und unsere Wertvorstellungen.

Liebe und Aggression sind zwei so grundlegende, so ungemein interessante und so ungemein mißverstandene Lebensthemen.

Erich FROMM hat beide Themen wunderbar vor Jahren in seinen unvergessenen Werken »Anatomie der Destruktivität« und »Die Kunst des Liebens« meisterhaft abgehandelt. Ich neige zu der Anschauung, daß man beide Werke als eine Ganzheit betrachten und zusammen lesen sollte. In der Zusammenschau erhalten sie erst den rechten Stellenwert.

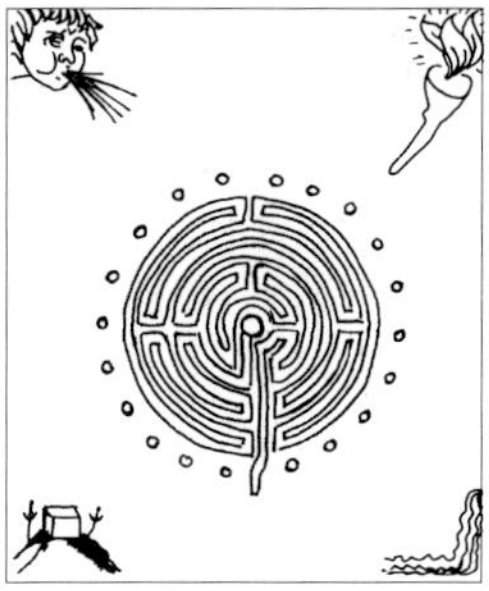

In meinen Augen entsteht dieses im Moment für viele noch unauflösbare und mißverstandene Bild von dem, was Aggression, kulturbildende Tatkraft, bedeutet, durch das noch vorherrschende und unemanzipierte Frauen- und Männerbild einer untergehenden Epoche. Dementgegen möchte ich Aggression mit Nachdruck als lebenserhaltend, arterhaltend, menschheitserhaltend, natur- und planetenerhaltend und bewußtseinsbildend definieren. Aggression wird nur durch die Aussicht und Rücksichtnahme auf das Ganze zu sinnvollem Tun. Tätigkeiten, die scheinbar für Kurzsichtige werteschaffende sind, aber insgesamt, wie bekannt, längst unsere Lebensgrundlagen zerstören, können und dürfen nicht als sinnvoll angesehen werden. Alles, was nicht primär oder letztlich lebenserhaltend ist, fällt eindeutig in den Bereich der Destruktivität und des Unsinns.
Um wieder den Zusammenhang von Aggression und Emanzipation aufzugreifen: Der Emanzipation der Frauen sollte eine Emanzipation vieler Männer folgen. Das scheinbar männliche Selbstbild in vielen Männern ist immer noch das alte, patriarchalische. Es ist das Bild des rationalen, bestimmenden, die Frauen beherrschenden, aggressiv sich durchsetzenden Mannes, der seine Gefühle »tapfer« zurückhält, Behutsamkeit und Zärtlichkeit meistens verachtet und seinen Wert davon ableitet, wie häufig er seine Ellbogen hinausstreckt, wie fest er auf den Tisch klopfen kann, wie schnell er die Übermacht der Konkurrenten als »Gewinner« beseitigt und aussticht, wie hart er zuschlagen kann. Über das noch herrschende Männerbild und über ein emanzipiertes Männerbild gäbe es vieles zu sagen. Das Thema der Konflikt-Kultur ist wesentlich abhängig von einem neuen Männerbild und in der Folge auch von einem neuen Frauenbild auf dieser Erde. Hier brauchen wir einen intensiven Wertewandel, um aus dem Bereich der säbelrasselnden Gewalt unverständlicherweise gerne kriegführender und zerstörender Männer (und Frauen) in einen Bereich der Erhaltung und Integration, der globalen Zusammenarbeit, der gerechten Verteilung der Güter und der Integration des menschheitlich Ganzen zu gelangen.

Offensichtlich braucht es mehr Mut,
die alten Männerklichees aufzuarbeiten,
als an diesem überkommenen Männerbild
weiter ängstlich festzuhalten.
Umwandlung ist möglich.

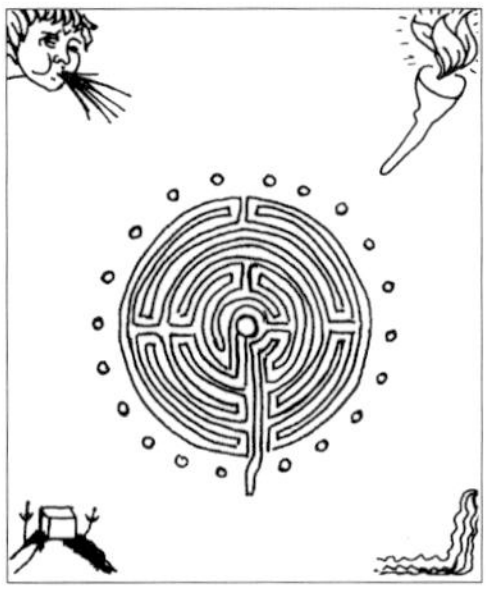

EIN KLARES NEIN ZUR ESKALATION

Man wird unweigerlich zu dem,
was man im anderen bekämpft.

THESEN

- Die Basis für eine Konflikt-Kultur ist ein klares Nein zu jeder Art von Eskalation.
- Der Dialog - gekennzeichnet durch aufmerksames Hinhören, Eingehen und Antworten (»Ver-Antwortung«) - ist Zeichen für sinnvolle, weil zielführende Gespräche, ist einzig sinnvoller Stil für das Führen von unausweichlichen Diskussionen und Auseinandersetzungen.
- Eskalationen münden unweigerlich in destruktivem Verhalten, in Gewalt, Zerstörung und Krieg.
- Der Dialog hingegen ist geprägt durch das beidseitige (oder zumindest einseitige) Ringen um Klärung, Verständnis und Lösung.

Der Garant für den Erfolg besteht einzig darin, daß notwendige Auseinandersetzung mit derselben Achtung, Wertschätzung und Würde für alle Beteiligten trotz unterschiedlicher Anschauungen geführt werden.

VON DER HILFE, ÄRGER ANZUNEHMEN

THESEN

- Viele Menschen können sauber vorgebrachten Ärger nur schwer von Verunglimpfungen, Beschimpfungen, beleidigenden und verächtlichen Aussagen, von herunterreißenden und vernichtenden Anspielungen unterscheiden.
- Menschen, die besonders viel Ärger ausdrücken, können häufig am schwersten Ärger und sinnvolle Kritik annehmen.
- Die meisten Menschen sind offenkundig oder unterschwellig viel aggressiver und viel weniger tolerant, als sie glauben.
- Destruktives Verhalten und aggressives Verhalten definiert durch sinnvolles Tun werden oft verwechselt:
- Sinnvoller Ärger zeigt sich nicht in diskreditierenden Schimpfworten, sondern in der Direktheit und in der Lautstärke sauberer, menschenwürdiger Aussagen.
- Für die Errichtung einer Konflikt-Kultur ist es sinnvoll, sich darin zu üben, jede Form von Ärger, aber auch Destruktivität anzuneh-

men, ohne gleich zurückzuschlagen oder sich selbst zu aggressiven und gewalttätigen Reaktionen oder Eskapaden provozieren und hinreißen zu lassen.

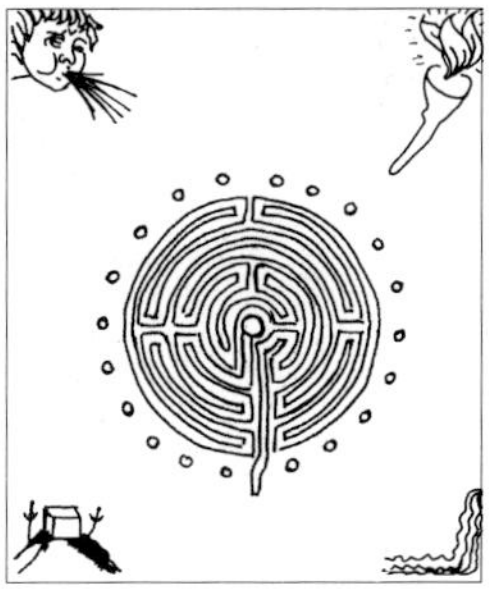

Die Konflikt-Kultur im Auge behaltend, ist jede Form von Gewalt abzulehnen.
Aggressionen im Sinne sinnvollen Tuns (aggressiv kommt vom lateinischen adgredere; es bedeutet an etwas aktiv herangehen), eines tatkräftigen Anpackens von Aufgaben sind notwendig für ein fruchtbares Zusammenleben der Menschen: Um Grenzen zu klären, um sich Raum zu verschaffen, um auf andere kraftvoll zuzugehen, um sinnvolle Entwicklungen zu fördern, um unsere Lebensgrundlagen zu sichern.
Andererseits muß man sich verdeutlichen, daß es für sehr viele Menschen eine ziemliche Hürde darstellt, Ärger überhaupt auszudrücken, während andere sich praktisch ununterbrochen ärgern. Für Aggressionsgehemmte und Überaggressive ist das Annehmen von Kritik und Ärger meistens sehr schwer.
Für die Errichtung einer Konflikt-Kultur in Familie, Organisation und Gesellschaft, ist das Annehmen von Kritik, Unmut und Ärger als ein Faktor unter anderen sehr wichtig. Durch das Nichtannehmen des Ärgers werden viel Kraft und Energie vergeudet.
Günstig ist, daß der Angreifende darauf achtet, daß der Inhalt des Angriffs entgegengenommen wird; daß andere nicht einfach automatisch in Oppositionshaltungen verfallen oder gewohnheitsmäßig eine solch direkte Art zurückweisen.
Den Inhalt des Angriffs entgegenzunehmen bedeutet noch nicht, daß man ihn als eigene Anschauung und Überzeugung übernimmt. Der Inhalt des Angriffs wird als Sichtweise des anderen, Angreifenden, entgegengenommen. Man signalisiert dem anderen, daß man seine Aussagen gehört hat. Dies wäre sinnvoll und für die Errichtung der Konflikt-Kultur wünschenswert. Dieses Anhören und Entgegennehmen ist ein Indikator für die Effektivität des klärenden Gesprächs oder der sinnvollen Auseinandersetzung.
Beispiel
Im Karate-Training fiel mir über Jahre auf, daß viele Menschen kontrollierte Angriffe nicht annehmen können. Obwohl unser Trainer ganz genau ansagte, daß die abgestoppten und kontrollierten Angriffe ohne Einsetzen einer Abwehrbewegung zugelassen werden sollen, war es sehr vielen unmöglich, diese kontrollierten Angriffe widerstandslos entgegenzunehmen. Die Übung besteht darin, daß Paare gebildet werden. A startet einen kontrollierten, direkten Angriff auf B. B bleibt nur stehen und nimmt den Angriff entgegen. Die meisten wollen und können sich sozusagen »nicht erwischen lassen«, obwohl gerade dieses ruhige Entgegennehmen eines Angriffs eine so wertvolle Übung ist.

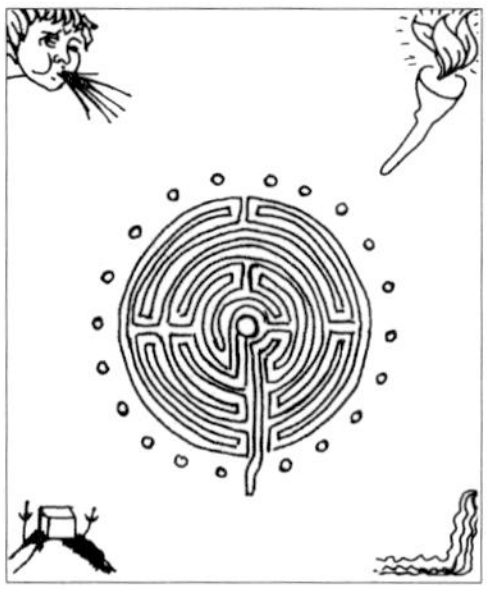

Kritik ist meistens sowieso fehl am Platz. Kritik beruht oft darauf, dem anderen direkt oder indirekt zu sagen, daß er nicht o.k. ist. Aber mit dem nicht O.K. kommt man in Beziehungen nicht weiter. Entwertungen (nicht o.k.) sind keine brauchbaren Problemlösungsmöglichkeiten. Direkte Angriffe und Entwertungen sind voneinander verschieden. Anregungen, Bemerkungen, Beobachtungen direkt zu äußern ist meistens ausreichend und führt zu fruchtbaren Anstößen. Ruhiges und wertschätzendes Daraufhinweisen und Aufmerksammachen kann viel leichter angenommen werden.

In der Regel teilen die meisten Menschen viel mehr aus,
als sie selbst annehmen können und viel mehr,
als sie auch bereit sind, selbst entgegenzunehmen.

HÄRTE IST NUR SELTEN ANGEBRACHT

Wer Gewalt sät,
erntet Gewalt.

THESEN

- Beständigkeit, Festigkeit und Härte sind von seelischer und körperlicher Gewalt und Gewaltanwendung genau zu unterscheiden. Die Möglichkeit harte oder überraschende Standpunkte zu beziehen, will gekonnt sein und ist sinnvoll, solange man nicht ins Gewalttätige abrutscht.
- Es kann ab und zu notwendig sein, wichtige Standpunkte nicht nur fest, sondern mit eindeutiger Härte (mit unbeugsamer Konsequenz), das heißt aber noch lange nicht mit Lieblosigkeit, vorzubringen, um deutlich zu machen, daß man von dieser Position unter keinen Umständen bereit ist, abzurücken. Man zeigt damit eine ganz klare Grenze an.
- Man kann aber wichtige Standpunkte auch wiederholt ruhig vortragen und ist auch auf diese Art effektiv.
- Wenn man seinen Standpunkt ganz klar machen möchte, ist es günstig, nicht mehr davon abzurücken; man bietet eine eindeutige und anhaltende Reibungsfläche an, eine aus eigener Sicht unverrückbare Grenze, an der sich andere zum Beispiel potentiell neu orientieren können.
- Sehr viele Menschen werden in konfrontierenden Auseindersetzungen verbal ausfällig, greifen zu Kraftausdrücken und unguten Formulierungen. Dabei wird mehr Schaden angerichtet als gelöst.
- Günstig ist es, eine unausweichliche und notwendige Konfronta-

tion durch die Kraft des Tonfalles und die Direktheit des Ansprechens zu führen und gezielt zu dosieren.

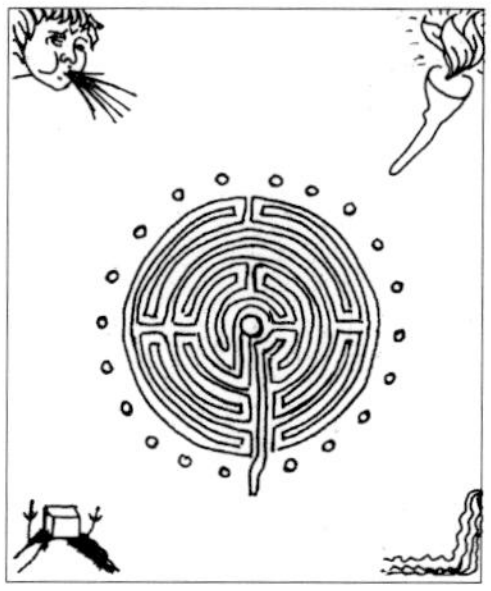

- Auch und gerade in harten Auseinandersetzungen ist Dosierung der Kraft der Aussagen angebracht: Man beginnt mit den leichtesten Arten der direkten Konfrontation oder verdeutlichenden Abgrenzung; man beobachtet, ob der Partner darauf anspricht, die Inhalte aufnimmt und eingeht; tut er das nicht, so setzt man erst mit lauter, härter und deutlicher werdenden Aussagen nach.
- Es ist günstig, sich nicht von Menschen zum Äußersten reizen zu lassen, die auch auf laute direkte Aussagen nicht reagieren. Hier sind die Grenzen einer noch so gezielten Konfrontation zu akzeptieren. Davon, daß man jemanden verbal erschlägt oder herunterreißt, wird die Situation nicht besser, eher umgekehrt.
- An den vorhergehenden Punkt anknüpfend, scheinen hier andere Konfliktlösungsstrategien und Verhaltensweisen angebracht: Eine Möglichkeit ist, daß man die einem wichtigen Inhalte zeitlich versetzt immer wieder wiederholt, ohne mit einer Reaktion des anderen zu rechnen, nur mit dem Ziel, bestimmte Informationen immer wieder in Erinnerung zu rufen. Eine andere Möglichkeit ist, die momentanen Wirkungsgrenzen, die einem durch andere gesetzt werden, anzunehmen und mit diesen Wirkungsgrenzen gut leben zu lernen.

Eskalationen in jeder Form sind zu vermeiden. Das ist eine kulturbildende Maßnahme. Als Hilfe dafür kann man im vorhinein gemeinsame Absprachen treffen, wie bei Eskalationsgefahr vorgegangen wird. Man vereinbart zum Beispiel, daß beide Seiten bei Eskalationsgefahr das Gespräch stoppen und an einem anderen Tag weiterführen.

DIE KUNST GEZIELTER ANGRIFFE

THESEN

- Um gezielt, effektiv, weil konstruktiv anzugreifen, muß man sehr geübt sein.
- Menschen, die generell einen aggressiven Eindruck machen, können mit Sicherheit andere noch nicht gut angreifen.
- Ungeübte kommen leicht in übermäßige Wut, werden ausfällig, trotzen oder können ihre Impulse nicht zurückhalten.
- An bestimmten Stellen ist es sinnvoll, andere gezielt anzugreifen, um Unterschiede klar zu machen, um eindeutige Grenzen einzurichten, um an andere heranzukommen, um sinnvoll Einfluß zu nehmen u.a.m.

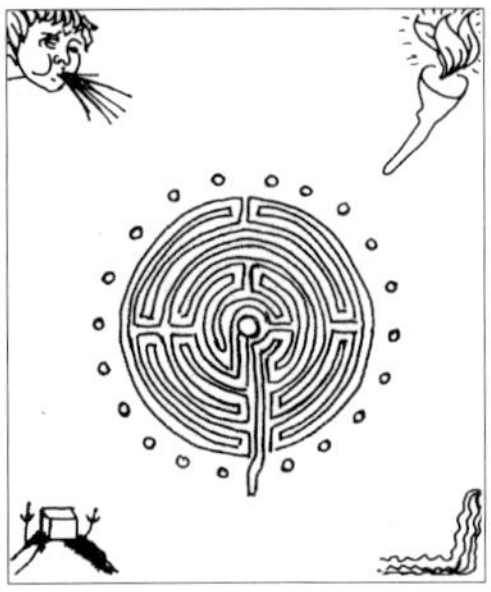

✷ Gezielte und sinnvolle Angriffe bedienen sich nicht des Machtvollen, nutzen nicht ungleiche Kräfteverhältnisse aus, sondern bewegen sich auf dem Boden des menschlich Kraftvollen.

Menschen, die sich des Machtvollen bedienen müssen,
Menschen, die ungleiche Kräfteverhältnisse zu ihrem Vorteil ausnützen müssen, sind schwach.
Das menschlich Kraftvolle bewegt sich auf dem Boden der Wertschätzung und Achtung der Unterschiede.

In sinnvoller Weise anzugreifen, zeigt sich darin,
daß im Gesprächspartner Betroffenheit,
Nachdenklichkeit, Resonanz
und neue Einsicht ausgelöst werden.

Um gezielt und in guter Weise andere anzugreifen, muß man sehr geübt sein. Ungeübte kommen leicht in Wallung, die Gefühle gehen mit ihnen durch, die Zunge verselbständigt sich, sie schießen weit über das Ziel hinaus und bringen sich selbst zuallererst aus dem Gleichgewicht oder erdrücken die anderen durch Machtanwendung. Indem man sich selbst vor einem Angriff in Erinnerung ruft, wie wenig Kritik oder direkte Konfrontation man verträgt, stimmt man sich optimal auf das Bevorstehende ein und dosiert sinnvoll den notwendig gewordenen gezielten Angriff.

Gute Angriffe sind da, um sich selbst und andere
in Bewegung zu halten, um Lebendigkeit zu bewirken.

KONFRONTIEREN, ABER MIT WERTSCHÄTZUNG

Jemand mit der Wahrheit zu erschlagen
ist absolut sinnlos.

THESEN

✷ Manchmal sind konfrontierende Aussagen notwendig und unausweichlich.

✷ Im Prinzip kann man jedoch sagen, daß die meisten Menschen nicht gern streiten und dem Streit eher aus dem Wege gehen.

✷ Würden Menschen alle Anlässe zu Konfrontation und Streit aufgreifen, wäre die Welt schnell nur mehr ein einziges Chaos von Zerwürfnissen, das ein schreckliches Ausmaß an Zerstörung nach sich ziehen würde.

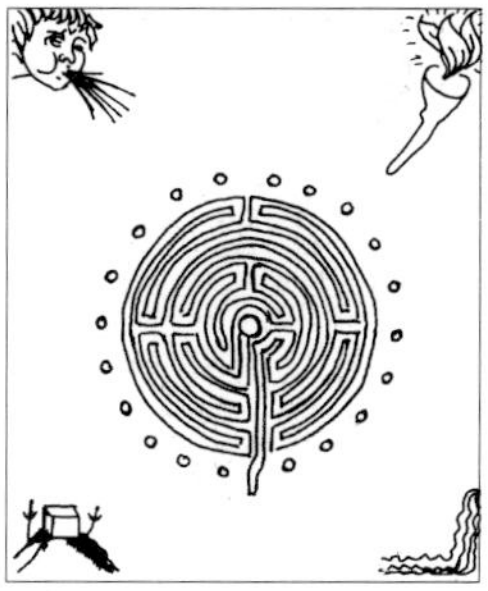

- So mancher rutscht in unausweichlichen Konfrontationen in unkontrollierte Wutausbrüche, in verächtliche Aussagen und in entwertendes Verhalten ab.
- Günstig ist es, zuerst in unausweichlichen Situationen spielerisch, mit Humor zu konfrontieren. Damit gibt man dem anderen zu erkennen, daß man ihm gut gesinnt ist und nur einen einzelnen Punkt angreifen will.
- Die Kunst der Konfrontation besteht nicht in Entwürdigung und Entwertung, sondern in der Klarheit und Direktheit des sprachlichen und persönlich sauber vorgebrachten Angriffes.
- Eine ruhige und sprachlich sauber vorgebrachte, direkte Aussage ist sehr kraftvoll und effektiv.
- Viele glauben, sie wären in der unausweichlichen Konfrontation effektiv, wenn sie lospoltern und den anderen mit Kraftausdrücken überrollen. Jemanden mit seiner Art von Wahrheit verbal zu erschlagen, ist absolut sinnlos. Mit Witz, Humor, Esprit, Pfiff, Verschmitztheit und Leichtigkeit des menschlichen Verständnisses läßt sich die an sich schwere Wahrheit mühelos transportieren.
- Wer nichts annehmen will und den Inhalt der Konfrontation nicht annehmen kann, der ist mit keinem Mittel dazu zu bringen. Das einzig Sinnvolle ist hier, die Grenzen des Möglichen zu erkennen und zu akzeptieren und sein Glück vielleicht ein anderes Mal wieder zu versuchen.
- Jede Aussage, ob sie nun vom Gegenüber offensichtlich angenommen wird oder nicht, zeitigt über kurz oder lang Wirkung. Dies sollte man sich in solchen Situationen vergegenwärtigen.
- Günstige Mittel der Konfrontation sind <a> die Wiederholung der Aussagen und <b>das Steigern der Lautstärke, das ohne Entwertung erfolgen sollte.
- Ausnahme: In seltenen Situationen können kreative Eskapaden Bewegung in absolut festgefahrene und existentiell bedrohliche Situationen bringen.

12. SCHWIERIGKEITEN ALS CHANCEN SEHEN

THESEN

- Jede Herausforderung, jedes Hindernis, jede Schwierigkeit, jede Krankheit im Leben, ist eine Chance zu reifen und zu wachsen.
- Menschen erkennen diese Tatsache häufig nicht gerne an. Über-

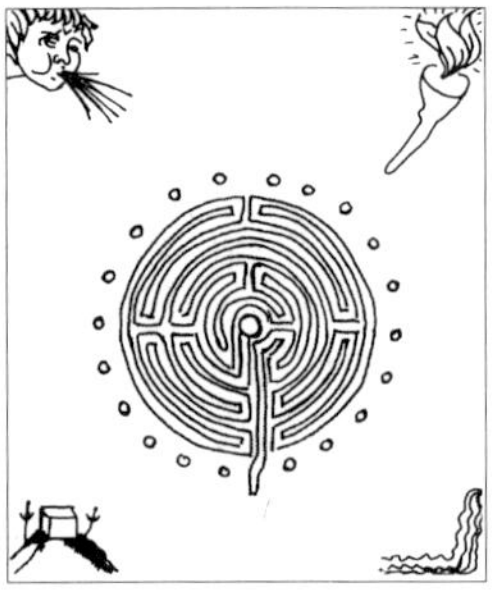

prüft man sein Leben, so sieht man, daß man auch und oft gerade durch »schwierige« Menschen sehr wichtige Entwicklungen vollzogen hat.

* Jede Hürde, jedes Hindernis, das man im Leben bewußt als Entwicklungschance erkennen und annehmen kann, entfaltet in einem eine neue menschliche Dimension und Qualität.
* Man wächst so lange an Schwierigkeiten und Krankheiten, bis man über sie hinauswächst.

13. »LeidensFÄHIGKEIT« UND FEINGEFÜHL

Ich bitte Sie, sich in den folgenden Thesen auf ein ungewöhnliches Denk- und Anschauungsexperiment einzulassen. Ich bitte Sie, mir in ein Ihnen vielleicht unbekanntes, anderes Ordnungs- und Verständnissystem zu folgen. Alle Thesen zusammen ergeben erst Sinn.

THESEN

* Leidensfähigkeit ist FÄHIGKEIT.
* Menschen, die abstumpfen, denen alltäglich leidvolle Prozesse nicht mehr auffallen, fehlt eine wichtige menschliche Fähigkeit, die aus dem Leben in indirekter Weise Sinn und Bedeutung zu ziehen vermag.
* Menschen, deren Leidensfähigkeit reduziert ist, können nicht mehr spüren, wie Natur und Kreatur unter Umweltbelastung und unter der stetig fortschreitenden Beeinträchtigung bis Zerstörung des menschlichen Lebensraumes leiden. Sie können aber auch nicht mehr spüren, wie glückselig sie selbst und andere sein können.
* Es benötigt viel Feingefühl, um leidensfähig zu sein.
* Leidensfähigkeit ist verbunden mit der hohen menschlichen Fähigkeit zu Mitgefühl; Mitgefühl mündet letztendlich in Verstehen und tiefem, ganzheitlichen Verständnis.
* Man könnte sagen: Umso mehr ein Mensch leidensfähig ist, desto mehr ist er fähig zu Mitgefühl; umso mehr Mitgefühl ein Mensch aufbringen kann, desto intensiver ist es ihm möglich, sich in alle Anteile des Lebens, in andere Menschen, in diese Welt, dieses Universum hineinzuversetzen. Mitgefühl ist leider nicht modern!
* Zu leiden kann aus dieser Sicht auch bedeuten, auf dem Weg zu einem neuen und tieferen Verständnis unterwegs zu sein.
* Glück und Leidensfähigkeit schließen einander nicht aus. Der Glücklichste wird mit der Kreatur am intensivsten »Mit-Leid« empfinden.

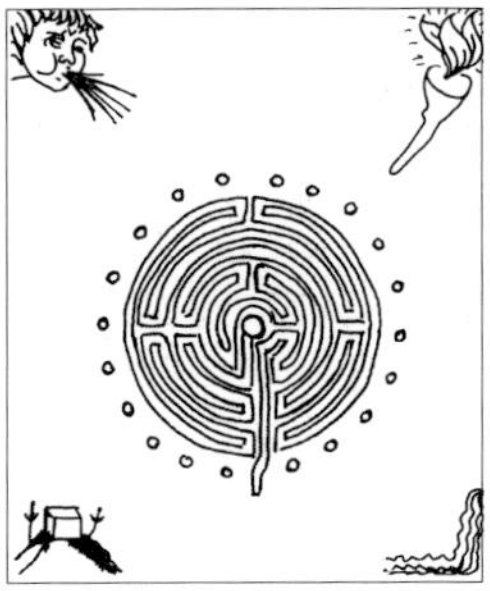

- Leid und Glück haben menschlich gesehen hohen Bedeutungsgehalt für Sinnorientierung und Sinnfindung. Sie sind gewichtige Wegweiser auf dem Wege zur Entfaltung eines hohen Bewußtseinszustandes.
- Das bestehende Leid ist unter anderem ein lebendiges Potential zur persönlichen und gesellschaftlichen Orientierung und Neuorientierung.
- Leidensfähigkeit bedeutet jedoch nicht, daß es sinnvoll ist, sich absichtlich besonders viel Leidvollem auszusetzen - auch wenn dies zugegebenermaßen auch einmal zutreffen kann.

Krankheit ist ein Ungleichgewicht:
»...ein Ungleichgewicht strebt immer danach,
sich zu einer neuen Struktur zu ordnen.«

Bede Griffiths

Als Psychotherapeut wird man oft gefragt »Welche Leute kommen eigentlich zu Ihnen?« Früher antwortete ich: »Menschen wie Sie und ich!« Heute fällt meine Antwort etwas anders aus, der Blickwinkel hat sich über die Jahre verändert. Vielleicht werde ich sagen: »Zu mir kommen relativ gesunde Menschen, die ihre Grenzen erkennen und Entwicklungschancen ergreifen können«.
Ich werde im Alltag oft sehr neugierig über die psychotherapeutische Tätigkeit befragt. Daraus läßt sich ein intensives Interesse ableiten und im Grunde die Notwendigkeit, etwas für seine Persönlichkeitsentwicklung zu tun. Viele dieser neugierig Fragenden werden jedoch niemals in einer Veranstaltung für Erwachsenenfortbildung oder Psychotherapie gesehen werden. Ihr Impuls geht über die distanzierte Neugier nicht hinaus. Sie wollen höchstens einen Tip oder einen Trick dazulernen, aber sie wollen sich nicht dem Lust- und Leidvollen des Lebens stellen. Die einzige Chance zu wirklichem Erfolg, zu Befriedigung und Glück besteht darin, sich jenseits von Trickreichtum und Manipulation zu bewegen. Wer noch tricksen, ausnutzen und manipulieren muß, ist im Grunde seiner Seele über seinen scheinbaren materiellen Reichtum hinweg arm.
So gesehen habe ich durch die Jahre immer mehr festgestellt, daß viele der Menschen, die zu mir kommen, im Grunde genommen recht gesund sind. Sie können sich ihr Bedürfnis nach Wachstum und Entwicklung eingestehen, und sie können einsehen, daß sie dazu Entwicklungshilfe in einer begrenzten Zeit benötigen. Aufgrund der Leidensfähigkeit ist es den mir Anvertrauten möglich, Entwicklungen zu machen, die in Richtung Erfüllung, Sinnfindung, Befriedigung laufen.

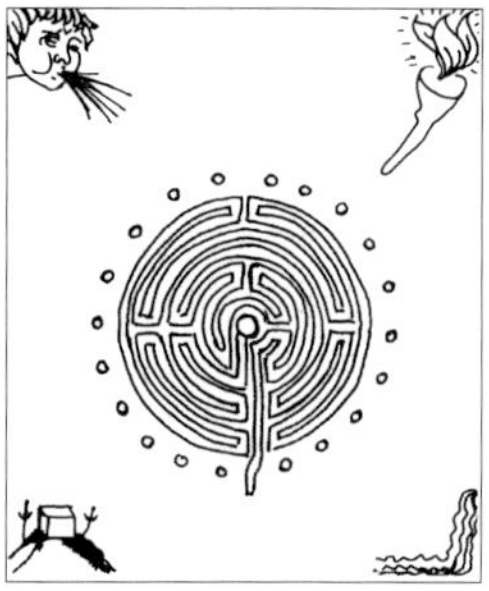

Leid, Krankheit, Not und Tod werden von vielen in unserer Gesellschaft wie leidlich bekannt, weggeschoben, ignoriert, verdrängt. Jede bewußte Begegnung mit ihnen ist ein Wachstumsimpuls, der der Erweiterung des menschlichen Bewußtseins zugute kommen kann.

14. MIT DEM SCHÖNEN BEGINNEN

THESEN

- Im Angesicht der uns überall umgebenden Schönheit zu verweilen, ist für Menschen das schwierigste. Paradoxerweise fürchten sich viele Menschen vor dem Schönen, obwohl sie sich im Innersten danach sehnen.
- Viele übergehen deshalb gleich das Schöne und Befriedigende und befassen sich aus Gewohnheit mit dem Schwierigen, mit den Mängeln.
- Wer einen kritischen Punkt in der Beziehung zum anderen anspricht, tut gut daran, diese Aussage mit der Bestätigung des Werts der Beziehung zu verbinden.
- Auch während der Auseinandersetzung ist es günstig, auch immer wieder die stimmigen, befriedigenden Seiten der Beziehung miteinzubeziehen.
- Das Ganze kommt vor den Teilen, der Blick auf das Integere vor dem Blick auf den Mangel, das wahrhaft Schöne überkommt alle Narben, die das Leben schlug.

Auch hier geht es wiederum um menschliche, weil innerlich stimmige Einstellungen. Die Sympathie zum Mitmenschen ist die Triebfeder des Konstruktiven, des Fördernden, des wirklich Wertschöpfenden und Kulturschaffenden. Das Schöne und Wertvolle im anderen nur anzusprechen, um sich einen kleinen, vergänglichen Vorteil zu verschaffen und um möglichst schnell zur Eintagsfliege »Erfolg« zu kommen, ist nicht mehr als eine Finte oder ein Trick, dessen Selbstbezogenheit und Oberflächlichkeit nur schwachen Menschen zukommt.

Manchmal beginne ich ein Fortbildungsseminar damit, daß ich den Teilnehmern anbiete, stillschweigend das Schöne, Gutaussehende an den anderen zu betrachten, sich ausschließlich bei der Schönheit der anderen Teilnehmer aufzuhalten. Schon nach kurzer Zeit wird für viele deutlich, wie schwer es für sie ist, sich dabei nur für kurze Zeit aufzuhalten, wie gewohnt und eingefleischt die Mangelschau ist.
Gerade wenn man andere angreift, ihnen Dinge beibringen will, die

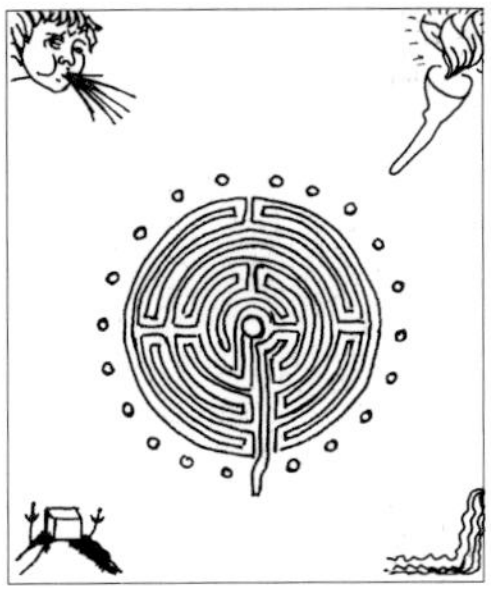

sie nicht gerne hören, ist dieser Aspekt besonders bedeutsam. Oft wird nur mehr der angesprochene Mangel gesehen und das Ganze, der Wert der Beziehung nicht miteinbezogen.
Menschen neigen dazu, Teile für das Ganze zu nehmen. Sagt man ihnen »Ich finde, daß Sie in bestimmten Situationen sehr verletzend sein können«, so verstehen sie »Ich bin ein wertloser Mensch« oder »Der andere mag mich überhaupt nicht und findet mich insgesamt schrecklich« und ähnliches. Überprüfen Sie selbst einmal eine Zeit lang ihre eigenen inneren Reaktionen auf ähnliche Aussagen.
Weil Menschen dazu neigen, Aussagen über problematische Verhaltensanteile auf sich als Ganzes zu übertragen, ist es sehr wichtig, zugleich den Wert des Menschen und den Wert der Beziehung zu bestätigen wie zum Beispiel: »Sie sind für uns ein sehr wertvoller Mitarbeiter. Einen Punkt gibt es allerdings, da würde ich mir wünschen, daß Sie...«; oder: »Weil Du mir so wichtig bist, und weil ich Dich liebe, möchte ich gerne diesen Punkt ansprechen und möglicherweise mit Dir klären«...
Menschen neigen dazu, einzelne kritische Äußerungen als Entwertung insgesamt aufzufassen und zu verstehen. Viele Menschen leiden offensichtlich oder verdeckt unter einem gewissen Potential an Minderwertigkeitsgefühlen. Kritik aktiviert leicht die Minderwertigkeitsgefühle, und schon ist das Durcheinander passiert.

15. PROBLEME ALS »AUF-GABEN«

THESEN

- Für viele ist es schwierig, ihre Probleme aufzugeben: Problemorientiertes Handeln, Denken und Sprechen - seinsorientiertes Handeln, Denken und Sprechen.
- Es ist günstig, das Problematisieren aufzugeben, die Sicht von Problemen in die Sicht von Aufgaben und Herausforderungen umzuwandeln.
- Jeder Augenblick birgt im Leben dieselbe ungewöhnliche Herausforderung an Aufgaben, die man sich selbst stellt, um an ihnen reifen und wachsen zu können.
- Aufgaben auf-geben: Jeder Augenblick birgt in sich aufs neue das Abenteuer der Entdeckung des ganz und gar Verborgenen, das strahlend hervorkommt, wenn man bereit dafür ist: Auf-gabe und Hin-gabe.

Manche Menschen leiden sehr darunter, alles unter dem Blickwinkel des Problematischen zu sehen. Es ist ein mangelorientiertes Sehen, Denken und Handeln, das Mangel verewigt und Leid hervorruft.

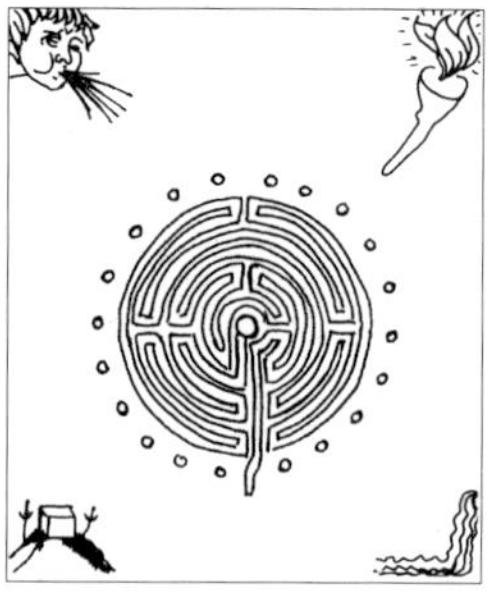

Dauernd unter dem Banner des Problematischen zu leben, bedeutet Verunreinigung und in der Folge Leid. Die Betonung des vorhergehenden Satzes liegt auf »dauernd«. Man tut gut daran, sein Denken und Sprechen genau zu beobachten und festzuhalten, wo man sich durch dauerndes Problemsehen und Problemdenken selbst die Luft zum Leben und die Freude an der Überfülle der tagtäglichen Wunder um einen herum und in einem selbst systematisch nimmt. Jemand, der in fünf Sätzen zehn Probleme anspricht, kann sich des Lebens nicht erfreuen.

Diese geöffnete Blume dort.
Das Universum und die Sonne: Einzigartigkeit.
Dieser Ast, wie er sich streckt.
Das andauernde Wunder des unbegreiflichen
Zusammenspiels in unserem Körper.
Jeder Atemzug, ein tiefgreifendes Geheimnis.
Die wunderbare Existenz der Emotionen...
Achtsamkeit.

ES GIBT PROBLEMBEREICHE (PROBLEMTHEMEN) IN BEZIEHUNGEN

THESEN

- Eine wichtige Existenzaussage ist: In fast jeder Beziehung gibt es spezifische Problembereiche und Problemthemen.
- Es ist günstig, diese Problembereiche genau zu erkennen, wahrzunehmen, anzuerkennen und einander davon zu informieren.
- Sind einem die Problembereiche bekannt, so kann man miteinander unterstützende Abmachungen treffen; daß man gemeinsam darauf aufpaßt, sich aufmerksam machen darf und so nicht in unnötige Streite oder in unnötige Eskalationen hineinschlittert.

Beispiel 1

- Sie möchte mit ihm über seinen Umgang mit Geld sprechen.
- Er kann aber über sich überhaupt schwer sprechen.
- Sie wird daraufhin wütend und wild.
- Er verstummt daraufhin noch mehr.
- Umso weniger er spricht, desto wilder wird sie.
- Verstimmtheit, eisiges Schweigen, tagelange schlechte Stimmung sind die Folge.

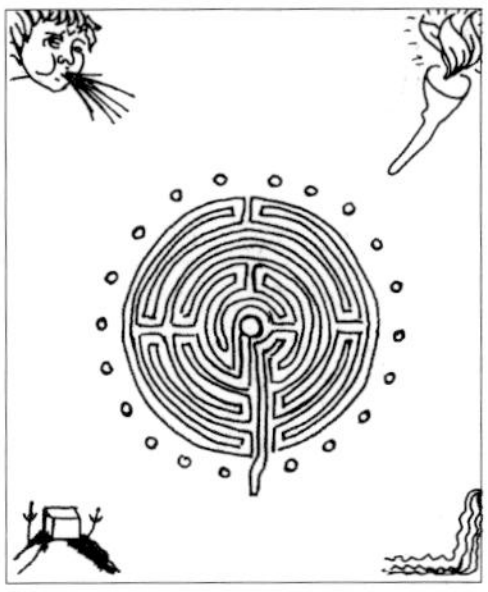

Einerseits wäre es hier günstig festzuhalten, daß er sehr schwer über sich sprechen kann, daß also sehr viel Geduld, Ausdauer und Behutsamkeit angebracht ist, wenn es um persönliche Themen geht. Andererseits wird deutlich, daß das Thema »Geld« ein problematisches Thema zwischen den beiden Partnern ist.

Beispiel 2

- Er möchte abends zärtlich sein.
- Sie möchte ohne viel Schmusen ins Bett gehen und fühlt sich abends leicht von ihm bedrängt.
- Er fühlt sich durch ihr Verhalten am Abend ungeliebt und macht ihr am nächsten Tag eine Szene.
- Sie fühlt sich total mißverstanden, fühlt sich von seinen fordernden Wünschen eingeengt.
- Tumult und Eskalation sind die Folge.

Es ist in diesem Beispiel leicht festzustellen, daß die Zeit am Abend zum Problemthema der beiden wird. Günstig ist hier, miteinander zu sprechen und bewußte Abmachungen zu treffen, so daß dieses Problemthema »Gestaltung des Abends« sinnvoll gelöst wird.

Beispiel 3

- Immer wenn er ärgerlich wird, zeigt sie ihm die kalte Schulter und signalisiert Ablehnung.
- Er läßt sich dadurch provozieren, wird immer wütender, aktiver, eindringlicher, aggressiver.
- Sie reagiert mit noch mehr Kälte und Zurückweisung.
- Eskalation, Verweigerung des Gesprächs und der Berührung, kühler Rückzug sind die Folge.

Günstig ist hier, einander bewußt zu machen, daß das Thema »Aggression« ein Problemthema ist, daß es sinnvollerweise besprochen gehört, daß die jeweiligen Einstellungen zum Thema Wut und Aggression miteinander in Ruhe analysiert und durchgesprochen werden sollten. Letztendlich wäre das gemeinsame Erarbeiten von gegenseitigen Hilfestellungen fein und sinnvoll für die Zukunft, damit mehr Ruhe in die Beziehung kommt.

Beispiel 4

- Immer wenn sie über ihre Kinder sprechen, nimmt er die Tochter in Schutz.
- Sie kann das gar nicht vertragen und wird sauer.
- Er beginnt ihr darauf über ihre »kindische Reaktion« Vorhaltungen zu machen.
- Sie kann sich in der Folge nicht mehr zurückhalten und wird immer ausfälliger und ätzender.
- Ein Wort gibt das andere...

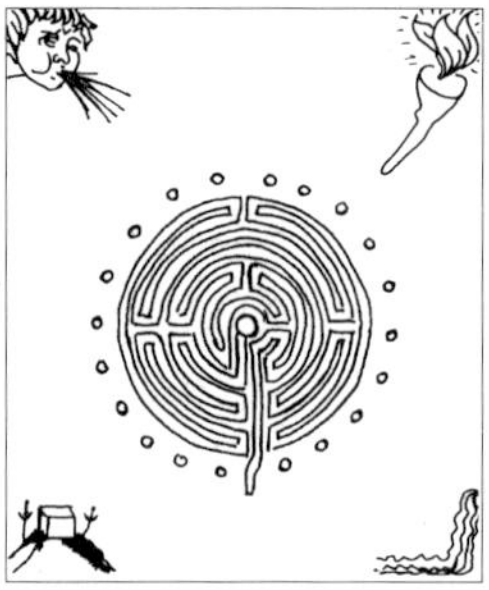

Günstig wäre, ausführlich über das Thema »Tochter und Eifersucht« miteinander zu sprechen und in diesem Bereich zu entlastenden Regelungen und Absprachen zu kommen. Günstig wäre auch bei dem Thema »Kinder« von voneherein Vorsicht walten zu lassen.

ABSCHIED VON DER VERGANGENHEIT
Die Frau des Mullah war gestorben, und er heiratete eine Witwe. Als sie am Abend nebeneinander im Bett lagen, seufzte die Frau: »Mein erster Mann war ein so guter Mensch...«
Der Mullah ärgerte sich darüber und parierte: »Oh, meine verstorbene Frau...sie war so lieblich, so süß und so gehorsam!«
Als die Frau jedoch nicht aufhörte von ihrem ersten Mann zu schwärmen, stieß der Mullah sie aus dem Bett, wobei sie sich den Fuß brach.
Sie zerrte den Mullah vor den Richter und erhob Anklage gegen ihn.
Der Richter fragte den Mullah, was er dazu zu sagen habe. Er antwortete: »Eure richterliche Hoheit! Wir besitzen ein Bett für zwei Personen. An diesem Abend nun kamen der erste Mann meiner Frau und meine erste Frau dazu, und so wurde meine Frau von der Bettkante gedrängt und fiel zu Boden. Dabei brach sie sich den Fuß.«
Der Richter verstand, legte den Fall nieder und schickte den Mullah und seine Frau nach Hause
(aus PESESCHKIAN Nossrat <b> S 251).

Der Nichtanwesende,
über den man in einem Raum spricht,
ist oft anwesender als die Anwesenden.
Pir Vilayat

EIN PARADOX:
WER VERÄNDERN WILL, MUSS LASSEN KÖNNEN

Was man verändern muß,
widersteht einem.

THESEN

- Ein lebendiges Paradox: Was man verändern möchte, sollte man auch so, wie es ist, sein lassen können.
- Wer einen Aspekt unbedingt verändert haben will und verändern muß, nur weil er es sich in den Kopf setzt, schafft häufig unüberwindbare Hindernisse und Widerstände.
- Was man verändern muß, widersteht einem.

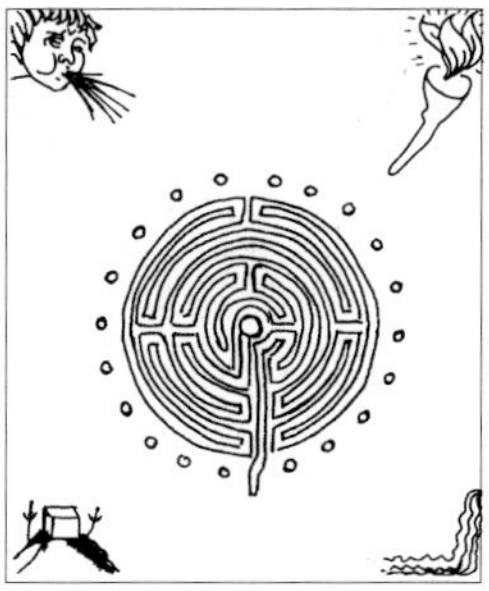

- Erst wenn man einen Menschen so sein lassen kann, wie er ist, kann man Aussagen machen, die vielleicht Wirkung haben.
- Dieses »Sein-lassen-Können« des Mitmenschen ist kein Trick, um etwas zu erreichen, sondern echte innere Freiheit.

Freiheit ist Einheit.

Wer andere unbedingt anders haben muß, hat mit den Vorhaltungen und mit dem Moralisieren schon begonnen. Aufgrund von Vorhaltungen, Zwängen und Vorwürfen, kann sich ein Mensch kaum vom Fleck bewegen. Die Akzeptanz des So-Seins, auch wenn es im Moment unangenehm, verletzend, ermüdend, frustrierend ist, ist jene Kunst, die letztendlich Bewegung ermöglicht.

ALLES BRAUCHT SEINE ZEIT
(Indianische Geschichte/Brasilien)
Ein Mann kam eines Tages zu einem Stamm Indianer im brasilianischen Dschungel. Der Stamm nahm ihn freundlich auf, gab ihm eine Hütte, gab ihm täglich zu essen und bot ihm ein Stück Land zum Bewirtschaften an. Er aber wollte nicht arbeiten. Daraufhin boten ihm die Menschen des Stammes an, er könne bei ihnen bleiben, solange er wolle. Er müsse nichts tun, könne tun, was er wolle, sie würden ihn gerne ernähren.
Wochen und Monate vergingen. Jeden Tag bekam der Mann Nahrungsmittel vor die Hütte gestellt. Es war ein wunderbares Leben mit diesen freundlichen Menschen.
Eines Tages kam in ihm der Wunsch auf, einmal mit ihnen auf die Felder mitzugehen. Er fragte einen Freund, ob dies möglich sei. Dieser lächelte und sagte ihm, er könne auch ein Stück Land haben, um es selbst zu bebauen. Der Mann wies dies aber sogleich zurück, er wollte nur mit auf die Felder gehen. Also nahmen sie ihn freundlich mit auf die Felder. Später nahm er das Angebot des Freundes an und begann selbst ein Stück Land zu bestellen.
Viel später kam einmal die Rede auf diese Situation, und der Mann fragte seinen Freund: »Wie war Euch möglich, mich über so lange Zeit zu ernähren und zu erhalten, ohne von mir zu verlangen mitzuhelfen?«
Der indianische Freund sagte lächelnd: »Wir wußten schon lange, daß Du mithelfen wolltest, aber Du wußtest es noch nicht. Du brauchtest einfach Deine Zeit, um es herauszufinden.«
(Nacherzählung: DIETRICH Reinhold)

Entwicklung.
Veränderung.
Transformation.

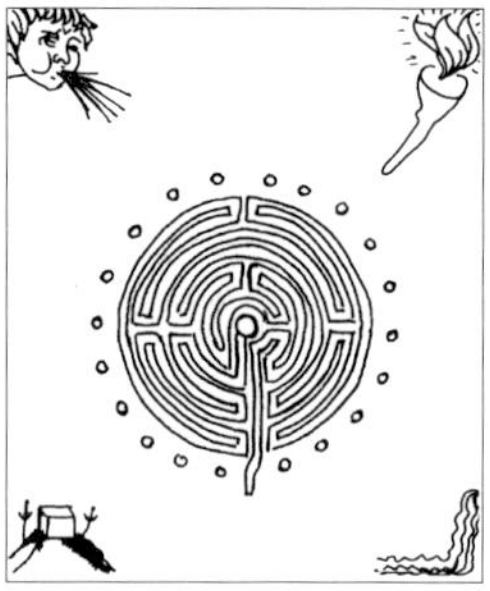

ENTLASTUNG I: PROBLEMAKZEPTANZ STATT PROBLEMLÖSUNG

THESEN

- Viele Menschen wollen ihre Probleme lösen, bevor sie sie genau erkannt haben.
- Viele Menschen erkennen Probleme, aber können sie nicht sein lassen.
- Schon die Problemanalyse und die Problemakzeptanz ist für viele schwierig. Das Lösen dieser Probleme ist häufig kurz- oder mittelfristig gar nicht möglich. Bei vorhandener Problemtoleranz sind die Chancen der Lösung langfristig oft möglich.
- Das Erkennen, Ansprechen und bewußte Annehmen spezifischer Problembereiche ist in Beziehungen dann eine Möglichkeit der Entlastung. Die annehmende Feststellung lautet zum Beispiel: »Wir kommen immer wieder in Schwierigkeiten, wo es darum geht, einander genau zu informieren.« (Ist-Situation statt Soll-Situation)
- Es wird immer wieder zwischen Menschen problematische Themen geben, die nicht in absehbarer Zeit lösbar sind. Durch die bewußte Kenntnis und Annahme dieser Tatsache können in bestimmten Phasen Entlastungen bewirkt werden.

Wer Probleme erkennen und annehmen kann,
hat sie schon halb gelöst.

ENTLASTUNG II: DEN TAG DER PROBLEMLOSIGKEIT AUSRUFEN

THESEN

- Es gibt Menschen, die dazu neigen ihre Partner, Freunde und Arbeitskollegen vorwiegend mit Problemen zu beschäftigen.
- Dieses dauernde Vorbringen von Problematischem ist meistens eine unbewußte Gewohnheit, das Gespräch in Gang zu halten.
- Werden Gesprächspartner gewohnheitsgemäß in fünf Aussagen mit drei Morden, fünf tödlichen Krankheiten, zwei schweren

Unfällen, mit Kindesmord, Hungersnot und ähnlichem beschäftigt, werden ungute Stimmungen zementiert.

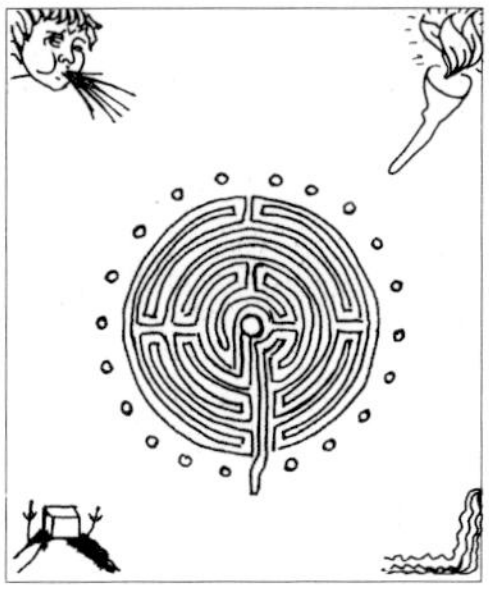

- An solch einer Stelle rufe ich gerne »den Tag der Problemlosigkeit« aus. Es gibt ja in Österreich zum Beispiel auch einmal im Jahr den »Tag der Fahne«. Warum sollte man dann nicht auch »den Tag der Problemlosigkeit« ausrufen.
- Es ist günstig zu unterscheiden zwischen gewohnten Haltungen und Verhaltensweisen einzelner, die seinsorientiert oder mangelorientiert und problemorientiert sind.

KONFLIKTE STEHENLASSEN KÖNNEN: NICHT ALLES AUF EINMAL KLÄREN

THESEN

- Meistens nimmt man sich für ein klärendes Gespräch viel zu viel vor.
- Wirklich grundlegende Veränderungen können nur über Monate und über Jahre erreicht werden. Und auch in einem Zeitraum von zehn Jahren sind manche Verhaltensweisen in Beziehungen nicht zu verändern. Das ist die Realität.
- Es ist günstig, darauf zu achten, wo es für einen selbst, für beide oder alle Beteiligten im Moment genug ist und an dieser Stelle einen Zwischenstopp einzulegen, soferne dies die Gesamtsituation erlaubt. Bei dringlichen Verhandlungen kann man eine kurze Pause einlegen, die durch den Situationswechsel neue Energien und Schwung für die Verhandlungssituation bereitstellen wird.
- Man kann sich absprechen, daß man das klärende Gespräch an dieser Stelle des erkannten Genugs stehenläßt und zu einem anderen Zeitpunkt weiterführt.
- Häufig ist es auch günstig, sich einen bestimmten Zeitrahmen für das klärende Gespräch von vorneherein auszumachen. Man macht zum Beispiel ab, daß man eine halbe Stunde oder eine Stunde miteinander über ein spezifisches Thema spricht und austauscht und nicht mehr.
- Eine große Hilfe ist oft auch, sich an einem neutralen Ort zu treffen, um heikle Beziehungsthemen miteinander zu besprechen. Der öffentliche Rahmen, Kaffeehaus oder Restaurant, gibt zusätzlich Schutz und Hilfe, damit das Gespräch nicht ausufert oder eskaliert.

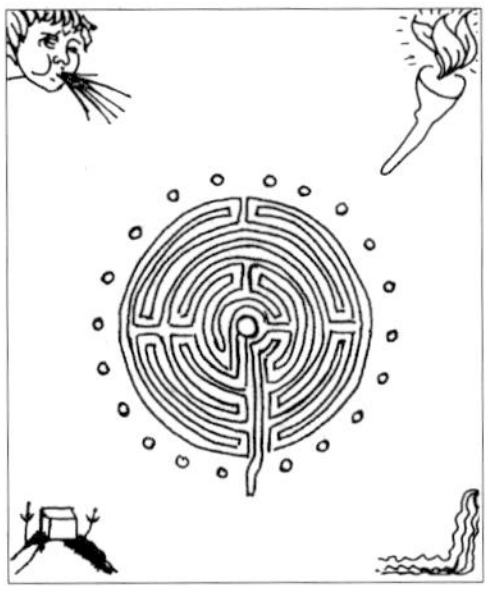

DER MASSTAB DES NÄHRENDEN

THESEN

- Konflikte und Auseinandersetzungen können Menschen leicht führen, die nährend sind, die menschlich Brauchbares, die Energie durch wertschätzende Aussagen, durch Wissen, durch menschliche Ausstrahlung und zuwendende Aufmerksamkeit, - durch ihr guttuendes nonverbales Verhalten - zur Verfügung stellen.
- Nährende Menschen sind solche, die zu den Gebenden zählen: Sie geben Zuwendung, Aufmerksamkeit, Interesse, brauchbare Informationen, Wärme, Unterstützung, Dank, Sympathie, Anerkennung, Liebe, Wissen, Vergebung, Einsicht, Nachsicht, Verständnis, Wahrheit ...
- Menschen, die nicht oder nur sehr schwer anderen etwas von diesen oder ähnlichen Qualitäten dauernd zur Verfügung stellen, werden sich auch in Auseinandersetzungen, aber auch allgemein in Beziehungen schwer tun, ob sie es wahrhaben wollen oder nicht.
- Menschen, die geben können, geben gerne. Sie rechnen das Gegebene nicht hoch, weil sie dadurch, daß sie geben können und dürfen sattsam genährt sind.
- Es ist wichtig, ziemlich schnell bei Kontaktaufnahme zu ergründen, inwieweit ein Mensch nährend ist oder nicht.
- Menschen, die nicht nährend sind, sind nicht besser oder schlechter. Sie können nur keine Energie zur Verfügung stellen, obwohl sie dies vielleicht von sich selbst glauben. Erinnern Sie sich der Lebenshilfe: Bemerken statt verurteilen.
- Das Nährende oder Nicht-Nährende ist von Funktion, Stellung, Status und Rang unabhängig.
- Zu beachten ist, daß man nicht jeden Tag gleich kraftvoll und nährend ist.
- Klarheit über nährend oder nicht-nährend zu schaffen, ist wichtig für die Konflikt-Kultur. Um mit nicht-nährenden Menschen gut auszukommen und Frieden zu halten, muß man selbst Energie zur Verfügung stellen können, um das konfliktträchtige Manko im anderen auszugleichen. Hat man selbst einen schwachen Tag, so ist dies sehr schwer zu schaffen. Da ist es günstiger, sich zurückzuhalten oder sich zurückzuziehen.

Indem man selbst das Wertvollste täglich gibt,
wird und bleibt man kräftig

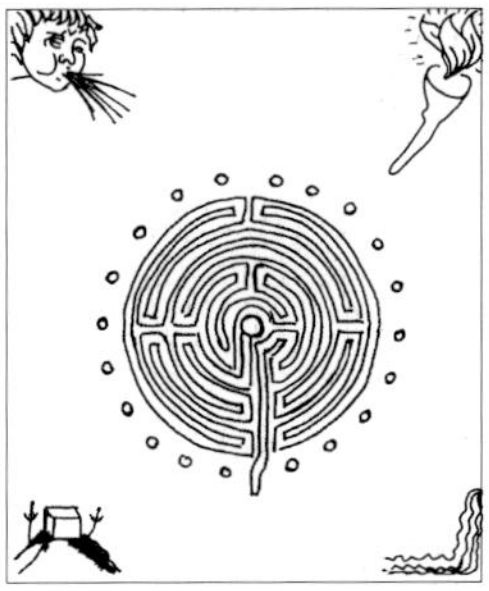

Verfügt man über eine freie Wahrnehmung, kann man gerade in den ersten Momenten der Kontaktaufnahme durch die Augen des anderen sehr rasch sehen, ob und welche Art von Energien, Licht und Kräften er zur Verfügung stellt (destruktive oder konstruktive). Man spürt förmlich körperlich, ob man unter dem Blick des anderen zu wachsen und aufzublühen beginnt oder entkräftet wird und wie eine Pflanze ohne Licht langsam eingeht. In Ehen und Partnerschaften kann man manchmal beobachten, daß der Partner, der dem Nichtnährenden über Monate und Jahre ausgesetzt ist, tatsächlich in einem oft erschreckenden Ausmaß welkt, unansehnlich und unattraktiv wird. Bei genauem Beobachten ist dieser Prozeß jedoch schon nach einigen Minuten des Zusammenseins zu spüren, vorausgesetzt man ist lebendig und feinfühlig. Menschen, die nur aufgrund strategischer Überlegungen so tun, als ob sie andere unterstützten, so tun als ob sie anderen Sympathie, Verständnis, menschliche Wertschätzung zur Verfügung stellten, sind nicht wirklich nährend. Sie versuchen höchstens so zu erscheinen, vor sich und anderen, um mit unlauteren Mitteln vorwärtszukommen.
Anderen Energie, Wissen, Nährendes in jeder Form zur Verfügung zu stellen, ist sehr befriedigend. Indem man anderen hilft zu wachsen, wächst man von selbst. Indem man das Wertvollste gibt, wird und bleibt man selbst kräftig.
Andererseits ist immer wieder die Gesamtsituation und die Tagesverfassung zu berücksichtigen. Wenn ein lieber Freund, der manchmal zu Eskapaden giftiger Aussagen neigt, einen an einem schwachen Tag erwischt, so kann es sein, daß einem der Kragen platzt. Mit dem Wissen über den Maßstab des Nährenden und der Einschätzung der persönlchen Möglichkeiten an diesem Tag, kann so ein unnötiger oder unfruchtbarer Ausbruch von vorneherein sinnvoll vermieden werden. Prophylaktisch, vorausschauend zu handeln ist häufig weise.

Wer morgen glücklich sein will,
arbeitet heute daran.
Wer jetzt glücklich sein möchte,
beginnt gleich damit.

EIN JA ZU VERLETZUNGEN UND KRÄNKUNGEN

THESEN

- In vielen Beziehungen besteht eine unreflektierte Regel: »Du darfst mich nicht verletzen!«
- Daß man sich nicht absichtlich und vorsätzlich verletzten möchte, ist unter Menschen anzunehmen. Verletzt einen jemand vorsätzlich, ist er ein Quäler und Tyrann, und man sollte sich vor ihm schützen.

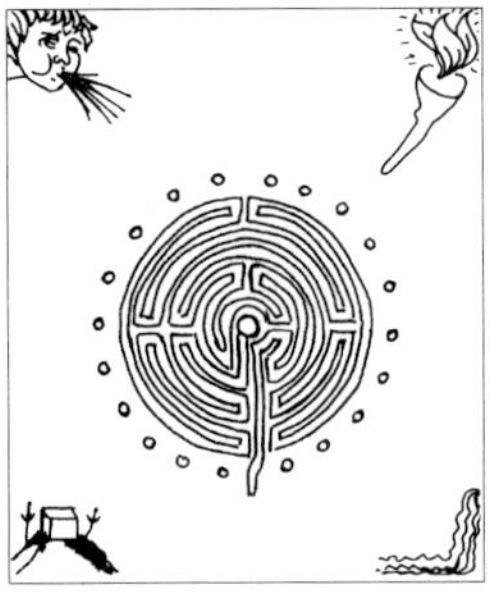

- Tatsache ist, daß es einem selbst und anderen immer wieder einmal passiert, daß man unabsichtlich, durch Unbeherrschtheiten und aus menschlichen Schwächen heraus verletzend ist.
- Es ist günstiger, sich dieses Faktum gegenseitig einzugestehen und unabsichtliche Verletzungen rasch zu verzeihen und zu vergessen, solange sie sich in einem menschlich erträglichen Rahmen bewegen.

UNTERSTÜTZENDE ABSPRACHEN HELFEN PARTNERN, PARTNER ZU BLEIBEN

THESEN

- Es ist ein Unterschied, ob man aus dem Gespräch heraus überraschend auf etwas aufmerksam gemacht, hingewiesen oder sogar hingestoßen wird oder ob man aufgrund von gemeinsamen Absprachen an etwas erinnert wird.
- Aufgrund der Kenntnis der persönlichen Schwachpunkte kann man andere bitten - und dies ist quer durch alle Hierarchien hindurch sinnvoll - einen auf altbekannte Fehler, Schwächen und hemmende Eigenheiten aufmerksam zu machen, wie zum Beispiel den Hang zum Dauerreden, die Tendenz nicht zuzuhören, besonders Frauen und weniger durchsetzungsstarke Kollegen und Kolleginnen nicht aussprechen zu lassen, immer Ja zu sagen, sich im Ja-aber-Dschungel zu verheddern...
- Durch solch unterstützende Absprachen können viele zusätzliche Konflikte sinnvoll vermieden und eine optimale Unterstützung aller erreicht werden.
- Wenn einer aufmerksam gemacht wird, werden auch alle anderen aufmerksam gemacht.

Beispiel: Neigt man zum Beispiel selbst zum Dauerreden und wird von anderen, verständlicherweise, hin und wieder abrupt darauf gestoßen, so ist dies sicher sehr sinnvoll, aber kann auch höchst unangenehm werden. Angenommen,man weiß nun von seinem Hang zum Dauerreden, und die anderen wissen dies auch, so kann man erstens an sich selbst korrigierend arbeiten und zweitens zusätzlich bestimmte Menschen, seine Frau, seinen Freund, dieses Gremium, darum bitten, einen sinnvoll und unterstützend darauf aufmerksam zu machen. Eine solche Absprache bringt immense Erleichterung für alle und verhindert unnötige Phasen des Leerlaufs. Das unterstützende Hinweisen anderer sollte jedoch nicht die Arbeit an sich selbst ersetzen oder zur Bevormundung führen.
Solch sinnvolle Absprachen sollten quer durch alle hierarchischen Ebenen in Organisationen und Betrieben gehen und zwischen Ehe-

leuten, Freunden und Partnern zur Selbstverständlichkeit werden. Die Voraussetzung für solche Absprachen ist der Mut und die Erlaubnis, sich Fehler, Eigenheiten, Schwächen unabhängig von Funktion, Rang und Stellung, eingestehen zu können. Funktion, Rang und Stellung können aufgrund solch einsichtigen Mutes nur wachsen und reifen. In Betrieben ist es am günstigsten, wenn die oberen Chargen in ihrer Vorbildfunktion als Führungskräfte beginnen, Mut zu zeigen.

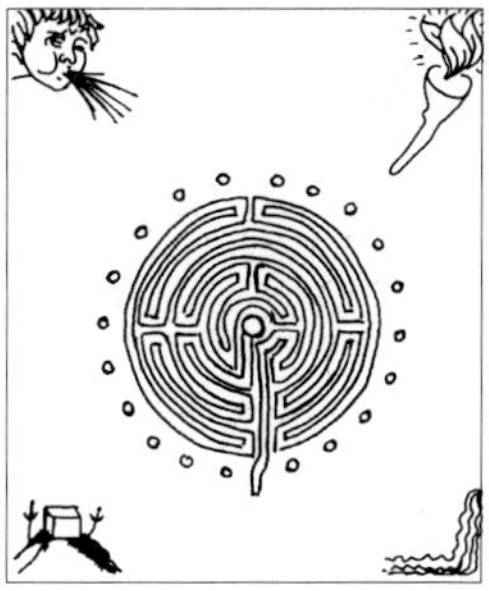

16. DIE KUNST DER RASCHEN VERSÖHNUNG

THESEN

- Wer mit seinen eigenen Grenzen, Schwächen und Fehlern gut vertraut ist, kann sich rasch versöhnen.
- Zu vergeben und verzeihen ist eine sinnvolle tägliche Übung und eine intensive Kontakthilfe.
- Wer nicht vergeben und verzeihen kann, wird bald selbstgerecht allein sein.
- Wer vergibt und verzeiht, wird Begleiter und Freunde finden.

Versöhnung ist Kunst.
Zugegeben: Manchmal ist es sehr hart, jemandem zu verzeihen. Ist es einem aber sehr oft hart, so ist es günstiger, in einem selber zu suchen.
Nachtragend zu sein, unversöhnt zu beharren, jahrelang beleidigt zu sein, diese eine Szene niemals mehr zu vergessen, sich trotzig zurückzuziehen, einem zugefügte Verletzungen nicht verstehen zu wollen, mit einem bestimmten Menschen nie wieder ein Wort reden zu wollen..., ist menschlich verständlich und auch weit verbreitet.
Die Kunst der Aussöhnung jedoch ist das Salz der Konflikt-Kultur. Ohne Großzügigkeit, ohne innere Beweglichkeit, ohne Bereitschaft zur Menschlichkeit, ohne Akzeptanz der begrenzten persönlichen Möglichkeiten, ist diese Kunst für immer verloren.
Aber ein Leben ohne Kunst ist trostlos: Konflikt-Kultur!
(Siehe auch vierten Kapitel, »Ein Ja zu Verletzungen und Kränkungen«)

17. DEN SCHATTEN INTEGRIEREN

Daß wir als Menschen fehlerhaft sind,
braucht kein Anlaß für Minderwertigkeitsgefühle zu sein.
Menschen, die sich ihre Fehlerhaftigkeit eingestehen,
werden anderen menschlich erscheinen.

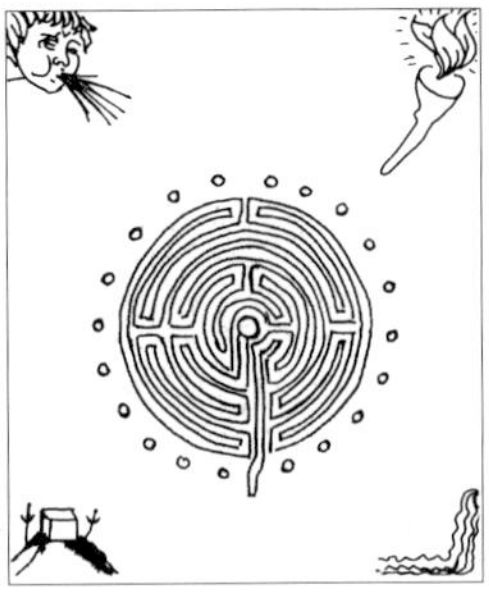

THESEN

- Wichtigste Voraussetzung für befriedigende Beziehungen und die Konflikt-Kultur ist die Kenntnis der eigenen Schattenseiten, Schwächen und Fehler.
- Die Kenntnis und Annahme der eigenen Grenzen, Schwächen und Schatten sollte nicht auf dem Boden von Schuldgefühlen erfolgen, sondern auf dem Boden menschlich weiser Kenntnis und liebevoller Einsicht.
- Der innere Friede, und in der Folge der soziale Friede, wachsen mit der Kenntnis und Integration der persönlichen Grenzen und Schattenseiten.

In einer perfektionistischen Gesellschaftsordnung wie unserer ist das Anerkennen der Existenz von Fehlern als Lebenshilfe besonders wichtig. Das Verleugnen von Fehlern hat uns längst in bedrohliche Bereiche gebracht. Luft, Wasser, Erde und in der Folge wir selbst werden zerstört und vergiftet. Destruktivität wird als Produktivität ausgegeben.
Produktive Kreativität beginnt mit der wirklichen Einsicht von Fehlern und deren vollkommener Revision. Die zerstörte und vergiftete Natur ist der Schatten derer, deren Einsichtsfähigkeit, Weitblick und Weisheit zu wünschen übrig lassen.

17 a. PRODUKTIVE KREATIVITÄT: FEHLER ANNEHMEN, EINSEHEN, REVIDIEREN

THESEN

- Wir leben in einer Zeit, wo es nicht modern ist, Fehler zu machen oder solche sogar eingestehen zu dürfen.
- Die Wirkung solcher Normen ist genau die gegenteilige. Mehr Fehler werden gemacht und noch mehr verleugnet.
- Dementgegen sollten als Lebenshilfe gemachte Fehler nicht nur leicht angenommen werden können, sondern in der Folge vollkommen revidiert werden. Das Einsehenkönnen von Fehleinschätzungen, von Fehlerhaftem, von Fehlentscheidungen ist sehr wichtig.

Das große Wegschauen ist längst unter dem Banner des Gewinns im Gang. Daher stellt echte Einsichtsfähigkeit in der heutigen gesellschaftlichen Situation einen sehr hohen Wert und eine wichtige persönliche Fähigkeit dar.

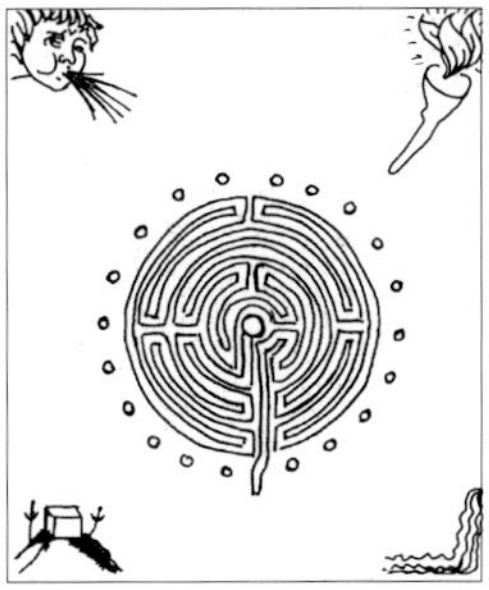

Einsicht ohne Revision der gemachten Fehler ist jedoch nutzlos. Dinge, die falsch gelaufen sind, sollten möglichst vollständig zurückgedreht werden. In der Politik wird uns allerorts vorgelebt, daß Fehlentwicklungen häufig nicht oder nur scheinbar zurückgenommen werden. Sprich: eine Straße, die fälschlicherweise verbreitert wurde, wird wieder auf den alten Stand zurückgebracht. Eine Fabrik, die Schaden anrichtet, wird wieder zerlegt und vollständig abgebaut. Eine Autobahn, die überflüßigerweise in eine wunderschöne Landschaft hineingebaut wurde, wird wieder weggepickelt...

17 b. WER NICHT BEREIT IST, JEDE FORM VON FEHLERN AUF SICH ZU NEHMEN, KANN NICHT WEISE SEIN

THESEN

- Ein Mensch, der seine Schattenseiten und Schwächen nicht integriert hat, kann sehr tief stürzen, tiefer als jede Kreatur auf dieser Erde.
- Ein Mensch, der seine Schattenseiten annehmen lernt und täglich an ihnen arbeitet, kann höher als jedes andere Wesen in dieser Welt »aufsteigen«.

Nur wenn ich mich selbst sehr gut kenne, - im Zuge dieses Themas vor allem meine Schattenseiten - werde ich eine Form finden, mit den Fehlern und Schattenseiten anderer Menschen gut umzugehen, sie zum Beispiel anzusprechen, ohne sie zu verdammen. Jeder Mensch hat ein Potential von Schwächen in sich, ein Potential an Destruktivität und ein Potential an Konstruktivität. Jeder besitzt in jedem Moment seines Lebens die Freiheit und die Verantwortung, das eine oder das andere zu wählen.
Selbstgerechtigkeit entsteht, wenn man glaubt, man selbst habe keinen Schatten. In der Selbstgerechtigkeit steckt das Überhebliche, das andere beschädigt, das provoziert, Konflikte und in seiner schlimmsten Form Krieg und Zerstörung nach sich zieht. Manch interessante Geschichte dreht sich darum, daß ein Mensch dem Teufel seinen Schatten verkauft. Dieser Verlust des Schattens hat häufig katastrophale Auswirkungen, und der Betreffende hat hart zu kämpfen, daß er wieder zu seinem Schatten kommt.
Auf diesem Weg geschieht ein wichtiger Bewußtseinsprozeß. Allein dem Teufel zu begegnen ist schon allerhand. Der Schatten ist weg, der Held denkt sich zuerst gar nichts dabei, vielmehr ist er froh, ihn los zu sein. Sein Bewußtsein über das Schattenreich ist noch nicht entwickelt. Als Unwissender verkaufte er dem Teufel seinen Schatten

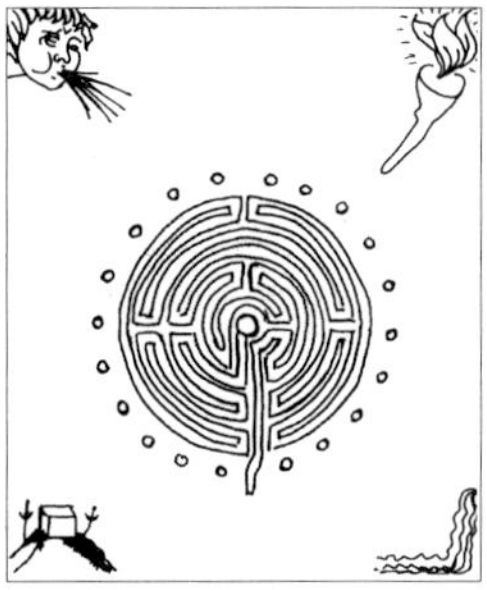

leichtfertig. Durch Leid und Not, in die er in der Folge gerät, beginnt er den Wert des persönlichen Schattens zu begreifen. In diesem menschlichen Prozeß des Begreifens entwickelt der Held ein anderes, neues Bewußtsein und nimmt seine Schattenseiten aktiv an. Er integriert den Schatten in sein Selbstbild. Er versteht plötzlich, daß er als Mensch Schwächen hat, daß es menschlich verständlich ist, daß ein jeder mit seinen Schwächen zu kämpfen hat und daß diese Integration der Schwächen nicht für jeden Menschen in gleicher Weise möglich ist. Jeder befindet sich in einer anderen Ausgangslage.

Ein Mensch, der seine Schattenseiten und Schwächen nicht integriert, kann sehr tief stürzen, tiefer als jede Kreatur auf dieser Erde. Ein Mensch, der seinen Schatten annehmen lernt, kann höher als jedes andere Wesen in dieser Welt aufsteigen, das Höchste verherrlichend, um im Schatten des Glanzes des Guten friedlich zu verweilen. Dennoch am Schluß eine sehr ernste Geschichte:

PRÜFUNGEN: ES IST NICHT DER TEUFEL

Eines Tages sagte der Teufel: »Was soll das eigentlich? Wie ungerecht ist das! Ganz gleich, was die Leute tun, wann immer etwas Schlechtes passiert, geben sie stets mir die Schuld. Was für Schuld habe ich denn? Ich bin schuldig! Seht, ich werde euch zeigen, wie sie mir an allem die Schuld geben.«

Da war ein kräftiger Widder, der mit einem Seil an einem Pflock festgebunden war. Der Teufel lockerte den Pflock und sagte: »So, das ist alles, was ich tun werde.«

Der Widder warf den Kopf herum und riß den Pflock heraus. Die Tür zum Haus seines Besitzers war offen, und in der Eingangshalle war ein großer, wunderschöner Spiegel. Der Widder sah sein Ebenbild im Spiegel, senkte den Kopf und ging zum Angriff über. Er zertrümmerte den Spiegel.

Die Frau des Hauses lief die Treppe hinunter und fand ihren wunderschönen Spiegel in tausend Scherben. Er war seit Jahren im Familienbesitz gewesen. Sie schrie die Dienstboten an: »Schlagt dem Widder den Kopf ab! Schlachtet ihn!« Also schlachteten die Dienstboten den Widder. Dieser Widder war jedoch ein Lieblingstier ihres Mannes, der ihn als Jungtier von Hand gefüttert hatte. Er kam nach Hause und fand seinen geliebten Widder tot vor. »Wer hat meinen Widder getötet? Wer wagte es, so etwas Schreckliches zu tun?«

Seine Frau schrie: »Ich tötete Deinen Widder. Ich ließ es tun, weil er diesen wunderschönen Spiegel zerstörte, den mir meine Eltern vererbten.«

Voller Wut erwiderte der Ehemann: »Wenn das so ist, lasse ich mich scheiden.«

Nachbarschaftsklatsch ging um, und die Brüder der Frau erfuhren,

daß sich der Ehemann von ihrer Schwester scheiden lassen wollte, weil sie einen Widder schlachten ließ.
Die Brüder wurden äußerst ärgerlich. Sie trommelten die Verwandtschaft zusammen und zogen mit Schwertern und Gewehren gegen den Ehemann los. Dieser hörte sie kommen und rief seinerseits seine Verwandtschaft zu Hilfe. Die beiden Familien begannen eine Fehde, in deren Verlauf Häuser abbrannten und Menschen ihr Leben ließen.
»Seht ihr?« sagte der Teufel. »Was habe ich getan? Ich habe nur am Pflock gerüttelt. Weshalb sollte ich für all die schrecklichen Dinge verantwortlich sein, die sie einander antaten. Ich habe nur den Pflock ein klein wenig gelockert, aber sie paßten auf ihre Pflöcke nicht auf.«
(OZAK Muzzafer S 124)

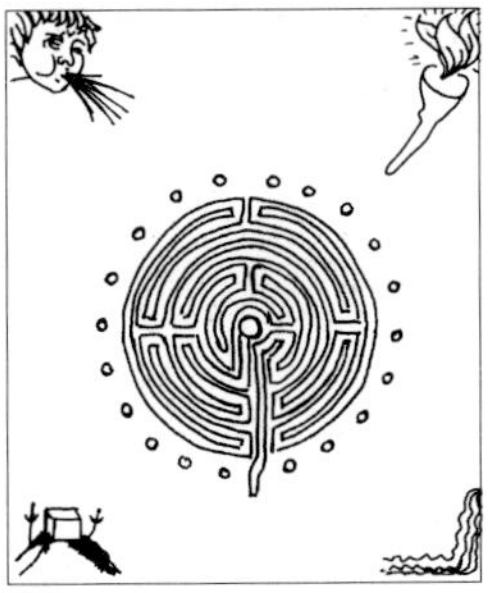

18. NICHT IM STREIT EINSCHLAFEN

THESEN

- Alles, was knapp vor dem Einschlafen gemacht wird, hat sehr großen Einfluß auf die folgende Nacht und auf den folgenden Tag. Manche nutzen diese Tatsache, um sich vor dem Schlafen ganz gezielt zu beschäftigen.
- Vor dem Schlafen zu streiten ist sehr ungünstig und äußerst unökonomisch, weil das Streitbare sich direkt in die Tiefe des Schlafes und in die Tiefe der Träume hinein fortsetzt und die notwendige Regeneration durch den Schlaf behindert wird.

Nicht jede Tageszeit und nicht jeder Tag ist geeignet, anstehende und unvermeidliche Inhalte zwischen Eheleuten, Freunden und miteinander Arbeitenden zur Aussprache zu bringen.
Zwischen Eheleuten und Lebensgefährten ist vor allem die Zeit vor dem Einschlafen äußerst ungünstig, da sich der Frust, die Enttäuschung, der Ärger durch die ganze Nacht hindurchzieht, die wichtige Nachtruhe nicht gegeben ist. Die Fähigkeit zum Aufschub oder zur schnellen Versöhnung ist hier sinnvoll einzusetzen.
Wichtige Themen sollten in dafür vorgesehen Zeiträumen gemeinsam erledigt werden. Es ist günstig, sich gemeinsam über diese Tatsache klar und einig zu werden, ohne sie zu benutzen, wichtigen Themen auszuweichen. Wer ständig ausweicht oder niemals Zeit hat, der muß irgendwann auch zu ungünstigen Zeitpunkten »überfallen« werden.
Die Zeit vor dem Schlafengehen oder die müden Phasen nach langen Arbeitstagen sind sicher ungünstige Zeitpunkte. Oft ist es günstig, gemeinsam einen begrenzten Zeitpunkt von einer halben Stunde oder Stunde festzusetzen, um in diesem Zeitrahmen das Anstehende miteinander vernünftig zu klären.

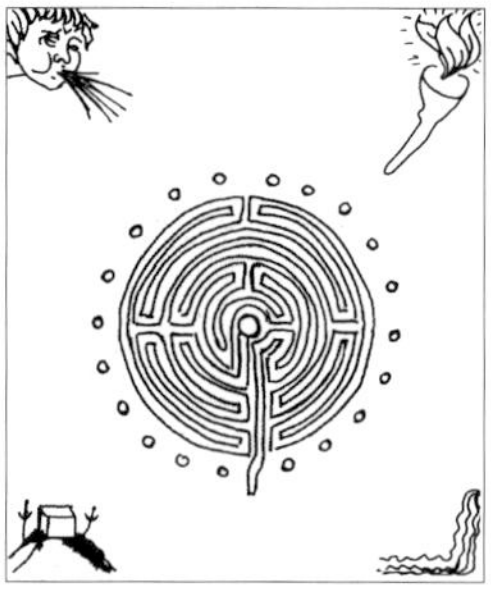

19. WO MISCHT MAN SICH EIN, WO HÄLT MAN SICH HERAUS?

THESEN

- Häufig ist es angebracht, sich nicht voreilig in Streitigkeiten anderer einzumischen. Manche Menschen haben die Tendenz, in ihren Streitigkeiten zu eskalieren und immer mehr Personen mit hineinzuziehen. Es ist oft nicht sinnvoll, dort mitzutun.
- In Normalsituationen und in Zeiten funktionierender sozialer Verhältnisse ist das Prinzip der Nicht-Einmischung oft angebracht.
- Betroffenheit ist nicht unbedingt ein Kriterium für ein sinnvolles Sich-Einmischen.
- Der Schutz von sozial Schwächeren, von Minderheiten, das Abwenden von Ungerechtigkeiten und von Gewalt in jeder Form, sollte immer ein Grund zur Parteinahme und kraftvollen Einmischung sein.

Menschen mit schwachen Ich-Grenzen werden oft zu schnell in Streitereien mit hineingezogen. Menschen mit zu starken oder zu starren Ichgrenzen mischen sich oft zu wenig ein, halten sich zu sehr zurück und bieten Angehörigen oder Mitmenschen so zu wenig notwendigen Schutz. Alles entscheidet sich an der Frage: Sinnvoller Schutz oder unangebrachter Übergriff?
Manche Beziehungskonstellationen haben zum Beispiel in sich die Tendenz, möglichst viele der Anwesenden in ihre Auseinandersetzungen mit hineinzuziehen, um persönliche Vorurteile, Vorwürfe und Schuldverschreibungen durch die Stimmen Ähnlichgesinnter scheinbar zu verstärken. Es ist nicht sinnvoll sich an »Gerichtsspielen«, wo einer Person der Schwarze Peter zugeschoben wird, zu beteiligen. Wo mischt man sich sinnvollerweise ein, und wo hält man sich heraus? Diese Frage ist sehr heikel zu beantworten und sehr komplex. Häufig kann man nur aus dem Bauch heraus entscheiden, ob man sich sinnvollerweise einmischt oder ob man sich heraushält und die anderen ihre Angelegenheiten selbst klären läßt. Es gibt in spezifischen Situationen aus Erfahrung häufig verschiedene Argumente, die dafür und/oder dagegen sprechen. Wo ich mich aus meiner persönlichen Sicht überzeugt einmische, ist meine Frau zum Beispiel schon anderer Auffassung. Wenn ich ihr dann hinterher meine Motive und Überlegungen mitteile, kann sie meine Handlungsweisen manchmal verstehen. Ich will damit nur zeigen, daß schon zwischen zwei Menschen das Thema Einmischung oder Nichteinmischung leicht auseinandergehen kann.
In manchen Situationen, wo sozial Schwächere gedemütigt, ungerecht behandelt werden oder Schlimmeres einem vorgeführt wird,

ist die Situation sehr klar. Wer den Mut hat, schützt die sozial Schwächeren, besiegt seinen inneren Schweinehund in Gestalt von Egoismus, Narzißmus und Rassismus und handelt wie ein Mensch unter Menschen.

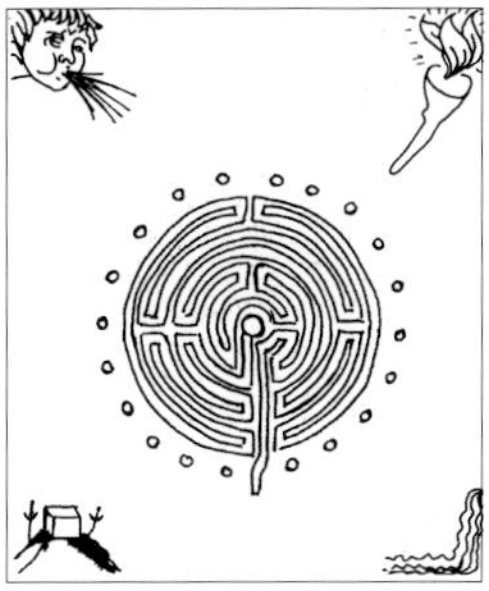

20. EIN SELTENER AUSWEG: SCHWEIGEN UND BEWUSST ÜBERHÖREN

THESE

✷ Manchmal ist bewußtes Schweigen und Überhören eine Möglichkeit, um unbeugsamer Destruktivität zu begegnen und diese sinnvollerweise zu vermeiden.

Wenn alle Argumente nichts nützen, dann kann man versuchen, nicht abreißende destruktive Aussagen, Ätzendes, nicht auszuräumend Giftiges einfach im Raum stehen zu lassen, es dem bewußten Totschweigen auszusetzen, bewußt und aktiv zu überhören, ohne selbst dabei innerlich giftig, kalt oder destruktiv zu sein. Man läßt das Gift sozusagen ins Leere laufen wie ein Kung-Fu-Meister. Leider wird dieser Mechanismus des Totschweigens, Ignorierens, Überhörens sehr oft an anderer Stelle eingesetzt, wo Beachtung, Mitteilung und Mitgefühl stehen sollten. Das Problematische wird nicht weniger, wenn man es ignoriert. Das Unerledigte verschwindet nicht durch Nichtbeachtung. Im Gegenteil, es potenziert und kumuliert sich, bis es plötzlich gar nicht mehr geht und alles feststeckt, zusammenbricht.

KULTURSCHAFFENDE GLEICHBERECHTIGUNG

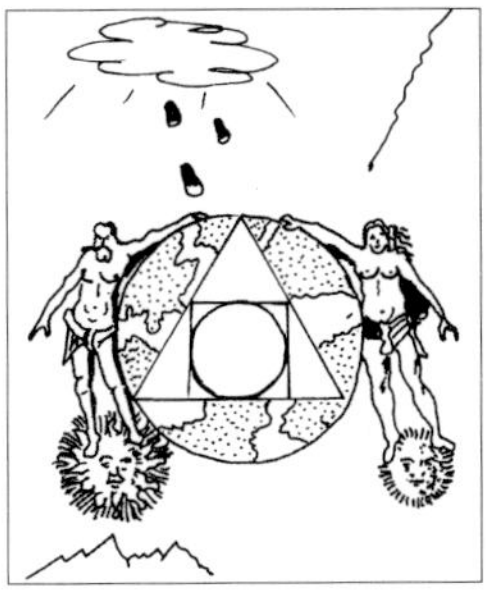

THESEN

- Bei der Gleichberechtigung geht es um die notwendige Bewahrung der Würde und um den zu sichernden Bestand der wahren Werte des Menschseins.
- Gleichberechtigung ist ohne Achtung, Respekt und Wert-Schätzung allen Wesen und allem Lebendigen gegenüber nicht lebbar.
- Gleichberechtigung ist nicht Unterschiedslosigkeit oder Gleichmacherei. Gleichberechtigung bedeutet gleiche Achtung für alle Wesen bei voller Beachtung ihrer Unterschiedlichkeit.
- Gleichberechtigung besteht trotz unterschiedlicher Rollen, Funktionen und Aufgaben.
- Gleichberechtigung setzt den eindeutigen Verzicht von psychischer und gesellschaftlicher Gewalt (vor allem von Muskel- und Sprachgewalt und Gewalt durch geistige Überlegenheit) gegenüber menschlich, sozial und ethnisch »Schwächeren« voraus.
- Gleichberechtigung ist Gleichberechtigung von Frau und Mann, von Menschen und Menschen, von Jungen und Erwachsenen, von Alten und Erwachsenen, von Gesunden und Kranken, von Gescheiten und weniger Gescheiten, von vielen (Mehrheiten) und wenigen (Minderheiten), von Natur und Technik. Gleichberechtigung ist Miteinander statt knechtende Herrschaft. Gleichberechtigung zieht die gerechte Verteilung der begrenzten materiellen Güter (im Unterschied zu den unbegrenzten immateriellen Schätzen) nach sich.
- Befriedigung, Würde, Achtung, Zuneigung, Zärtlichkeit, verbindende Dankbarkeit, tiefe Liebe entstehen aus der Asche der Gewalt.

Gleichheitsgrundsatz:
Es gibt nur einen Weg zur Seligkeit:
In jedem menschlichen Wesen,
wenn möglich in jedem Wesen überhaupt,
das Wunder des Lebens täglich aufs neue zu erkennen.

Der Verzicht auf Anwendung von Gewalt gegen andere Menschen und andere Wesen - dies gilt besonders auch im Kleinen des Alltäglichen - ist Kern der Gleichberechtigung und Menschenwürde. Ein würdevolles Leben ist gleichzusetzen mit einem »be-friedigenden« Leben.

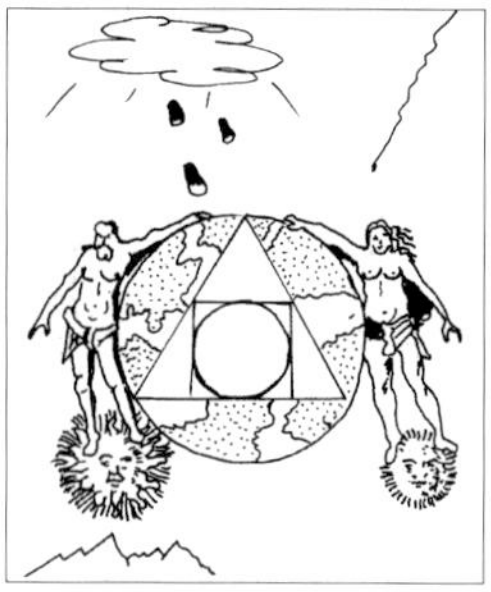

Dem Ziel der Gleichberechtigung liegt die Utopie zugrunde, daß die Menschen, die Völker und die Natur auf dieser Erde miteinander in Frieden leben können. Utopien sind Richtungen, die jederzeit eingeschlagen werden können. Wahre Utopien beinhalten Wege zum Glück. Ob wir die Zustände der Glückseligkeit gänzlich erreichen, steht in den Sternen, aber auf ihrem Weg voranzuschreiten macht Sinn. Wie wunderschön ist es, dorthin unterwegs zu sein. Wer seine menschlichen Utopien fallenläßt, nur weil er sie nicht ganz erreicht, ist schlecht beraten.

Was heißt nun, daß Gleichberechtigung trotz unterschiedlicher Rollen, Funktionen und Aufgaben möglich ist?

- Die Zeit des Matriachats, der Vorherrschaft der Frauen, ist längst vorbei. Die Zeit des Patriachats, der Vorherrschaft der Männer, geht hoffentlich bald endgültig seinem Ende zu. Die Zukunft und die Hoffnungen liegen auf einer Welt, in der Frauen und Männer trotz ihrer unterschiedlichen körperlichen Kraft (Verzicht auf Muskel-Gewalt) gleichberechtigt miteinander leben werden. Der Emanzipation der Frauen sollte auch die volle nicht nur scheinbare Emanzipation der Männer folgen, die sich darin zeigt, daß die Frauen in allen Belangen auf dieselbe Wertebene gestellt werden. Das sollten vor allem die Männer begreifen und ihre Klichees von sich werfen. Gelingt dies, so müssen manche Frauen nicht mehr vermännlichen, um soziale und gesellschaftspolitische Aufgaben sinnvoll zu realisieren.
- Der Grundsatz der Gleichberechtigung gilt auch gegenüber Kindern. Wie kann ein Kind gleichberechtigt sein, werden Sie sich vielleicht fragen?

Elternschaft ist das Ausüben einer lebendigen Funktion. Zu verstehen, was eine Funktion ist, ist entscheidend. Zuerst ist zu sagen, daß Kinder Männern und Frauen anvertraut sind; sie sind nicht ihr Besitz, nur weil Eltern eine Funktion ausüben. (Genauso sind Mitarbeiter und Untergebene auch nicht der Besitz von Vorgesetzten, nur weil diese eine Funktion ausüben.) Die Eltern nehmen für eine bestimmte, begrenzte Zeit aktive Verantwortung für die Kinder, stellen ihnen Milch und Honig, Nahrung, Liebe und Wissen im Rahmen ihrer Möglichkeiten zur Verfügung. Der wesentliche Punkt der menschlichen Herausforderung besteht nun darin, zweierlei in vollem Umfang zugleich zu tun: Einerseits Kinder von Anbeginn als gleichberechtigte Partner anzusehen und zu behandeln, und andererseits zugleich die noch nicht entwickelten Anteile aus der elterlichen Funktion heraus sinnvoll und beständig auszugleichen - und zwar nur so lange, bis das Kind diese Seiten selbst voll in sich entfaltet hat. In diesem Moment hebt sich die Funktion der Elternschaft von selbst - nämlich inhaltlich - auf. Das Kind wird nicht unterdrückt, weil es etwas braucht, in der dafür vorgesehenen Entwicklungsphase, sondern es wird gleichberechtigt behandelt, und es wird ihm das, was es braucht voll zur Verfügung gestellt. Diese beiden Bereiche beherzigend, werden Menschen am Ende Selbständigkeit und Reife in diesen Menschen, die einmal ihre Kinder waren, erblicken. Erwachsene Kinder sind Spiegel, in denen sich die leiblichen Eltern genauer als sonst erblicken können. Sie werden oft in ihnen ihre eigenen Stärken und oft ihre verdrängten Fehler in großer Deutlichkeit entdecken.

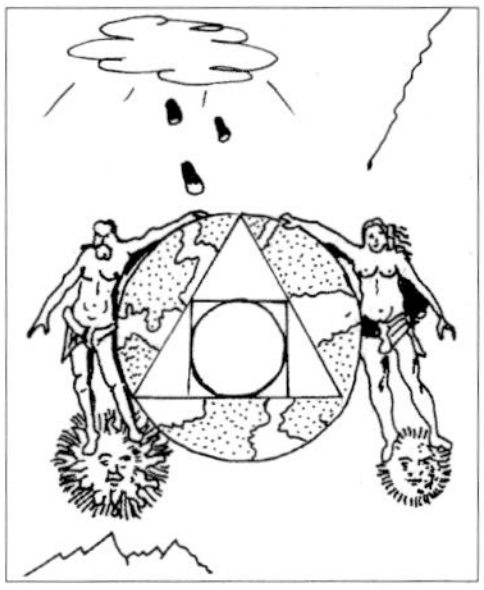

- Ähnlich stellt sich die Situation in Organisationen, in Betrieben, in gesellschaftlichen Strukturen und Ebenen dar. Menschen mit zeitlich begrenzten Funktionen übernehmen Aufgaben zum Wohl des Ganzen. Dasselbe tun Mitarbeiter, Untergebene und Vorgesetzte, sie übernehmen auch Aufgaben für das Wohl des Ganzen. Viele tun zwar so, als ob sie nur für sich arbeiten, vergessen aber, daß sie als Menschen immer auf den Mitmenschen angewiesen sind. Trotz unterschiedlicher Funktionen und Aufgaben gilt auf der Beziehungsebene der Grundsatz der Gleichberechtigung. Wo Funktionen dazu benutzt werden, andere zu unterdrücken, Macht auszuüben, Drangsal und Würdelosigkeit über Mitmenschen zu bringen, werden sie eindeutig mißbraucht.

- Gleichberechtigung und Machtmißbrauch gehen Hand in Hand. Offensichtlich hängt sich die Unterdrückung, die Diskriminierung und heute leider auch im eigenen Land wieder die Verfolgung sozial Schwächerer immer wieder dort an, wo Menschen etwas brauchen (Kinder, Alte, Kranke, Behinderte, sogenannte Asylanten). Dies entspricht auch den ungeschriebenen Gesetzen westlicher Gesellschaften, daß nur die sogenannten »Gesunden« und »Starken« zu Geld und Einfluß kommen sollen - die wesentliche Frage ist nur, wie man »gesund« und »stark« als Mensch unter Menschen definiert.

EIN TAG DES FRIEDENS

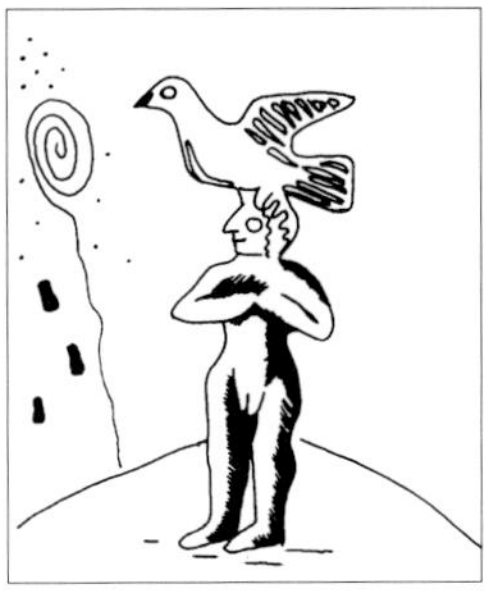

Wirkliche Friedfertigkeit, wahrer Frieden stellen einen sehr hohen Wert dar.
Das Bild des Friedens: Man sitzt knapp vor Sonnenaufgang hoch droben in den Bergen und erwartet den Morgen. In leichter Ferne vor einem liegt still und ruhig ein klarer Bergsee. Hinter diesem die stete, majestätische Erhebung eines riesigen schneebedeckten Berges. Das Gras ist taufrisch, die Luft klar, die Stille ist von berauschender Frische. Ganz sanft und langsam steigt hinter den hohen Gipfeln das feine Morgenlicht hoch. Dann existieren nur mehr der ruhig gehende Atem, die Morgenstille des in den Kosmos ragenden Berges und das zarte, sich langsam in der angenehmen Kühle ausbreitende Licht. Das ist Frieden.
Wahrer Frieden ist etwas sehr seltenes, aber es ist etwas, was es in dieser Welt im Grunde überall gibt. Die Sehnsucht nach Frieden hilft, ins friedliche Element des Lebens zu finden und in es einzutauchen.

Eine brauchbarer Test, wie es mit der eigenen Friedfertigkeit steht, ist folgende kleine, aber sehr machtvolle Übung:

Man nimmt sich zum Ziel,
einen ganzen Tag nicht zu jammern,
nicht zu kritisieren und
nicht zu schimpfen.
Das ist alles.
Man schimpft und jammert weder verbal noch im inneren Dialog.
Es ist hilfreich und günstig, dieses Experiment, diese Übung an einem schönen, sonnigen Tag zu machen.

GEDICHT: SCHICKSAL UND TAT

Verzweifelt über die Chancen,
die sich niemals ergaben,
bestürzt über Verlorenes,
das sich nie fand.
Ratlos und hilflos,
stehengelassen,
was zu erreichen gewesen wäre,
matte Träume der Nacht.

Hier ist es,
dies alles,
aber versteck' Dich nicht.
Jeder baut seine Insel
aus seinem eigenen Atem
aus Liebe und Musik.

Schicksal, Bestimmung,
steigen hinterdrein,
wenn des Webers Faden,
das goldene Garn,
das er flicht,
ist durch und durch erbauendes Sein.

Sehend das Schicksal,
Tatkraft voran,
ohne Zaudern und Zögern
im festen Glauben des Kindes
das einzig Richtige jeweils getan.

Hoffnung durch Tat
und Kraft durch Liebe,
Mitgefühl fliegt da aus,
ein jeder baut seine Insel ganz aus sich selbst,
baut sich fürwahr sein eigen Haus.

Das ist das Wunder,
daß Schicksal nur Bangen bestimmt,
was zu tun, was zu lassen,
was zu sein, was ist.
Sein wird aus Tatkraft (entlassen),
entstülpt sich geduldig webend
aus selbigem Nichts ins Nichts.

Leere zu Nichts, Nichts zu Glanz,
der sich dem Großen öffnet,
sich hingibt,
sich weitet,
und nimmer sich begrenzt;
jenseits des Schicksals,
jenseits der Tat,
des Einen inne,
das Eine umfangend
im Tanz der Seele.

GESCHICHTENKATALOG

LITERATUR

ANDERS Günther
»Das Günther Anders Lesebuch« Diogenes Verlag, Zürich, 1984.

BLOCH, Chajim
»Jüdische Witze und Anekdoten«, Weltbild Verlag, Augsburg, 1990.

»202 Witze von Nasreddin Hodja«
Minyatür Yayinlari, Türkei, Istanbul.

»Erzählungen von Mystikern und Meistern«,
Hsg. von Soami Divyanand, Divyanand Verlag, Herrischried.

DESHIMARU-ROSHI Taisen,
»Zen in den Kampfkünsten Japans«, Kristkeitz Verlag, Berlin, 1978.

PESESCHKIAN Nossrat
- <a> »Der Kaufmann und der Papagei«,
Fischer TB, Frankfurt am Main, 1984.
- <b> »33 und eine Form der Partnerschaft«
Fischer TB, Frankfurt am Main, 1992.
- <c> »Auf der Suche nach Sinn«
Fischer TB, Frankfurt am Main, 1983.

SHAH Idries
- <a> »Die fabelhaften Heldentaten des vollendeten Narren und Meisters Mulla Nasrudin«,
Herder, Freiburg im Breisgau, 1984.
- <b> »Die Weisheit der Narren«,
Herder, Freiburg-Basel-Wien, 1983.
- <c> »Das Geheimnis der Derwische«
Herder, Freiburg-Basel-Wien, 1984.
- <d> »Der glücklichste Mensch«,
Herder, 1986.
- <e> »Das Zauberkloster«,
rororo 880.

OZAK Muzaffer »Die Liebe ist der Wein«
Arbor Verlag, Heidelberg, 1991.

STEINDL-RAST David
»Fülle und Nichts«, Goldmann TB, 1985.

ZIMMER Heinrich
»Maya. Der indische Mythos« Insel Verlag, Frankfurt am Main, 1978.

ÜBER DEN AUTOR

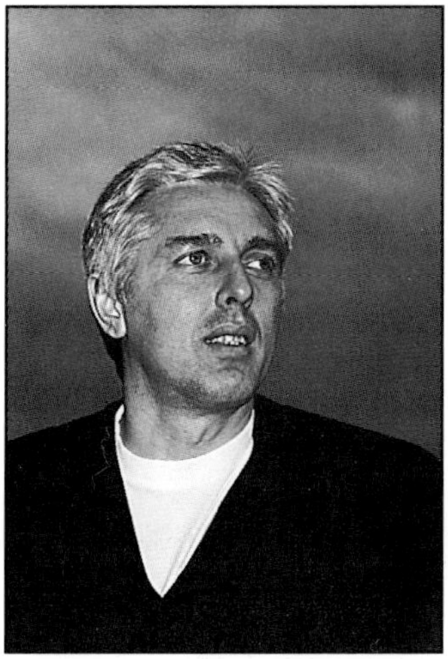

Dr. Reinhold Dietrich,

Jahrgang 1949, ist von Beruf klinischer Psychologe, Gruppenpsychotherapeut und Lehranalytiker für Bioenergetische Analyse. Er absolvierte sein Studium in der Ära von Igor A. CARUSO, der die Salzburger Universität nachhaltig geprägt hat.

Der Autor ist in seiner Wahlheimat Salzburg als freischaffender Psychotherapeut und Schriftsteller seit vielen Jahren tätig.

Fachlich bekennt sich der Autor zur Bioenergetischen Analyse und zur Linie Sigmund FREUD - Wilhelm REICH - Alexander LOWEN - Waldefried PECHTL. Als wichtigsten Mentor und Förderer betrachtet er Waldefried PECHTL, dem sein ungeteilter Dank durch die Zeit gilt. Persönlich bekennt sich der Autor zu einer Einstellung, die verschiedenste Schulen respektiert, aber alle fachlichen und institutionellen Zwänge zurückweist und die Psychotherapie als Kunstrichtung ansieht. Sein Zugang zur Natur des Gleichgewichts liegt im dauernden Bestreben nach Möglichkeiten, jeden Menschen als Kunstwerk anzusehen.

Die philosophische Basis seines Handelns und Denkens ist der von ihm so bezeichnete »Idealistische Realismus«.

WEITERE BUCHTITEL

im Eigenverlag Dietrich, Paracelsusstraße 4, A-5020 Salzburg

DIETRICH, Reinhold
»NACH-INNEN-LAUFEN: »über die Innenseite des Laufens«,
Eigenverlag, Salzburg, 1986.

DIETRICH, Reinhold
»ANALYTISCHE BIOENERGETIK: Bilder, Strukturen und Geschichten« (Charakterstrukturen, Charakterkunde, Menschenkunde),
Eigenverlag, Salzburg, 1990.

DIETRICH, R.; PECHTL, W.
»ENERGIE DURCH ÜBUNGEN: Bioenergetik - anregende, entspannende und kräftigende Übungen«,
Eigenverlag, Salzburg, 1991.

DIETRICH Reinhold
»MENSCHENWESENS WEG: Ode an die Freundschaft (Zeichnungen und Gedichte I) «,
Eigenverlag, Salzburg, 1991.

DIETRICH Reinhold
»HOMMAGE AN DIE NATUR (Zeichnungen und Gedichte II)«,
Eigenverlag, Salzburg, 1991.

DIETRICH, Reinhold
»EntSpannung durch meditatives Laufen«
Eigenverlag, Salzburg, 1993.